"十二五"职业教育国家规划教材

经全国职业教育教材审定委员会审定

供高职高专药学类、药品类、临床医学类、护理类、
医学技术类、卫生管理类等专业使用

# 医药数理统计

（第三版）

主　编　高祖新　尹　勤

副主编　徐　伟　徐　宁

编　委　（以姓氏汉语拼音为序）

　　　　高祖新　中国药科大学

　　　　焦建利　上海健康职业技术学院

　　　　麻佳蕾　金华职业技术学院

　　　　徐　宁　山东药品食品职业学院

　　　　徐　伟　沈阳药科大学

　　　　尹　勤　南京邮电大学

科学出版社

北　京

## 内 容 简 介

本书作为"十二五"职业教育国家规划教材,是在第二版的基础上修订而成的。教学内容更加完善合理,更突出对高职学生统计理论知识、计算机统计软件应用能力和自主学习能力的全面培养。

本书全面介绍医药应用领域的数据处理与图表呈现;简明的概率基础;数理统计的基本原理概念和基本知识;常用统计推断和统计分析方法;用 Excel 进行数据处理与统计分析的实际操作应用等。本书主要包括数据的描述和统计概括、概率论基础、抽样分布、参数估计、假设检验、方差分析、相关与回归分析、正交试验设计等八章。各章正文以医药应用案例贯穿全程,内容精练,用例典型实用,并有同步的 Excel 软件应用指导,附有简明的知识和技能目标、概括性简表的各章小结、题型多样的目标检测题、相关知识的链接、统计软件应用的上机实训题和目标检测题参考答案等,并有配套的 PPT 教学课件,以方便教师教学,全面提升学生的学习、实践和应用统计的能力。

本书可作为医药高职高专各专业学生学习医药统计(或数理统计)等基础课程的教材或教学参考书,也可供各类专业人员特别是医药卫生工作者学习参考。

**图书在版编目(CIP)数据**

医药数理统计 / 高祖新,尹勤主编 . —3 版 . —北京:科学出版社,2015.1
"十二五"职业教育国家规划教材
ISBN 978-7-03-042379-5

Ⅰ. 医　Ⅱ.①高… ②尹… Ⅲ. 医用数学-数理统计-高等职业教育-教材
Ⅳ. R311

中国版本图书馆 CIP 数据核字(2014)第 257116 号

责任编辑:许贵强 / 责任校对:刘小梅
责任印制:赵　博 / 封面设计:范璧合

科 学 出 版 社　出版
北京东黄城根北街 16 号
邮政编码:100717
http://www.sciencep.com
新科印刷有限公司　印刷
科学出版社发行　各地新华书店经销
*
2004 年 9 月第　一　版　　开本:787×1092　1/16
2015 年 1 月第　三　版　　印张:13
2018 年 12 月第十八次印刷　字数:299 000
**定价:39.80 元**
(如有印装质量问题,我社负责调换)

# 前　言

《医药数理统计》作为我国首部用于高职高专院校医药数理统计(或医药统计)课程的全国性规划教材,自 2004 年出版至今已十年,累计印刷十多次,得到了全国高职高专院校广大师生的欢迎和肯定。其中第二版于 2009 年作为高职高专院校医药数理统计课程唯一的教育部普通高等教育"十一五"国家级规划教材出版,2014 年本教材又被评为教育部"十二五"职业教育国家规划教材。

医药统计是应用概率论与数理统计原理对医药、生物等相关领域的数据资料进行搜集整理、分析和解释,以显示其统计规律性的应用科学。本书作为"十二五"职业教育国家规划教材是在第二版的基础上全面修订而成的。本书的再版修订保持了第二版的特色和优势,本着"理论知识适度够用、软件应用全面融入、自主学习不断提升"的编写指导原则,结合了我们多年来的教改实践和教材编写经验,并积极吸收国内外优秀统计教材的特点和医药统计学科、计算机统计应用的最新成果,其内容深入浅出,知识体系更加合理完善,尤其突出了对高职学生的简明知识理论、统计软件应用和自主学习能力的全面培养。

本教材内容涵盖数据的统计整理与图表展示;简明的概率论基础;数理统计的基本原理、概念、知识和方法,包括抽样分布、参数估计、假设检验、方差分析、相关分析、回归分析和试验设计;用 Excel 进行数据处理与统计分析的实际操作应用指导等内容。随着信息技术的迅猛发展,与计算机软件相结合的统计应用在各行各业中日趋广泛和深入。本书的再版(第三版)修订,对数据的描述与统计概括、方差分析和正交试验设计等章节的有关内容进行了重点增删和调整,对有关案例、例题、知识链接等进行了更新提炼;同时在各章中列出简明的知识目标和统计软件应用的技能目标,并采用以医药应用实际案例导引正文并贯穿全程的内容结构,对各章案例和典型实例的解答都新增 Excel 软件应用的指导部分,使统计软件应用全面融入教材内容。各章还配有概括性简表的小结、统计学大师及历史的相关知识链接、题型多样齐全的目标检测、详实系统的统计软件应用指导和上机实训题等,使统计知识内容体系更加务实合理,统计软件操作指导能力和学生自主学习能力的培养更加具体全面,更切合当前高职教学的特点和实际需要。另外本书还附有中英文统计名词索引、统计用表、目标检测参考答案等,并精心编制了配套的全新 PPT 教学课件,从而有效帮助学生掌握并消化所学内容,不仅提高其学习效率和知识拓展能力,同时也培养其运用 Excel 软件的统计分析工具去解决实际问题的操作技能,全面提升其医药统计应用的学习和实践创新能力,达到"学以致用"的目的,同时也方便教师的教学及相关医药工作者的学习使用。

本书由主编高祖新、尹勤主持全书的再版修订和统稿纂定工作,并由各位编委通力精心修订而成。本书编著时注意博采众长,参考了国内外多种教材和参考文献,同时还得到科学出版社、编委所在单位及广大读者的大力支持和帮助,在此一并表示衷心的感谢。

本书虽经认真修订,但由于作者水平有限,加之时间仓促,书中的疏漏和不足之处在所难免,恳请广大教师和读者批评指正,以便今后修正完善。

编　者

2014 年 2 月

# 目　　录

# 绪　　论

医药统计是应用概率论与数理统计的原理和方法,对医药、生物等相关领域研究对象的数据资料信息进行搜集、整理、分析和解释,以显示其总体特征和统计规律性的应用科学。其中概率论(probability)是从数量侧面来研究随机现象统计规律性的数学学科,而数理统计(mathematical statistics)则是以概率论为基础,通过对随机现象观察数据的收集整理和分析推断来研究其统计规律的学科。

目前,我们所从事的医药研究和生产中,无论是疾病防治、药物研发、临床试验、公共卫生等各领域,还是新药研制、药物鉴定、药理分析、试验设计、药政管理、处方筛选、医药信息等医药领域的各个方面,都需要进行大量的数据资料的整理和分析,医药统计作为利用相关数据资料进行医药科学研究的重要前提和手段,其理论方法及应用已广泛渗透到医药研究与实践的各个领域,正起着越来越重要的作用。

## 第 1 节　统计学及其发展简史

在日常生活中,统计既可以指统计数据的搜集活动,即统计实践;也可以指统计活动的结果,即统计数据;还可指分析统计数据的方法和技术,即统计学。统计学(statistics)是关于研究对象的数据资料进行搜集、整理、分析和解释,以显示其总体特征和统计规律性的科学。

统计实践作为一种社会实践活动已有四五千年的历史,早在人类社会的初期——还没有文字的原始社会,就有了"结绳记事"等统计计数活动。但是,将统计实践上升到理论,使之成为一门系统科学——统计学,距今只有 300 多年的历史。最初的统计方法是随着社会政治和经济的需要而逐步得到发展的,直到 18 世纪概率论被引进之后,统计才逐渐形成一门成熟的科学。

最早的概率论萌芽之作是意大利数学怪杰卡尔达诺(G. Gardano,1501~1576)于 1563 年撰写的第一部概率论著作《游戏机遇的学说》,书中讨论了两人赌博中断后分赌本问题,并提出了"大数定律"的基本概率理论的原始模型。其后,法国数学家帕斯卡(B. Pascal,1623~1662)和费马(P. Fermat,1601~1665)多次通信,讨论了赌博中出现的各种具体问题,并将其归纳为一般的概率原理,为后来的概率统计发展奠定了重要基础。到了 17 世纪中叶,英国学者威廉·配第(W. Petty,1623~1687)在其代表作《政治算术》中,首创计量比较分析方法,对英、法、荷三国的经济和军事等实力进行分析比较,主张一切论述都用数字和尺度来进行,并提出用图表形式概括数字资料的理论和方法,他被马克思称为"政治经济学之父,某种程度上也是统计学的创始人之一"。瑞士数学家雅各布·伯努利(Jakob Bernoulli,1655~1705)创立了最早的大数定理——伯努利定理,建立了描述独立重复试验序列的"伯努利概型",并撰写了重要的概率论专著——《猜度术》,使概率论成为一个独立的数学分支。

> **知识链接**　　　　"科幻小说之父"威尔斯关于统计学的预言
>
> 1903 年,被誉为"科幻小说之父"的英国作家和思想家威尔斯(H. J. Wells,1866~1946)曾经预言,"在未来社会,统计学思维将像阅读能力一样成为社会人必不可少的能力。"
>
> 威尔斯创作了《星际战争》和《时间机器》等经典科幻小说,首创了时间机器和透明人等科幻概念,并准确地预言了核武器与联合国乃至现在被我们称为维基百科的百科词典的出现。在现代统计学还处于黎明期的 1903 年,威尔斯为何作出这样的预言,我们无从得知。但是在 100 多年后的今天,统计学的

思考方法对我们来说毫无疑问已经成为与阅读能力同样重要的能力。就好像一个没有阅读能力的人在现代社会寸步难行,没有统计学思维的人同样难以在现代社会生存。

大数据时代,统计学可以被应用在所有领域,可以出现在世界上的每一个角落以及人生的每一个瞬间,能够对所有渴望得到回答的问题、以最快的速度给出最精准的答案。

摘自[日]西内启《看穿一切数字的统计学》

1662 年,英国统计学家格朗特(J. Graunt,1620~1674)基于伦敦死亡人数资料的研究所进行的死亡率推算,是历史上最早出现的统计推断,他还发表专著《从自然和政治方面观察死亡统计表》,对人口统计、保险统计和经济统计进行了数学研究。德国康令(H. Coring,1606~1681)和阿亨瓦尔(G. Achenwall,1719~1772)在大学中开设了新课程国势学(statistika),介绍如何记录国家发展的重要事件,并首创了"统计学(statistics)"的名词。1763 年,英国统计学家贝叶斯(T. Bayes,1702~1761)发表《论机会学说问题的求解》,给出"贝叶斯定理",从结果去对原因进行后验概率的计算,可视为最早的数学化的统计推断。而最早将古典概率论引进统计学领域的是法国天文学家、数学家拉普拉斯(P. S. Laplace,1749~1827),他提出了研究随机现象的分析方法,完善了古典概率论的结构,并阐明了统计学大数法则,进行了大样本推断的尝试。19 世纪初,德国著名数学家高斯(F. Gauss,1777~1855)和勒让德(A. M. Legendre,1752~1833)建立"最小二乘法",且用之于分析天文观测的误差,高斯还成功地将正态分布理论用于描述观测误差的分布,并用于行星轨迹的预测。比利时统计学家凯特勒(A. Quetelet,1796~1874)发现了大量随机现象的统计规律性,开创性地应用了许多统计方法,并应用于天文、数学、气象、物理、生物和社会学等领域,完成了统计学和概率论的结合。

从 19 世纪中叶到 20 世纪中叶,统计和应用得到蓬勃发展并达到成熟。法国医生路易斯(P. C. A. Louis,1787~1872)研究了当时流行的用"放血"疗法治疗伤寒和肺炎效果,1835 年提出了医学观察中的抽样误差和混杂概念、临床疗效对比的前瞻性原则和疗效比较的"数量化"方法,被誉为"临床统计之父"。盖瓦勒特(J. Gavarret,1808~1890)1840 年在巴黎出版了世界上第一部医药统计教科书——《医学统计学》。德国的大地测量学者赫尔梅特(F. Helmert,1843~1917)在 1876 年研究正态总体的样本方差时,发现了 $\chi^2$ 分布(卡方分布)。英国生物学家、人类学家高尔顿(F. Galton,1822~1911)将正态分布理论用于社会学方面的研究,并在生物遗传学中提出了著名的回归、相关等概念,创立了回归分析法。数理统计学的奠基人之一、英国数学家、统计学家皮尔逊(K. Pearson,1857~1936)进一步发展了回归与相关的理论,提出了总体、标准差、正态曲线等重要术语和矩估计法、$\chi^2$ 拟合优度检验法,并创建了生物统计学,为 20 世纪数理统计和生物统计学的发展奠定了基础。英国统计学家戈塞特(W. S. Gosset,1876~1937)在 1908 年以"Student"为笔名在《生物统计学》杂志上发表论文,最早提出 $t$ 统计量的精确分布——$t$ 分布,开创了小样本统计理论的先河。而英国统计学派的代表人物费希尔(R. Fisher,1890~1962)系统地发展了抽样分布理论,建立了以最大似然估计法为中心的点估计理论,首创了试验设计法并提出方差分析法,奠定了统计学沿用至今的数学框架,被誉为现代数理统计学的奠基人之一。1933 年,苏联的著名数学家柯尔莫哥洛夫(A. N. Kolmogrov,1903~1987)出版了经典名著《概率论基础》,首次以测度论为基础建立了概率的公理化定义,从而使概率论建立在完全严格的数学基础之上,奠定了现代概率论的理论基础。美国统计学家奈曼(J. Neyman,1894~1981)和小皮尔逊(E. Pearson,1895~1980,K. Pearson 之子)合作,于 20 世纪 30 年代提出了似然比检验,并建立了置信区间理论,在数学上完善了假设检验和区间估计的理论体系。而美籍罗马尼亚统计学家瓦尔德(A. Wald,1902~1950)所建立的序贯分析和统计决策理论,美国统计学家威尔克斯(S. Wilks,1906~

1964）所创立的多元方差分析、多项式分布、多变量容许区间等一系列多元分析方法,瑞典数学家克拉默（H. Cramer,1893~1985）发表《统计学的数学方法》,运用测度论方法对数理统计的成果的总结等,使数理统计趋于成熟,从而构筑了现代统计学的基本框架。

从 20 世纪 50 年代以后,统计理论、方法和应用进入了一个全面发展的新阶段。一方面,统计学受计算机科学、信息论、混沌理论、人工智能等现代科学技术的影响,新的研究领域层出不穷,如多元统计分析、现代时间序列分析、非参数统计、数据挖掘等。另一方面,统计的应用领域不断扩展,几乎所有科学研究都离不开统计方法。因为不论是自然科学、工程技术、农学、医药学、军事科学,还是社会科学都离不开数据,要对数据进行研究和分析就必然要用到统计,统计学与数学、哲学一样成为所有学科的基础,同时还逐步渗透到各个学科领域,形成了许多边缘学科,如信息论、决策论、排队论、可靠性理论、自动控制、统计质量管理、生物统计、医药统计、社会统计、水文统计、统计物理学、计量经济学、计量心理学等,成为现代科学发展的一个重要标志。

2009 年 8 月,美国《纽约时报》发表大幅文章《当今大学毕业生的唯一关键词:统计》（*For today's graduate, just one word: statistics*）,文章举例说明统计对各行各业的重要性,并引用谷歌首席经济学家的观点,认为统计将成为未来十年最具吸引力的职业。同年美国劳工统计局（BLS）和梅肯研究院（Milken Institute）的研究数据表明,统计学是未来最富有成长性的五大热门领域（工程学、生命科学、统计学、环境科学、金融）之一。2010 年 6 月 3 日,第 64 届联合国大会第 90 次会议通过决议,将每年的 10 月 20 日定为“世界统计日”,体现出全世界对统计数据和统计的空前关注和重视。2011 年 2 月,我国国务院学位委员会颁布新的《学位授予和人才培养学科目录》,统计学上升为一级学科,为我国统计学科和统计教育的发展提供了更加广阔的舞台和空间,同时也更加凸显了统计对科学研究和社会发展的重要性。

随着社会经济的发展、科学技术的进步,尤其是在市场化、信息化和全球化的发展背景下,政府和企事业单位及各行各业都面临着大量的数据处理分析工作,特别是“大数据”时代的到来为统计学提供了极为广阔的空间和空前的发展机遇。统计不仅在传统的生物学、医学和农学等学科领域中被广泛应用,而且在迅猛发展的药物研究特别是新药临床研究中正发挥着越来越重要的作用。在医药企事业和科研单位等的药物研制、临床研究、生产销售和上市监管过程中,都需进行医药数据的收集、整理、分析和展示,从而为相关的研究、生产、管理和决策提供支持;同时,现代药物研究不仅需要采集、展示和分析数据,更需要运用现代统计方法对医药数据建模,进行量化分析,进而作出统计推断和预测,为发现新药疗效、新药在体内代谢及整个药物研究的发展规律,为相关决策提供科学依据和重要参考。我国《药品注册管理办法》规定新药临床试验必须自始至终有统计人员的参与。2012 年,国家食品药品监督局药品审评中心专门成立了生物统计学审评部来强化新药研究和评审中的统计应用和技术要求。显然,有关医药统计的知识、方法和必要的统计软件应用技能训练,也已成为每个医药科技工作者必不可少的专门知识和技能,其学习和掌握对于有效而正确地利用数据资料进行医药领域的研究和实践具有极为重要的意义。

---

🔲 **知识链接**　　　　　　　**“统计”名词的来历**

“statistics”（统计）语源最早出现于中世纪拉丁语的“status”,意思指各种现象的状态和状况。到了 16 世纪,意大利语“stato”表示国家结构和国情知识的意思,随后传播到德国、法国、荷兰等国家;德国 Helmstadt 大学教授康令在大学开设了一门 staatenkunele 课程,原意是指各国状况的比较;德国 Gottingen 大学教授阿亨瓦尔在康令思想的基础上,把关于人口、财政、军队等事项的学问称为“国势学”,并在 1749 年所著的《近代欧洲各国国势学概论》绪言中首创“statistika”一词作为“国势学”即“统计学”使用。

1787 年，英国学者齐默尔曼(E. Zimmerman)将其译成英语"statistic"。19 世纪，统计学传到日本，日本学者将其译为"统计学"。

1902 年，北京大学前身京师大学堂《钦定京师大学堂章程》规定，仕学馆 11 个科目，在商科正式讲授统计学课程，教材使用的是由日文翻译的讲义。1903 年，由钮永建等翻译了日本社会统计学者横山雅南所著的《统计讲义录》，把"统计"一词传入我国。1907 年，彭祖植编写的《统计学》是我国最早的一本统计学书籍。"统计"一词就成了记述国家和社会状况的数量关系的总称。

# 第 2 节　常用统计软件简介

随着电子计算机的应用和普及，特别是计算机统计软件的深入发展，人们的数据处理能力大为增强，以往受计算能力限制的数理统计有关理论和方法，其处理实际问题的能力也得到了空前提高。统计软件是利用计算机软件技术呈现统计数据，进行数据分析、模拟和实现统计过程的一类专业应用软件，是统计方法应用的重要载体，在医药统计数据处理和统计分析中具有日益重要的地位。

在实际处理时，尤其是对于数据量较大的实际问题，一般通过计算机利用有关统计软件进行有关数据整理、统计图表显示和统计分析等工作。目前常用的统计软件主要有 SAS(统计分析系统)、SPSS(社会科学统计软件)、Excel(电子表格)等。

## 一、SAS(统计分析系统)

SAS 系统，全称 Statistical Analysis System(统计分析系统)，是模块化、集成化的大型应用软件系统，具有完备的数据管理、数据分析、数据存取、数据显示等功能，在数据处理方法和统计分析领域，被誉为国际上的标准软件和最具权威的优秀统计软件包。

SAS 系统最初是由美国北卡罗来纳州州立大学的 A. J. Barr 和 J. H. Goodnight 教授于 20 世纪 60 年代末期开始研发的，1975 年在美国创建 SAS 研究所(SAS Institute Inc.)，之后推出的 SAS 系统 SAS/PC、SAS for Windows 等版本始终以领先的技术和可靠的支持著称于世，并不断发展与完善。SAS 系统中提供的主要分析功能包括统计分析、经济计量分析、时间序列分析、决策分析、财务分析、全面质量管理、运筹规划、地理信息系统分析和医药临床研究等，已广泛应用于自然科学、社会科学、经济管理、医药研究等各领域，为全球 100 多国家和地区的众多用户所采用，是当今国际上最著名的数据分析软件系统。

SAS 系统是一个组合的软件系统，它由多个功能模块配合而成，其基本部分模块是 BASE SAS(SAS 基本模块)，还可以根据需要增加 SAS/STAT(统计分析模块)、SAS/GRAPH(绘图模块)、SAS/QC(质量控制模块)、SAS/ETS(经济计量学和时间序列分析模块)、SAS/OR(运筹学模块)、SAS/IML(交互式矩阵程序设计语言模块)、SAS/FSP(快速数据处理模块)、SAS/AF(交互式全屏幕软件应用系统模块)、SAS/GIS(地理信息系统模块)、SAS/MAP(地图模块)、SAS/MDDB(多维数据处理模块)等十多个模块进行组合来增加不同的功能。

SAS 提供的统计分析软件，覆盖了所有实用的数理统计分析方法，包括回归分析、方差分析、相关分析、主成分分析、因子分析、多元分析、聚类分析、判别分析、分类数据分析、图表分析等多个统计分析过程，每个过程均含有极丰富的任选项。SAS 提供的绘图系统，不仅能绘各种统计图，还能绘出地图。

然而，由于 SAS 系统是从大型机上的系统发展而来，其全面的操作仍以编程为主，系统地学习掌握需要花费较多的精力。

## 二、SPSS(社会科学统计软件)

SPSS,原名全称 Statistical Package for the Social Science(社会科学统计软件包),2000 年 SPSS 公司将其英文全称改为"Statistical Product and Service Solutions"(统计产品与服务解决方案),是集数据整理、分析功能于一身的组合式大型通用统计分析软件包,以其强大的统计分析功能、方便易用的用户操作方式、灵活的表格分析报告和精美的图形展现形式,与 SAS 同为当前世界上最为流行的、应用最广泛的专业统计分析软件。

SPSS 最早是由美国斯坦福大学的三位研究生于 20 世纪 60 年代末研制开发,同时还成立了 SPSS 公司。1984 年,SPSS 公司推出了世界第一套统计分析软件微机版本 SPSS/PC+,开创了 SPSS 微机系列产品的先河。目前 SPSS 已推出多个语种版本,不仅应用于社会科学领域,而且广泛应用于自然科学、商务经济、医药卫生、政府部门、教学科研等各个领域。世界上许多有影响的报刊杂志纷纷就 SPSS 的自动统计绘图、数据深入分析、使用灵活方便、功能设计齐全等方面给予了高度的评价。目前的 SPSS for Windows 版本,使用 Windows 的窗口方式展示各种管理和分析数据方法的功能,使用对话框展示出各种功能选择项,只要掌握一定的 Windows 操作技能,粗通统计分析原理,就可以使用该软件进行各种数据分析,因此深受广大应用统计分析人员的欢迎,目前在国内也已广泛流行起来。

SPSS for Windows 是模块结构的组合式软件包,它集数据整理、分析功能于一身,用户可以根据实际需要和计算机的功能选择模块。其模块主要有 SPSS Base、SPSS Advance、SPSS Categories、SPSS Complex Sample、SPSS Exact Test、SPSS Maps、SPSS Regression、SPSS Table 和 SPSS Trends 等十多个。SPSS 的基本功能包括数据管理、统计分析、图表分析、输出管理等。其统计分析(analyze)过程包括描述性统计、均值比较分析、一般线性模型、相关分析、方差分析、回归分析、非参数检验、主成分分析与因子分析、对数线性模型、聚类分析与判别分析、数据简化分析、生存分析、时间序列分析、多重响应变量分析等几大类,每类中又分好几个统计过程,如回归分析中又分线性回归分析、曲线估计、Logistic 回归、Probit 回归、加权估计、两阶段最小二乘法、非线性回归等多个统计过程,而且每个过程中又允许用户选择不同的方法及参数。SPSS 也有专门的绘图系统(graph),可以根据数据绘制各种统计图形和地图。同时 SPSS 可以直接读取 Excel 及 DBF 数据文件,并已推广到多种操作系统的计算机上,全面适应互联网。

方便易用是 SPSS for Windows 的主要优点,同时也是 SPSS 不够全面的原因所在。

## 三、Excel(电子表格软件)

Excel 作为 Microsoft Office 办公软件包的最重要的组件之一,是一个功能强大且使用简便的电子表格软件,它方便实用、界面友好、系统自带、极为普及。它的基本职能是对数据进行记录、计算与分析,不仅具有强大的制表和绘图功能,而且内置了数学、统计、财务等十类 300 多种函数,同时还提供数据分析、规划求解、方案管理器等多种分析方法和工具,可进行各种数据处理、基本统计分析、数学计算和辅助决策操作等。

与标准的专业统计分析软件 SAS、SPSS 等相比,Excel 虽然其统计分析的范围和内容没有 SAS、SPSS 等全面深入,但其优势也很明显,主要在于其强大的数据自动填充功能,使数据输入变得相当简单;方便的数据汇总与数据透视分析功能,可快速得到整个工作表及有关探索性统计分析结果;完美的图表内置格式,使得统计制作方便,图形美观;而 Excel 作为一般计算机内都配置的 Microsoft Office 办公软件的重要组件,且为中文界面,通常无版权问题,其使用的方便普及是其他统计专业软件所无法相比的。

　　Excel 有很强的进行数据基本统计处理的功能。它提供了一组数据分析工具,称为"分析工具库",在建立复杂的统计分析时,使用现成的数据分析工具很便捷,只需为每一个分析工具提供必要的数据和参数,该工具就使用适宜的统计或数学函数及内置程序,在输出表格中显示相应的结果。利用"分析工具库"所生成的"数据分析"工具,Excel 可完成常用的基本统计分析,包括各种描述性统计、数据库统计函数与数据透视表、统计指数、概率分布、抽样与抽样分布、参数估计、假设检验、非参数检验、方差分析、相关分析、回归分析和预测、时间序列分析等内容。

　　由于 Excel 软件普及程度高,操作运算也较为简便,本书将结合各章的内容,介绍 Excel 软件相应的统计分析与运算处理操作应用,以提高和拓展数据处理和统计分析的应用能力。

（高祖新）

# 第1章　数据的描述和统计概括

## 学习目标

**知识目标**

1. 理解数据的类型及特性;定性数据和定量数据的整理步骤、显示方法。
2. 了解统计图形和统计表的表示及意义。
3. 掌握描述数据分布的集中趋势、离散程度的常用统计量,特别是样本均值、样本方差的计算。

**技能目标**

1. 了解用 Excel 软件进行统计作图。
2. 掌握用 Excel 生成频数分布表与直方图;计算常用统计量。

统计学(statistics)是对研究对象的数据资料进行搜集、整理、分析和研究,以显示其总体的特征和规律性的学科。统计学的研究对象是客观事物的数量特征和数据资料。在英文中,"statistics"以单数名词出现时表示统计学,而以复数名词出现时则表示统计数据或资料,可见,统计学是与统计数据是密不可分的。

案例 1-1

根据《中国 2010 年人口普查资料》(国务院人口普查办公室、国家统计局编)提供的 2010 年第六次全国人口普查数据资料,我国 6 岁及以上人口的受教育程度分为未上过学、小学、初中、高中、大学专科、大学本科和研究生共 7 类,其中 0.6213 亿人是未上过学;3.5721 亿人是小学;5.1817 亿人是初中;1.8664 亿人是高中;0.6861 亿人是大学专科,0.4562 亿人是大学本科,0.0413 亿人是研究生。

**问题**　如何对上述受教育程度资料进行统计整理? 并用统计图表显示。

案例 1-2

现有某高校某专业 110 名学生统计课程的成绩(分)数据如下:

```
76  42 94  97  72  88  55  96  62  83  99  80  81  77  68  90  67  85  69  61
76  73  81  65  61  87  87  93  88 100  89  99  65  61  74  97  62  72  91  49  72
82  98 100  73  51  71  99  68  94  82  85  79  74  55  87  49  85  72  78  97  86
53  71  73  90  88  77  80  86  71  96  85  46  73  66  98  55  98  81  79  84  86
74  86  62  74  79  59  91  69  73  78  74  90  45  95  82  91  67  73
89  89  84  74  32  72
```

**问题**　(1) 该成绩数据与案例 1-1 的文化程度资料有何区别?

　　　　(2) 如何对该成绩数据进行统计整理? 并用统计图表显示。

本章将讨论如上述案例所示的有关数据资料的统计整理、图表显示和统计概括等问题。

## 第 1 节　数据的类型和整理

### 一、数据的类型

数据(data)或资料是对客观现象计量的结果。例如,对药品质量的计量可得到药品是正品或次品的数据;对药物在试验对象血液中含量的计量可得到血液浓度数据等。统计数据是利用统计方法进行分析的基础,不同的统计数据应采用不同的统计分析方法。

**（一）数据的类型**

数据根据观察或实验结果的表现形式是否能用数值表示大体上分为两大类:定量数据和定性数据。

1. 定性数据（qualitative data） 也称品质数据,是观察或实验结果不可以用数值大小表示只能用文字描述的数据资料,一般不带有度量衡单位。这类数据资料说明的是事物的品质特征,它的特点是每个观察结果或实验结果之间没有量的大小区别,表现为互不相容的类别或属性。根据观察结果是否有等级或顺序,定性数据又可进一步分为定类数据和定序数据两类。

（1）定类数据（categorical data,或名义数据 nominal data、计数数据 count data）:是对事物按照其属性进行分类或分组的计量结果,其数据表现为文字型的无序类别,可以进行每一类别出现频数的计算,但不能进行排序和加减乘除的数学运算。例如,人口的性别分为男、女两类;人体血型分为 O 型、A 型、B 型和 AB 型四类等,这些均属于定类数据。定类数据用相对数（率、构成比）、众数作为其统计描述指标,用 $\chi^2$ 检验等作为假设检验的分析方法。

（2）定序数据（ordinal data,或有序数据、等级数据 rank data）:是对事物之间等级或顺序差别的计量结果,其数据表现为有序类别,可以进行类别的频数计算和排序,但不能进行加减乘除的数学运算。例如,某种药物的疗效可分为无效、有效、显效、痊愈等;新药的等级可分为一类、二类、三类、四类、五类,等等,均属于定序数据。定序数据用相对数（率、构成比）、众数、中位数等作为其统计描述指标,用 $\chi^2$ 检验、秩和检验等作为假设检验的分析方法。

2. 定量数据（quantitative data）也称数值数据（numerical data）或计量数据（measurement data） 是观察或实验结果可以用数值大小表示的数据资料,一般带有度量衡单位。这类数据资料是用自然或度量衡单位对事物进行计量的结果,其特点是每个观察值或实验值之间有量的大小的区别,既可进行频数计算和排序,又可进行加减乘除的数学运算。例如,百分制的考试成绩（分）、人的体重（kg）、血压（kPa）、红细胞数（个/L）等,均为定量数据。定量数据的统计描述指标有均值、方差、变异系数等,统计分析方法有 $t$ 检验、方差分析、相关与回归分析等。

**（二）变量及其类型**

在统计中,将说明现象的某种属性或标志称为变量（variable）,对变量进行测量或观察的值称为观察值（observation）或变量值（variable value）。统计数据就是统计变量的观察值。根据变量的记录形式分别为定类数据、定序数据和数值数据,相应地变量可以分为定类变量（categorical variable 或名义变量 nominal variable）、定序变量（ordinal variable 或等级变量 rank variable）和数值变量（numerical variable 或 metric variable）。

数值变量中,如果变量可以取有限个值或可列无穷多个数值,即可以一一列举,称为离散变量（discrete variable）,如制药公司个数、仪器个数等。如果数值变量可以取无穷多个值,其取值是连续不断的,不能一一列举,就称为连续变量（continuous variable）,如时间、温度、血药浓度等。实际应用时,当离散变量的取值很多时,也可以当做连续变量来处理。

由于在实际中,应用最多的是数值变量,大多数统计方法所处理的也都是数值变量,故我们一般将数值变量简称为变量,即通常所说的变量主要是数值变量。

区分数据的类型非常重要,见表 1-1,对不同类型的数据必须采用不同的统计方法来进行处理和分析。

表 1-1　不同数据类型之比较

| 数据类型 | 定性数据(品质数据) | | 定量数据 |
| --- | --- | --- | --- |
| | 定类数据(计数数据) | 定序数据(等级数据) | 数值数据(计量数据) |
| 表现形式 | 类别(无序) | 类别(有序) | 数值($+-\times\div$) |
| 对应变量 | 定类变量 | 定序变量 | 数值变量(离散变量、连续变量) |
| 主要统计方法 | 计算各组频数,进行列联表分析、$\chi^2$ 检验等非参数方法 | | 计算各种统计量,进行参数估计和检验、回归分析、方差分析等参数方法 |

#### (三) 两类数据的转换

根据统计分析的需要,定量数据与定性数据之间经常要做数据类型的转换。

1. 定量数据的定性化转换　例如,作为定量数据的成年男子的血清胆固醇值,按是否小于6(mmol/L)划分成血脂正常和异常两类,就转化为定性数据。若将血红蛋白按含量(g/L)的多少分为五级:<60(重度贫血)、60~<90(中度贫血)、90~<120(轻度贫血)、120~160(血红蛋白正常)、>160(血红蛋白增高),这时定量数据就化成了定性数据。

2. 定性数据的数量化转换　为了便于统计处理,我们有时需要对定性数据赋值进行数量化转换。例如,对定性变量性别中的定性数据"男""女"可以分别取值为"1"和"0",此时取值 1 和 0 之间没有量的差别,只是一种"数据代码"。又如对文化程度,如果是按文盲半文盲、小学、初中、高中、大学及以上这 5 组进行分类,则文化程度变量属于定序变量,对这 5 类数据赋值时我们可分别取值为1、2、3、4、5,此时取值1、2、3、4、5 之间不仅是一种"数据代码",也有量的区别。

#### (四) 统计数据的搜集和来源

统计数据资料的搜集是指根据统计研究的目的,采用科学研究或调查方法,向研究或调查对象搜集数据的过程,它是统计分析的基础。统计数据资料的搜集的基本要求是:准确性、及时性和系统性。通过数据搜集,我们可得到两类不同来源的数据资料。

(1) 原始资料(primary data,或一手资料):通过专门进行的科学试验或调查来采集得到的直接来源数据资料。其中科学试验是取得自然科学数据的重要手段,而专门调查是取得社会经济数据的重要手段。

(2) 次级资料(secondary data,或二手资料):利用已公开出版(报道)的信息资料或尚未公开的信息资料来搜集的间接来源数据资料,包括图书资料和报刊杂志、广播电视等媒体和互联网中的各种数据资料,使用时应注意数据的含义、计算口径和方法,并在引用时注明数据来源。

## 二、数据的统计整理和图示

统计工作一般分为统计设计、收集资料、整理资料和分析资料四个阶段,其中数据资料的统计整理就是根据统计研究的任务,对搜集到的数据资料进行科学的汇总和处理,使数据资料系统化,以反映研究总体的特征、规律和趋势。其步骤主要包括①对数据资料进行审核和订正;②对数据资料进行统计分组(分类);③进行统计汇总,计算各组频数,编制频数分布表;④给出统计图表或报告。

在对数据进行统计整理时,应根据不同的数据类型进行处理,对定性数据(定类数据和定序数据)主要做分类整理,对定量数据(数值数据)主要做分组整理。

#### (一) 定性数据的整理和图示

对于定性数据(品质数据)主要做分类整理。定性数据包括定类和定序数据,其数据本身就是对事物的一种分类或类别排序,进行数据整理时,只需按不同数据(类别)进行分组,算出各组的频数或频率、百分比(对于定序数据,还可以算出各组的累积频数或累积频率、累积百分比),列出频数分布表,再用条形图或圆形图等统计图形显示其整理结果。

频数(frequence 或 frequency)是指落在各类别中的数据个数;频率(frequency,或 relative frequency)则是指各类别的数据个数占数据总个数的比例值;我们将各个类别及其相应的频数(或频率、百分比)用表格形式全部列出来就是频数分布表(frequency table)。

下面首先来考察本章开始时提出的案例 1-1 的问题。

案例 1-1

**解** 根据案例 1-1 提供的 2010 年全国人口普查中我国 6 岁及以上人口的受教育程度数据资料,可整理成频数分布表,见表 1-2。

**表 1-2　2010 年我国 6 岁及以上各种受教育程度的人口数**

| 受教育程度 | 未上过学 | 小学 | 初中 | 高中 | 大学专科 | 大学本科 | 研究生 | 合计 |
|---|---|---|---|---|---|---|---|---|
| 人数(亿) | 0.621 | 3.572 | 5.182 | 1.866 | 0.686 | 0.456 | 0.0413 | 12.424 |
| 百分比(%) | 5.00 | 28.75 | 41.71 | 15.02 | 5.52 | 3.67 | 0.33 | 100.00 |

数据来源:国务院人口普查办公室、国家统计局编《中国 2010 年人口普查资料》2012。

Excel 软件应用

根据频数分布表 1-2 的数据建立对应的 Excel 数据集,在 Excel 中,选择菜单【插入】→【图表】→【柱形图】,选定对话框的选项,调整后即可制得 2010 年人口普查中我国各种受教育程度人口数的(垂直)条形图如图 1-1 所示,它直观反映了我国各种受教育程度人口分布状态(具体Excel 操作步骤详见本章第 4 节)。

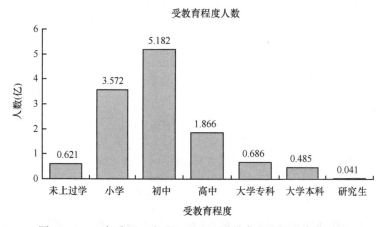

图 1-1　2010 年我国 6 岁及以上人口受教育程度的垂直条形图

对定性数据或离散变量数据,条形图和圆形图是反映数据分布特征和构成比的常用统计图形,在统计图表显示中起着很好的作用,这两种统计图形将在本章第 3 节作简要介绍。

**(二) 定量数据的整理和图示**

对于定量数据(数值数据)主要作分组整理。定量数据资料统计整理的目的是了解定量数据的分布规律和类型,并根据分布类型选用适当的统计指标描述其集中趋势、离散趋势及形状等统计特征。其整理和图示主要包括按数量标志进行分组,编制频数分布表,并采用直方图及频数折线图等统计图形来表示其整理结果,以更直观清晰地表示其频数分布状态。

定量数据统计分组方法有单变量值分组和组距分组两种。单变量值分组是按每个变量值作为一组,主要用于离散变量且变量值较少情形。对于连续变量或变量值较多情形,通常采用组距分组,即将全部变量值依次划分为若干个区间,每个区间作为一组。在组距分组中,一个组的最小值称为该组的下限(lower limit)、最大值称为该组的上限(upper limit)。

下面我们结合前面提出的案例 1-2 介绍组距分组法编制频数分布表的方法。

案例 1-2

**解**　(1)显然,该成绩数据是定量数据,而案例 1-1 的文化程度数据是定性数据中的定序数据,是属于不同类型的数据。

(2)下面我们结合该成绩数据的整理和图示,给出定量数据组距分组法编制频数分布表步骤。

1. 确定组数　组数 $k$ 的确定应以能够显示数据的分布特征和规律为目的,一般设 5~15 组,可根据数据本身的特征和数据的个数来定。

通常当数据个数小于 50 时,可分为 5~6 组;当数据个数为 100 左右时,可分为 6~10 组;当数据个数超过 500 时,可分为 10~15 组。

在实际分组时,也可按斯塔基(Sturges)经验公式来定组数 $k$:

$$k = 1 + \ln N / \ln 2$$

其中,ln 为以 e 为底的自然对数,$N$ 为数据个数。对计算结果取整数后即是组数,在实用中可参考使用。

例如,在本例中,$N=110$,则 $k = 1 + \ln 110 / \ln 2 = 7.78$,即大致可分为 8 组。

2. 确定组距　在分组中,组距(class width)$d$ 是指该组上限与下限之差,一般多采用等组距。此时,组距 $d$ 可以由全部数据的最大值、最小值和组数 $k$ 来定:

$$d = \frac{最大值 - 最小值}{组数}(取整)$$

取整是为了便于数据整理。本例中,最大值 $=100$,最小值 $=32$,故组距

$$d = \frac{100 - 32}{8} = 8.5$$

为便于计算,组距有时还取 5 或 10 的倍数,而且第一组的下限应低于数据的最小值,最后一组的上限应该不低于数据的最大值。因此,本例中组距 $d$ 取 10,首组下限为 30,实际分组数是 7 组。

3. 计算频数,形成频数分布表　对上面数据进行分组,采用手工划记法或计算机汇总(如用 Excel 软件,参见本章第 4 节),计算各组频数,即可列出频数分布表,见表 1-3。

**表 1-3　成绩数据频数分布表**

| 成绩分组 | 30~ | 40~ | 50~ | 60~ | 70~ | 80~ | 90~100 | 合计 |
|---|---|---|---|---|---|---|---|---|
| 频数 $f_i$ | 1 | 5 | 6 | 15 | 27 | 32 | 24 | 110 |
| 频率 | 0.009 | 0.045 | 0.055 | 0.136 | 0.246 | 0.291 | 0.218 | 1.000 |
| 百分比(%) | 0.9 | 4.5 | 5.5 | 13.6 | 24.6 | 29.1 | 21.8 | 100.0 |

组距分组时,应该遵循"不重不漏"的原则。即数据在计入分组频数时,不重复不遗漏。对连续变量采用相邻两组组限重叠时,一般规定"组上限不在内",只有最后一组包括上限。如在表 1-3 分组中,"30~"表示 $[30,40)$,即上限 40 在分组时不计入该组,而应该计入下一组。另外为避免出现空白组(数据频数为 0)或个别极端值被漏掉,第一组和最后一组可以采用开口组"××以下"及"××以上"。注意,开口组通常以相邻组的组距作为其组距。

上面的分组是组距相等的等距分组。有时,为了特定研究的需要,也可采用组距不相等的不等距分组。例如,对人口年龄的分组,可根据人口成长的特点,分为 0~14 岁(少年儿童

组）、15~59岁（劳动年龄组）、60岁及以上（老年组）的不等距分组（参见第3节表1-6）。

此外，为反映各组数据的一般水平，通常用组中值（middle point value）作为该组数据的代表值，即组中值=（下限值+上限值）/2。组中值在利用频数分布表数据进行均值、方差等计算或制作频数折线图时将起重要作用。

为了统计分析需要，有时还需要观察某一数值以下（或以上）的频数或频率之和，这称为累积频数（cumulative frequence）或累积频率（cumulative frequency），如表1-4就列出成绩相应组中值、累积频数和累积频率。

**表1-4 成绩数据累积频数分布表**

| 成绩分组 | 30~ | 40~ | 50~ | 60~ | 70~ | 80~ | 90~100 |
|---|---|---|---|---|---|---|---|
| 组中值 | 35 | 45 | 55 | 65 | 75 | 85 | 95 |
| 频数 | 1 | 5 | 6 | 15 | 27 | 32 | 24 |
| 累积频数 | 1 | 6 | 12 | 27 | 54 | 86 | 110 |
| 累积频率 | 0.009 | 0.055 | 0.109 | 0.245 | 0.491 | 0.782 | 1.000 |

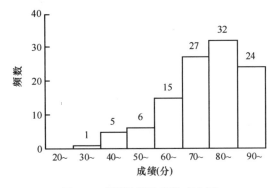

图1-2 成绩数据的频数直方图

4. 整理结果的统计图示　为了展示定量数据的整理结果，一般绘制直方图和频数折线图等专用于展示分组数据频数分布特征的统计图，以便直观全面地认识和分析定量数据的分布特征和规律。

*Excel 软件应用*

根据频数分布表1-3的数据建立对应的 Excel 数据集，在 Excel 中，选择菜单【工具】→【数据分析】→【直方图】，选定对话框的选项，调整后即可制得直方图如图1-2所示（详见本章第4节）。

# 第2节　数据分布特征的统计概括

前面我们通过数据整理得到的频数分布表或统计图表等，可以大致了解数据分布的形状和特征，而对于数据分布的特征和规律的全面掌握和定量刻画，则需要了解反映数据分布特征不同侧面的统计指标即统计量。这里我们介绍描述概括数据分布的集中趋势和离散程度等统计特征的常用统计量。

**知识链接**　　　　　　**乔布斯的癌症治疗与大数据分析**

S. 乔布斯（Steve Jobs, 1955~2011）是美国苹果公司的传奇总裁，他于1976年联合创办的苹果电脑，开启了世界上个人电脑的新时代，他的卓越才智、热情和活力是苹果产品不断创新的源泉，从而"改变了世界"。2003年乔布斯被诊断出患胰腺癌，2011年10月不幸病逝。

乔布斯在与癌症斗争的过程中采用了非同寻常的方式，成为世界上第一个对自身所有 DNA（人类基因组 DNA 的多达30亿个碱基对的序列！）和肿瘤 DNA 进行排序的人。为此，他支付了高达几十万美元的费用，得到了包括整个基因密码的数据文档。这样，乔布斯的医生们能够基于他的特定基因组成，分析这些 DNA 序列（大数据！）的特征，按所需效果用药。如果癌症病变导致药物失效，医生可以及时更换另一种药。

　　这种获得基因的所有数据不仅仅是样本的方法,还将乔布斯的生命延长了好几年,为影响我们生活方式的苹果智能手机的诞生争取到了极为宝贵的时间!

# 一、数据分布集中趋势的统计概括

　　针对不同类型的统计数据,描述概括数据分布集中趋势的统计量主要有均值、众数和中位数等,它们又被称为数据分布的位置度量,其中应用最多的是均值。

## (一) 均值

　　均值(mean)也称为均数或算术平均值(arithmetic mean),是全部数据的算术平均,记为 $\bar{x}$ 。均值是数据分布集中趋势的最主要统计量,在统计学中具有重要的地位。它适用于数值数据,不能用于定类和定序数据。均值的计算公式将根据数据形式的不同而不同。

　　对原始数据,设数据为 $x_1, x_2, \cdots, x_n$ ,均值的计算公式:

$$\bar{x} = \frac{x_1 + x_2 + \cdots + x_n}{n} = \frac{1}{n}\sum_{i=1}^{n} x_i$$

　　例如,对案例 1-2 中的成绩数据,计算 110 名学生考试成绩的均值为

$$\bar{x} = \frac{76 + 42 + 94 + \cdots + 72}{110} = \frac{8591}{110} = 78.10$$

Excel 软件应用

　　在 Excel 中,先在 A 列按列输入成绩数据建立 Excel 数据集,计算均值时在单元格输入其函数公式 " = AVERAGE(A2:A111)" 即可得结果 78.10(图 1-3)。

| D3 | ▼ | | $f_x$ | =AVERAGE(A2:A111) | |
|---|---|---|---|---|---|
| | A | B | C | D | E |
| 1 | 成绩 | | | | |
| 2 | 76.00 | | | | |
| 3 | 42.00 | | 均值 | 78.10 | |
| 4 | 94.00 | | | | |
| 5 | 97.00 | | 方差 | 215.9807 | |
| 6 | 72.00 | | | | |
| 7 | 88.00 | | 标准差 | 14.69628 | |
| 8 | 55.00 | | | | |
| 9 | 96.00 | | | | |
| 10 | 62.00 | | | | |

图 1-3　用函数公式计算均值

　　对分组整理的数据,设原始数据被分为 $k$ 组,各组的组中值为 $m_1, m_2, \cdots, m_k$ ,各组观察值出现的频数分别为 $f_1, f_2, \cdots, f_k$ ,其中 $\sum_{i=1}^{k} f_i = n$ ,均值的计算公式

$$\bar{x} \approx \frac{m_1 f_1 + m_2 f_2 + \cdots + m_k f_k}{f_1 + f_2 + \cdots + f_k} = \frac{1}{n}\sum_{i=1}^{k} m_i f_i$$

案例 1-2(续一)

　　根据表 1-4 频数分布表中的数据,试计算 110 名学生成绩的均值。

　　**解**　计算过程如下所示(表 1-5)。

表 1-5　学生成绩数据计算表

| 成绩分组 | 30~ | 40~ | 50~ | 60~ | 70~ | 80~ | 90~100 | 合计 |
|---|---|---|---|---|---|---|---|---|
| 组中值 $m_i$ | 35 | 45 | 55 | 65 | 75 | 85 | 95 | — |
| 频数 $f_i$ | 1 | 5 | 6 | 15 | 27 | 32 | 24 | 110 |
| $m_i f_i$ | 35 | 225 | 330 | 975 | 2025 | 2720 | 2280 | 8590 |

则

$$\bar{x} \approx \frac{1}{n}\sum_{i=1}^{k} m_i f_i = \frac{35 \times 1 + 45 \times 5 + \cdots + 95 \times 24}{110} = \frac{8590}{110} = 78.09$$

显然,该结果是前面根据原始数据计算所得均值精确值 78.10 的近似。当各组数据在组中均匀分布时,以组中值代表各组的实际观察值进行计算所得的近似结果是较为准确的(如本例),而计算量却可减少很多。

均值是我们进行统计分析和统计推断的基础,因为均值是一组数据的重心所在,是数据误差相互抵消的结果,同时,它还具有以下良好的数学性质:

(1)各数据与均值的离差之和为零,即

$$\sum_{i=1}^{n}(x_i-\bar{x})=0$$

(2)各数据与其均值离差的平方和为最小值。即对任意实数 $a$,有

$$\sum_{i=1}^{n}(x_i-\bar{x})^2 \leqslant \sum_{i=1}^{n}(x_i-a)^2$$

上述性质表明,均值是误差最小的全体数据的代表值,因此当数据分布为对称或近似对称时,均值是集中趋势的最好代表值。但是当数据分布的偏斜程度较大时,均值易受数据极端值的影响,不能很好地反映数据的集中趋势,此时宜考虑使用下面介绍的中位数等。

### (二)中位数

中位数(median)是将一组数据排序后处于中间位置的值,记为 $M_e$。显然,中位数将全部数据等分成两部分,上下各有一半的数据值。中位数可用于定序数据和数值数据,但不能用于定类数据。

对 $n$ 个数据,中位数的位置 $=(n+1)/2$,即当 $n$ 为奇数时,数据的中间值取作中位数;当 $n$ 为偶数时,两个中间值的平均值取作中位数。

例如,对案例 1-2 的学生成绩数据,$n=110$ 为偶数,中位数的位置 $=(n+1)/2=55.5$,将成绩数据按大小排序后,两个中间值第 55、56 个数据观察值均为 80,故中位数

$$M_e=\frac{80+80}{2}=80$$

*Excel 软件应用*

在 Excel 中,对案例 1-2 的学生成绩数据(图 1-3),计算中位数的函数公式为"= MEDIAN(A2:A111)"。

对于已分组的频数分布,一般只求中位数所在组,即累积频数超过 $n/2$(或累积频率超过 0.5)的那个最低组。例如,对于表 1-4 给出的频数分布,由表 1-5 知累积频数超过 $110/2=55$ 的最低组为 80~组,即为中位数所在组。

中位数是典型的位置平均数,其数值不受极端值的影响,具有稳健性的特点,其不足是灵敏度和计算功能较差。同时中位数还具有与各数据观察值的距离之和最短的性质,即

$$\sum_{i=1}^{n}|x_i-M_e|=最小$$

该性质在工程设计中有较好的应用。

### (三)众数

众数(mode)是数据中出现次数最多的观察值,用 $M_o$ 表示。主要用于描述定性数据集中趋势;对于定量数据,有时可能有多个众数或没有众数,意义不大。

例如,根据表 1-2 频数分布表所列出的 2010 年我国 6 岁及以上各种受教育程度的人口数据中,初中教育程度的人口数最大,则 2010 年我国 6 岁及以上各种受教育程度的众数是初中。而对案例 1-2 的成绩数据,观察值 72、73、74、86 出现的次数均为 5 次(最大频数),故均为众数。

在 Excel 中,例如,对案例 1-2 的学生成绩数据(图 1-3),计算众数的函数公式为" = MODE(A2:A111)"。

对于分组且等距的频数分布,一般只求众数所在组,即频数最大的组。例如,对于表 1-4 给出的成绩频数分布,频数最大的组为 80~组,故众数所在组为 80~组。

众数的特点是易理解,不受数据极端值的影响。但其灵敏度、计算功能和稳定性差,具有不唯一性,故当数据集中趋势不明显或有两个以上分布中心时不宜使用。

## 二、数据分布离散程度的统计概括

作为数据分布的另一重要特征,数据的离散程度反映了各数据观察值偏离其中心值的程度。描述数据离散程度的常用统计量有极差、方差、标准差、变异系数等,其中最重要的是方差、标准差。

### (一) 极差

极差(range)又称全距,是一组数据的最大值与最小值之差,用 $R$ 来表示,即极差

$$R = 最大值 - 最小值$$

例如,对案例 1-2 的成绩数据,最大值 = 100,最小值 = 32,故极差

$$R = 100 - 32 = 68$$

在 Excel 中,例如,对案例 1-2 的成绩数据(图 1-3),计算极差的函数公式为" = MAX(A2:A111) - MIN(A2:A111)"。

极差的特点是简单易算,但只利用了数据的两个极端值信息,不能反映中间数据的离散性,故难以准确描述数据的分散状况。

### (二) 分位数和四分位数

分位数(quantile)就是将数据等分后位于等分点上的数据值。常用的分位数主要有四分位数。

四分位数(quartile)也称四分位点,是用 3 个点将已从小到大排序的全部数据四等分后在分位点上的数值。其中,第一个等分点称为下四分位数(lower quartile),记为 $Q_1$;第二个等分点就是中位数 $M_e$,记为 $Q_2$;第三个等分点称为上四分位数(upper quartile),记为 $Q_3$。

四分位数的计算与中位数相似,即先对数据进行排序,再确定其位置,然后确定其数值。对于未分组的原始数据,各四分位数的位置分别为

$$Q_1 位置 = \frac{1}{4}(n+1); \quad Q_2 位置 = \frac{1}{2}(n+1); \quad Q_3 位置 = \frac{3}{4}(n+1)$$

对于分组数据,各四分位数的位置分别为

$$Q_1 位置 = \frac{1}{4}n; \quad Q_2 位置 = \frac{1}{2}n; \quad Q_3 位置 = \frac{3}{4}n$$

当四分位数的位置不在某个数值上时,应该根据其位置,按比例分摊四分位数位置两侧数值的差值。

例如,对案例 1-2 的成绩数据,可计算得

$$下四分位数 Q_1 = 70.5; \quad 上四分位数 Q_3 = 89$$

在 Excel 中,如对案例 1-2 成绩数据(图 1-3),计算下四分位数 $Q_1$ 和上四分位数 $Q_3$ 的公式

分别为"=QUARTILE（A2:A111,1）"和"=QUARTILE（A2:A111,3）"。

### （三）方差和标准差

方差（variance）是各数据观测值与均值间离差的平方和的平均，是关于定量数据离散程度的最重要的统计量，方差的平方根就是标准差（standard deviation）。

在统计学中，如果观察数据是研究对象的全体数据，称为总体数据（population data）；如果观察数据是研究对象的部分个体的数据，称为样本数据（sample data）。由于通常医药应用领域中进行研究的观察数据一般为样本数据，故我们主要给出有关样本数据的方差和标准差的定义公式。

设给定的样本数据为 $x_1, x_2, \cdots, x_n$，则其方差即样本方差（sample variance）的计算公式为

$$S^2 = \frac{1}{n-1} \sum_{i=1}^{n} (x_i - \bar{x})^2$$

标准差即样本标准差（sample standard deviation）是相应方差的平方根，其计算公式为

$$S = \sqrt{S^2} = \sqrt{\frac{1}{n-1} \sum_{i=1}^{n} (x_i - \bar{x})^2}$$

这里的方差、标准差都反映了每个数据偏离其均值的平均程度，其中标准差具有与实际观察值相同的量纲，其意义较方差更明确，故比方差更常用。

例如，对案例1-2的学生成绩数据，已知 $n = 110$，均值 $\bar{x} = 78.10$，故样本方差和样本标准差分别为

$$S^2 = \frac{1}{n-1} \sum_{i=1}^{n} (x_i - \bar{x})^2 = \frac{1}{109} \left[ (76 - 78.10)^2 + \cdots + (72 - 78.10)^2 \right] = 215.98$$

$$S = \sqrt{S^2} = \sqrt{215.98} = 14.70$$

该结果表明，每个学生的成绩与平均成绩78.10分相比，平均相差14.7分。

Excel 软件应用

在 Excel 中，对案例1-2的成绩数据，计算其方差、标准差的函数公式分别为"=VAR（A2:A111）"、"=STDEV（A2:A111）"，其计算结果如图1-3所示。

对于已分组的频数分布表数据，设组数为 $k$，而 $m_1, m_2, \cdots, m_k$ 为各组的组中值，$f_1, f_2, \cdots, f_k$ 为各组频数，且 $\sum_{i=1}^{k} f_i = n$，则其方差 $S^2$ 和标准差 $S$ 的计算公式分别为

$$S^2 = \frac{\sum_{i=1}^{k} (m_i - \bar{x})^2 f_i}{\sum_{i=1}^{k} f_i - 1} = \frac{1}{n-1} \sum_{i=1}^{k} (m_i - \bar{x})^2 f_i$$

和

$$S = \sqrt{S^2} = \sqrt{\frac{1}{n-1} \sum_{i=1}^{k} (m_i - \bar{x})^2 f_i}$$

案例 1-2（续二）

试根据前面表1-4中的频数分布数据，计算110名学生成绩的方差 $S^2$ 和标准差 $S$。

**解** 由案例1-2（续一）知，根据表1-4中的频数分布数据计算得学生成绩均值 $\bar{x} = 78.09$，

$$S^2 = \frac{1}{n-1} \sum_{i=1}^{k} (m_i - \bar{x})^2 f_i = \frac{1}{109} \left[ (35 - 78.09)^2 \times 1 + \cdots + (95 - 78.09)^2 \times 24 \right]$$

$$= \frac{21749.1}{109} = 199.53$$

$$S = \sqrt{S^2} = \sqrt{199.53} = 14.12$$

上述结果与前面根据原始数据计算所得的精确值 $S^2 = 215.98$、$S = 14.7$ 相比相差不大,而计算量却大为减少。

为化简方差等的计算,通常还可采用下列等价的简化公式

$$S^2 = \frac{1}{n-1}\Big(\sum_{i=1}^{n} x_i^2 - n\,\bar{x}^2\Big)$$

对于已分组的频数分布数据,其简化公式为

$$S^2 = \frac{1}{n-1}\Big(\sum_{i=1}^{k} m_i^2 f_i - n\,\bar{x}^2\Big)$$

其中,$m_i$ 为各组的组中值,$n = \sum_{i=1}^{k} f_i$。

实际计算时,通常可用计算器上的统计功能来帮助计算。对于较大数据集,往往利用电子计算机由统计软件(如 SPSS、Excel 软件等)来进行处理。

**(四) 标准化值**

当求得一组数据的均值和标准差后,我们就可对该组数据进行标准化处理,即得到各数据观察值 $x_i$ 的标准化值(standardized value)$Z_i$

$$Z_i = \frac{x_i - \bar{x}}{S}$$

利用上列数据标准化公式,原数据集 $\{x_i\}$ 就转为均值是 0、标准差是 1 的标准化数据集 $\{Z_i\}$。

在对具有不同量纲的多个变量进行统计分析时,往往需要首先对这些变量的观察值进行标准化处理。标准化值给出了数据中各数据观察值的相对位置,即以标准差为衡量单位给出该数值偏离其均值的相对大小。一般而言,在一组数据中约有 95% 的数值,其标准化值的绝对值不超过 2;仅有 0.3% 的数值在 3 个标准差之外,这些值称为离群点(outlier)。

对案例 1-2 的 110 名学生成绩数据,已知均值 $\bar{x} = 78.10$,样本标准差 $S = 14.7$,则其数据标准化公式为

$$Z_i = \frac{x_i - 78.10}{14.70}$$

**(五) 标准误**

标准误(standard error)也是描述离散程度的统计量,其计算公式为

$$S_x = \frac{S}{\sqrt{n}}$$

其中,$S$ 是数据的标准差。当我们用样本均值来推断估计总体均值时,标准误反映了样本均值偏离总体均值的平均程度,故又称为均值的标准差(standard deviation for mean)。

例如,对案例 1-2 的学生成绩数据,其标准误为

$$S_x = \frac{S}{\sqrt{n}} = \frac{14.7}{\sqrt{110}} = 1.40$$

Excel 软件应用

在 Excel 中,如对案例 1-2 的成绩数据(图 1-3),计算标准误的函数公式为" = STDEV(A2:A111)/ COUNT(A2:A111)^0.5"。

**(六) 变异系数**

前面介绍的方差、标准差和极差等都反映了数据分布离散程度的绝对水平,其大小与原数

据的均值水平和计量单位有关。而变异系数(coefficient of variation)则是描述数据离散程度的相对指标,是标准差与均值之比,常用百分比表示,其计算公式为

$$CV = \frac{S}{|\bar{x}|} \times 100\%$$

例如,对案例1-2的成绩数据,其变异系数为

$$CV = \frac{S}{|\bar{x}|} \times 100\% = \frac{14.7}{78.10} \times 100\% = 18.82\%$$

*Excel 软件应用*

在 Excel 中,如对案例1-2的成绩数据(图1-3),计算变异系数的函数公式为" = STDEV(A2:A111)／AVERAGE(A2:A111) * 100"。

| | A | B | C |
|---|---|---|---|
| 1 | | 成绩 | |
| 2 | | | |
| 3 | 平均 | 78.1 | |
| 4 | 标准误差 | 1.401236 | |
| 5 | 中位数 | 80 | |
| 6 | 众数 | 72 | |
| 7 | 标准差 | 14.69628 | |
| 8 | 方差 | 215.9807 | |
| 9 | 峰度 | 0.128589 | |
| 10 | 偏度 | -0.65475 | |
| 11 | 区域 | 68 | |
| 12 | 最小值 | 32 | |
| 13 | 最大值 | 100 | |
| 14 | 求和 | 8591 | |
| 15 | 观测数 | 110 | |
| 16 | 置信度(95 | 2.777203 | |
| 17 | | | |

图1-4 【描述统计】计算结果

变异系数是无量纲的相对变异性的统计量,其大小反映了数据偏离其均值的相对偏差。在比较不同总体,特别是不同量纲的两组数据的离散程度时,通常不能用方差、标准差和极差等变异性统计量,而应该用变异系数。

*Excel 软件应用*

根据案例1-2的数据,如果需要计算上述所有的统计量指标结果,则在 Excel 中,对于该成绩数据,选择【工具】→【数据分析】→【描述统计】,选定对话框的选项,即可得计算结果(图1-4)。详见本章第4节。

**例1-1** 现有某高校的男大学生60人,测得其身高的均值为171.5cm,标准差为 6.68cm;体重的均值为 65.34kg,标准差为4.87kg。

**问题** 如何比较其身高与体重的变异程度?

**解** 由于身高和体重的量纲不同,故不能直接由其标准差比较,而应比较其变异系数。

$$CV(身高) = \frac{S}{|\bar{x}|} \times 100\% = \frac{6.68}{171.5} \times 100\% = 3.89\%$$

$$CV(体重) = \frac{S}{|\bar{x}|} \times 100\% = \frac{4.87}{65.34} \times 100\% = 7.45\%$$

故该高校男生体重的变异程度较大,或说身高比体重更稳定。

---

**知识链接**　　　　　　　　**图基——统计界的毕加索**

图基(John Wilder Tukey,1905~2000)美国著名计算机专家、统计学家,20世纪统计学发展的关键人物。图基自小在家接受父母的家庭教育,后来获得布朗大学的化学学士和硕士学位,以及美国普林斯顿大学的数学博士学位。

1946 年,图基把二进位制(binary)与数字(digit)合起来,创造出比特(bit)的概念,开创了计算机时代;1965 年,他提出了"快速傅里叶转变"算法,被广泛用于实践;"software"一词就是他为计算机程序杜撰出的新名词。20世纪60~70年代他提出了一套能够汇总和演示大量数据的图形描述方法——"探索数据分析法",包括所发明的茎叶图和箱线图等,已成为现代统计软件包的标准功能。他在统计学的许多领域,诸如介绍评估时间序列的现代技术、统计资料分析法的改革、多重比较法等方面都有重要建树,并为统计学在物理学、社会科学和工程学方面的应用作出了突出贡献,被称为统计界的毕加索,并于1973 年荣获美国国家科学奖章。

# 第 3 节　统计图和统计表

统计图(statistical graph)和统计表(statistical table)是对统计资料进行描述的重要工具,它能使分组统计结果的对比关系和数据分布规律比用文字更加简洁清晰。统计图表的合理采用可以使统计数据资料得以准确表达,使人一目了然,容易理解,更便于数据资料的对比、分析和全面了解。

## 一、统　计　图

统计图是利用点、线、面等各种直观和形象的几何图形将复杂的统计数据表现出来的一种形式,其特点是简单明了、形象全面,可以直观地看出数量变化的统计特征和规律。

绘制统计图时,主要应注意以下几点。

(1) 根据绘图目的和数据本身特性来确定统计图类型。

(2) 图形设计力求真实科学,做到图示准确、数据分明。

(3) 统计图示的标题、数字单位和说明等应简明清晰,标题居图的下方中央位置。

统计图的种类很多,其制作均可以由计算机利用统计软件(如 SAS、SPSS、Excel 等)来完成。这里我们介绍几种常用的统计图:条形图、圆形图、直方图、频数折线图、线图和时间序列图等,本节中统计图形一般用 Excel 软件来制作。

### (一) 条形图

对定性数据或离散变量数据,通常用条形图、圆形图来反映数据的分布特征和构成比。

条形图(bar chart)是用相互间隔的等宽直条来表示各指标数值大小的图形,主要用于定性数据及离散型数值变量分布的图示。在表示定性数据的分布时,条形的长短表示各类别数据的频数或频率,图中各直条可以纵列,也可以横排,纵列时又称为垂直条形图或柱形图(如本章第 1 节的图 1-1);横排时又叫水平条形图或带形图。

利用前面表 1-2 中 2010 年我国 6 周岁以上各种文化程度的人口数据,我们就可得到相应的水平条形图(图 1-5)。

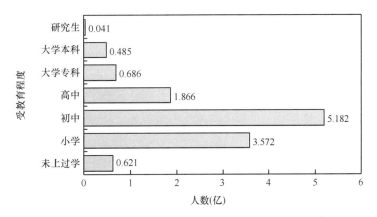

图 1-5　2010 年我国 6 岁以上人口各种受教育程度的水平条形图

### (二) 圆形图

圆形图也称饼图(pie chart),是用整个圆的面积表示研究对象总体,圆内各扇形面积来表示组成总体的各构成部分所占比例的一种统计图形,主要用来表示定性数据的构成比。

例如,表 1-6 就是根据国家统计局公布的《2012 年国民经济和社会发展统计公报》所得到的 2012 年(年末)我国各年龄段人口数的频数分布表。

利用表 1-6 中的 2012 年我国各年龄段人口数据,就可以得到我国 2012 年人口各年龄段的圆形图(图 1-6)。该圆形图直观全面地反映了 2012 年年底我国人口各年龄段的构成比。

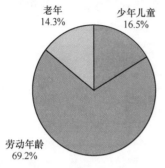

图 1-6 2012 年我国人口各年龄段圆形图

**表 1-6 2012 年我国各年龄段的人口数**

| 各年龄段 | 人口数(万) | 百分比(%) |
|---|---|---|
| 少年儿童(0~14 岁) | 22287 | 16.5 |
| 劳动年龄(15~59 岁) | 93727 | 69.2 |
| 老年(60 岁及以上) | 19390 | 14.3 |
| 合计 | 135404 | 100.0 |

数据来源:国家统计局《2012 年国民经济和社会发展统计公报》

### (三) 直方图

对已分组的连续变量数据,通常用直方图和频数折线图来直观表示其数据分布特征。

直方图(histogram)是用一组无间隔的直条图来表示连续变量数据频数分布特征的统计图,又称频数分布图(frequency graph)。直方图中,每一直条的高度表示相应组别的频数或频率(百分比),宽度则表示各组的组距。注意:直方图的各直条是连续排列,形成一密闭图形;而条形图的各直条则是分开排列。

例如,根据前面第 1 节表 1-3 的成绩数据频数分布表,即可得到本章第 1 节图 1-2 所示的成绩数据的频数直方图。

### (四) 频数折线图

频数折线图(frequency polygon)是在直方图的基础上,把直方图各组的顶部中点(即组中值与频数的对应点)用直线连接起来的统计图,为保证图形的封闭性,折线向左右两边各延伸一组,并取频数为 0。如图 1-7 就是案例 1-2 的成绩数据的频数折线图。

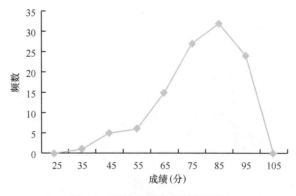

图 1-7 成绩数据的频数折线图

如果数据量很大且整理数据时分组组数越来越多,则组距会越来越小,此时所得的频数折线图将越来越光滑,逐渐形成一条平滑的频数分布曲线(frequency distribution curve)。分布曲线是反映统计量和分布规律的重要方法,在统计中起着重要作用。

### （五）累积频数（频率）折线图

累积频数（频率）折线图（cumulative frequency polygon）是利用由频数分布表得到的组中值和累积频数（或累积频率）来绘制的折线图。图 1-8 就是根据第 1 节表 1-4 中成绩累积频数表的组中值和累积频数绘制的累积频数折线图。当数据分组的组数很多时，所得的累积频数折线图将逐渐形成一条连续的累积分布函数曲线。

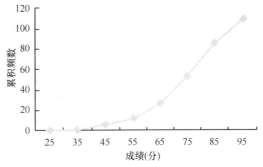

图 1-8　成绩数据的累积频数折线图

### （六）箱形图

箱形图（boxplot）又称箱线图、盒状图，是用数据的最大值、最小值、中位数和上、下四分位数这 5 个特征值制成的、反映原始数据分布状况的统计图形。

如图 1-9 所示，箱形图由一个箱子和两条线段组成，其中箱子两端边线分别是下四分位数 $Q_1$ 和上四分位数 $Q_3$，箱子中间横线是中位数，连线两端分别是除异常值外的最大值和最小值，异常值则另外标记。

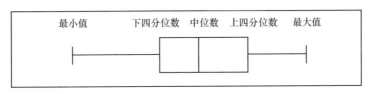

图 1-9　简单箱形图与其 5 个特征值

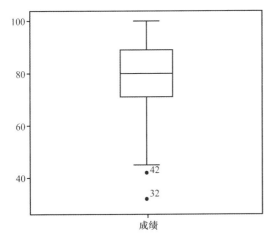

图 1-10　成绩数据的箱形图

箱形图中箱子的长度是四分位间距，整个箱子包括了中间 50% 样本的数值分布范围。箱子越大，数据的变异程度越大。如果中间横线即中位数在箱子的中点，表明分布对称，否则不对称。异常值是指与箱子边线的距离超过四分位间距（箱子长度）1.5 倍的数据值，用"·"表示，超过 3 倍的为极端值，用"*"表示。通过箱形图，不仅可以反映一组数据分布的特征，还可用于多组数据分布特征的比较。

图 1-10 给出了用 SPSS 软件对案例 1-2 成绩数据制作的箱形图。其中最大值 = 100、最小值 = 32、中位数 = 80、上四分位数 $Q_3 = 89$ 和下四分位数 $Q_1 = 70.5$；而 42、32 为异常值。由此即可直观地了解该组数据分布的主要特征。

### （七）线图和时间序列图

线图（ling plot）又称折线图，是在平面坐标上用折线反映数量变化特征和规律的统计图。当横轴指标为时间变量时，又称为时间序列图（time sequence plot）。线图形式简单易懂，尤其在同一图上进行多组数据现象比较时应用更广。

表 1-7 是根据国家统计局编《中国统计年鉴 2012》的统计数据所得的 1997～2012 年我国城

乡居民人均收入表,根据该表数据就可制作自 1997 年以来反映我国城乡居民人均收入变化趋势和差异的时间序列图,如图 1-11 所示。

**表 1-7　1997~2012 年我国城乡居民人均收入**

| 年份 | 城镇居民人均可支配收入(元) | 农村居民人均纯收入(元) | 年份 | 城镇居民人均可支配收入(元) | 农村居民人均纯收入(元) |
|------|------|------|------|------|------|
| 1997 | 5160 | 2090 | 2005 | 10493 | 3255 |
| 1998 | 5425 | 2162 | 2006 | 11760 | 3587 |
| 1999 | 5854 | 2210 | 2007 | 13786 | 4140 |
| 2000 | 6280 | 2253 | 2008 | 15781 | 4761 |
| 2001 | 6860 | 2366 | 2009 | 17175 | 5153 |
| 2002 | 7703 | 2476 | 2010 | 19109 | 5919 |
| 2003 | 8472 | 2622 | 2011 | 21810 | 6977 |
| 2004 | 9422 | 2936 | 2012 | 24565 | 7917 |

数据来源:国家统计局编《中国统计年鉴 2012》,中国统计出版社,2012

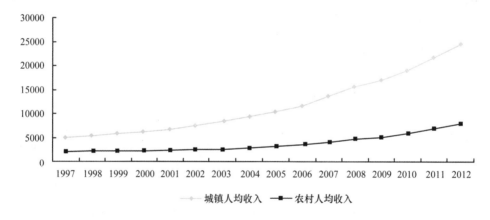

图 1-11　1997~2012 年我国城乡居民人均收入的时间序列图

**表 1-8　用 Excel 制作统计图的基本选项**

| 图形 | Excel 制图的基本选项 |
|------|------|
| 条形图 | 【插入】→【图表】→【柱形图】 |
| 圆形图 | 【插入】→【图表】→【饼图】 |
| 直方图 | 【工具】→【数据分析】→【直方图】 |
| 折线图 | 【插入】→【图表】→【折线图】 |
| 箱形图 | 【插入】→【图表】→【股价图】 |
| 线图 | 【插入】→【图表】→【折线图】 |
| 散点图 | 【插入】→【图表】→【XY 散点图】 |

参考本章第 4 节。

统计图还有多种,其中散点图我们将在第 7 章介绍,其他还有茎叶图、环形图、雷达图、统计地图、人口金字塔图、股价走势图等,这里就不一一介绍,需要时可参阅有关参考书。

**Excel 软件应用**

用 Excel 制作上述各种统计图时,首先在 Excel 中建立相应数据集,再在菜单中选定基本选项(表 1-8),在对话框中选定参数,再对所得图形做适当调整即可。详细作图步骤可

## 二、统　计　表

统计表是以表格的形式列出统计分析的事物及指标,便于统计结果的精确表达和对比分析。

统计表结构要求简洁,一般一张表只包括一个中心内容,使数据资料具有条理性,一目了然。

## (一) 统计表的结构与要求

表的基本结构一般由标题、标目、线条、数字四部分组成(有时附有备注),见表 1-9。

绘制统计表的基本要求如下。

(1) 标题:位于表的上方,简要说明表的内容,有时包括时间和空间范围等信息。若有多张表时,应在标题前加表序号,如表 1、表 2 或表 3-1、表 3-2 等。

(2) 标目:用以指明表内数字的含义,分为横标目与纵标目。横标目用以表示被研究的事物,是表的主语,位于表的左侧;纵标目用以表示横标目的统计指标,是表的谓语,通常位于表的右上方,必要时纵标目应注明计量单位;横、纵标目连读可以组成一句完整而通顺的话。需要时,横标目下方与纵标目右边可以设合计栏。

(3) 线条:不宜过多,除必须绘制的顶线、底线、标目线与合计上面的分隔线外,其余线条一般均省略,以突出表中数字。

(4) 数字:一律采用阿拉伯数字,必须完整准确无误。同一指标的小数位数应一致,位次对齐。表内不宜留空格,暂缺或无记录的可用"…"表示,无数字的用"—"表示,数字为零时则填明"0"。

(5) 备注:不是表的必备项目,用以说明资料来源及对表中的有关内容作必要的说明等,可用"＊"号标出,列在表的底线下方。

**表 1-9　2012 年我国各产业的产值**

| 各产业 | 产值(亿元) | 百分比(%) |
|---|---|---|
| 第一产业 | 47712 | 10.1 |
| 第二产业 | 220592 | 46.8 |
| 第三产业 | 203260 | 43.1 |
| 合计 | 471564 | 100.00 |

数据来源:国家统计局《2012 年国民经济和社会发展统计公报》,中国统计网

## (二) 统计表的种类

统计表按其主语的分类标志的多少,可以分为简单表和复合表两类。

1. 简单表(simple table)　只按单一变量分组,即主语只有一个分类标志,如表 1-9 是按不同产业分组的简单表。

2. 复合表(combinative table)　按两个及以上变量分组,即主词的分类标志不止一个,通常对纵标目分层列示。如表 1-10 是 2012 年我国各高等教育类型研究生、本科、专科学生数的比较,它有两个分类标志:高等教育类型和学历,这样结合分组的统计表称为复合表。

**表 1-10　2012 年我国各高等教育类型的研究生、本科、专科学生数**

| 高等教育类型 | 招生数(万人) | | | 在校生数(万人) | | |
|---|---|---|---|---|---|---|
| | 研究生 | 本科 | 专科 | 研究生 | 本科 | 专科 |
| 普通高等教育 | 58.97 | 374.06 | 314.78 | 171.98 | 1427.09 | 964.23 |
| 成人高等教育 | 14.06 | 98.48 | 145.47 | 48.99 | 247.55 | 335.56 |
| 网络高等教育 | 0 | 69.67 | 126.78 | 0 | 200.27 | 370.14 |

资料来源:国家统计局编《中国统计年鉴 2012》,中国统计出版社,2012

> **知识链接**　　**描绘一场惨烈战争的统计图**
>
> 图 1-12 是法国工程师、拿破仑撤退时的道路与桥梁监督官 C. J. 米纳(C. J. Minaral,1781～1870)于 1861 年绘制的拿破仑 1812 年入侵俄国时遭受惨败命运的经典统计图。该图在地图上绘制,按照军队的行军路线画出条形,以浅色条表示进攻莫斯科路线,深色条表示由莫斯科撤退的路线,条形的宽度表现了军队的人数,图的下方标示了由莫斯科大撤退后几个战役和寒冬困扰的时间、地点和气温,是一张集数据、地图和时间序列等于一体的统计图。

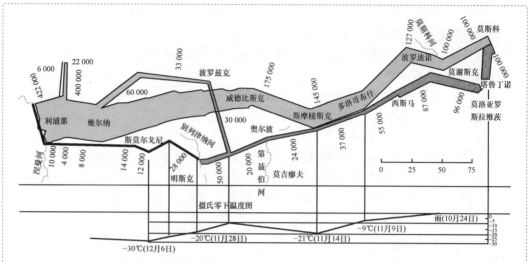

图 1-12　拿破仑率法军入侵俄国重要战役的人员损失图

1812年6月出发时(图左边浅色宽带形),法军42万大军浩浩荡荡进攻俄国;到9月法军经过多次激烈交战攻入莫斯科空城时(图右上方),其主力部队已只剩约10万人;最后在12月中旬法军惨败撤离俄国时(图左边黑色窄条形),士兵已折损殆尽,仅剩1万人。拿破仑希望用闪电战术征服俄国,但在交战地区就地补充给养的策略使法军无法在冰封荒野的俄罗斯大地获得足够的战争必需品,加上俄军的顽强反击,惨败也就在所难免。

这张图之所以被一些统计学家誉为"历史上最好的统计图",就是因为简单的图示中包含了大量的统计信息,图中标出了六个变量:军队的人数(带形宽度),军队的挺进方向,军队前行中的地理位置,从莫斯科撤退期间的不同日期和气温等,再结合地图,使这场持续半年的惨烈战争主要过程完全展现在一张简单的统计图中。

# 第 4 节　用 Excel 进行数据整理与统计作图

在本书中,我们将应用非常普及的 Microsoft Excel 来进行相应的数据处理、统计作图与统计分析工作。

为了正确有效地应用 Excel 电子数据表软件,必须了解 Excel 的基本功能。这里我们假定读者已熟悉 Excel 的基本概念和操作等,例如,打开、保存、打印文件;键入和编辑文本、数值型数据和公式;在表格中移动数据;选择区域;插入/删除行和列;进行基本的数学运算;复制公式和单元格引用;调用函数;自动填充序列等。

## 一、Excel 数据分析程序的安装

运用 Excel 进行数据处理和统计分析时,Excel 中必须首先安装"分析工具库",即在 Excel 的【工具】菜单中应出现【数据分析】的命令选项。

Excel 提供了一个【加载宏】的分析工具库,它包括可用于统计计算、规划求解等各种较为专业的应用工具模块。当进入 Microsoft Excel 时,如果在【工具】菜单中没有【数据分析】选项,必须首先安装"分析工具库"。其步骤如下。

(1) 点击【工具】→【加载宏】(图 1-13);

(2) 在【加载宏】对话框中勾选"分析工具库"(图 1-14),再点击"确定"。

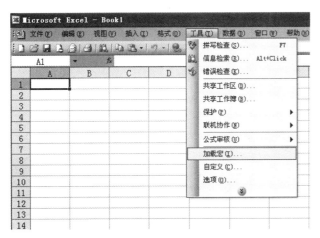

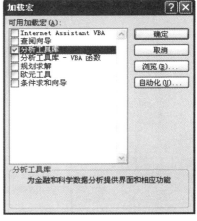

图 1-13　"工具→加载宏"选项　　　　　图 1-14　"加载宏"对话框

如果 Excel 软件是"完全安装"的,此时即完成了"分析工具库"的安装,在 Excel 的【工具】菜单中就有【数据分析】选项。

如果上述步骤未能完成"分析工具库"的安装,则应根据计算机的提示,需要用最初的安装盘运行 Excel 安装程序来完成安装"分析工具库"。这是由于原来安装 Excel 时如果采用"典型安装"模式,则 Excel 中不具有分析工具库。故安装 Excel 应该选择"完全安装"而不是"典型安装"模式。

## 二、用 Excel 进行统计作图

这里我们以案例 1-1 的数据制作条形图为例,介绍用 Excel 软件进行统计作图的主要步骤。

案例 1-1(续)

对于由案例 1-1 所得的 2010 年我国 6 岁及以上人口各种受教育程度人口的频数分布表(表 1-2),试建立 Excel 数据集,并制作相应的垂直条形图。

**解**　利用表 1-2 的数据制作条形图的主要步骤:

(1) 输入表 1-2 中的数据,建立如图 1-15 所示的数据集;再单击【插入】→【图表】(图 1-15),进入图表向导;

(2) 选定图表类型为【柱形图】,进入图表源数据窗口,在"数据区域"中选定"人数"数据(B1:B8),选定"系列产生在"为"列";

(3) 单击顶端"系列"标签(图 1-16),在"分类(X)轴标志"空白区域,单击右端的，回到数据集中用鼠标选定数据值(A2:A8),再单击右端 (图 1-17),即回到"图表源数据"对话框;

(4) 单击"下一步",就可对图表选项如标题、坐标轴等做选择(图 1-18);

(5) 单击"完成"即可得到图 1-19 所示的结果;

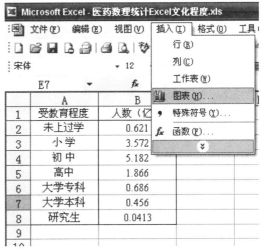

图 1-15　建立 Excel 数据集

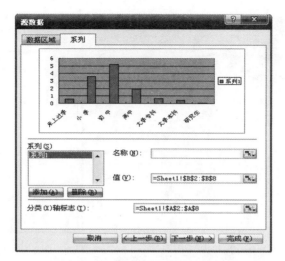

图 1-16 "图表源数据"中"系列"框

图 1-17 选定数据的数据区域框

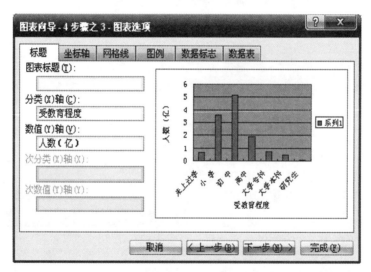

图 1-18 图表选项窗口

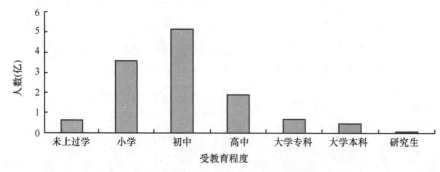

图 1-19 单击"完成"后得到的条形图

（6）在得到该条形图后，一般还需对图中坐标轴的字体大小、图例的取舍、图形的大小等进行编辑调整，其方法是：将光标移向需调整的区域，单击右键，进入编辑窗口，对相关项目进行重新选择，点击"确定"，即可得到如前面本章第 1 节案例 1-1 的图 1-1 所示的条形图。

对于其他统计图形，如饼图（圆形图）、折线图、累积折线图、线图等的制作步骤与上述条形图的制作基本类似。

## 三、用 Excel 生成频数分布表与直方图

这里我们结合案例 1-2 介绍如何用 Excel 编制频数分布表并生成直方图。定性数据频数分布表的生成步骤和方法与此类似。

案例 1-2（续三）

试对案例 1-2 的 110 名学生的成绩数据

（1）用 Excel 软件来建立成绩数据集；

（2）取组距为 10，最小组下限为 30，编制频数分布表和直方图。

**解**　（1）将案例 1-2 的 110 名学生成绩数据按列输入 Excel 中，建立 Excel 数据集如图 1-20 所示；

（2）现结合案例 1-2 列出用 Excel 编制频数分布表并生成直方图的主要步骤：

1）在 Excel 学生成绩数据集中，对成绩按最小组下限为 30，组距 $d=10$ 进行分组，在数据表的空白列输入分组的边界值（这里是各组的组上限），并按升序排列，作为制作直方图的"接收区域"。注意 Excel 编制频数分布表结果时各组计算频数将包含组上限，为与通常的数据分组原则一致，故取组上限为 39、49、59、69、79、89、100（图 1-20）。

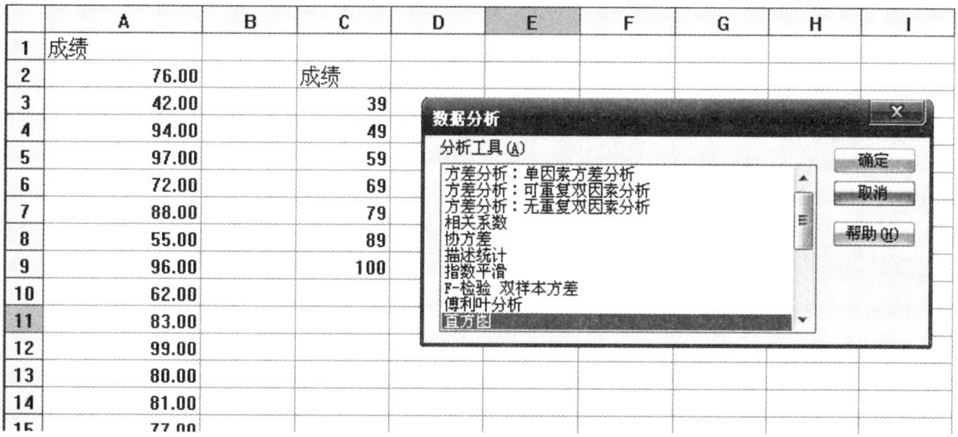

图 1-20　【数据分析】对话框

2）单击【工具】→【数据分析】，并选定【直方图】选项（图 1-20）；

（注意：Excel 中必须已安装"分析工具库"后，【工具】菜单中才有【数据分析】）

3）在【直方图】对话框中进行如下选项操作（图 1-21）；

4）单击"确定"即得初步结果（图 1-22）；

5）在频数分布表的结果中删除"其他"所在行（第 9 行），则图中"其他"及对应部分也就消失，并可在频数分布表的结果中将 39、49、…、89、100 依次改为 30—、40—、…、80—、90—，则直方图横轴的标志值相应发生改变（图 1-23）；

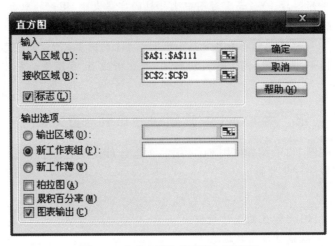

图 1-21 【直方图】对话框中的选项

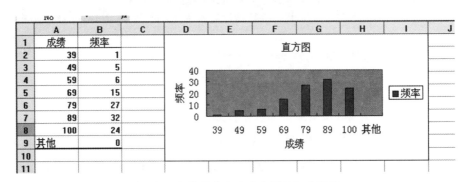

图 1-22 频数分布表和直方图的初步结果

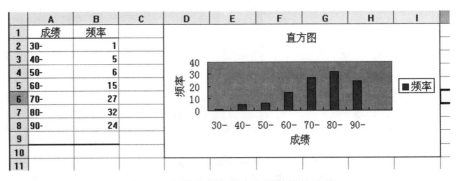

图 1-23 频数分布表和直方图结果的处理

6) 在直方图中双击任一直条,即可进入"数据系列格式",点击"选项"标签,将"分类间距"的值 150 改为 0(图 1-24),还可以点击"数据标志"标签选定"显示值",再单击"确定"即可得到直条间无间隔的直方图(图 1-25);

7) 对直方图的大小和字体大小等做适当调整,就可得到本章第 1 节图 1-2 所示直方图。

如果用已有的频数分布表数据来生成直方图,则可以按照本节统计作图中垂直条形图的制作步骤先生成条形图,再应用上面第 6、7 步即可得到直方图。

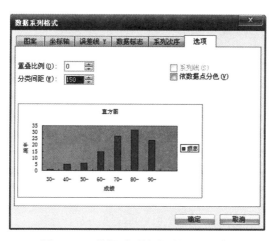

图 1-24　"数据系列格式"的"选项"框

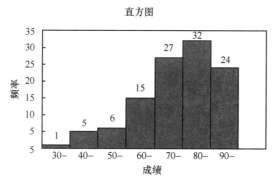

图 1-25　初步调整后的直方图

## 四、用 Excel 计算常用统计量

在本章第 2 节中介绍了描述数据集中趋势、离散程度等的常用统计量，下面我们结合案例 1-2 来介绍如何用 Excel 来计算常用统计量。

案例 1-2(续四)

试对 110 名学生成绩数据用 Excel 来计算其常用统计量。

**解**　下面我们针对案例 1-2 的数据来给出用 Excel 来计算常用统计量的主要步骤。

(1) 将案例 1-2 的 110 名学生成绩数据按列输入 Excel 中，建立 Excel 数据集(图 1-26)；

(2) 单击【工具】→【数据分析】，并选定【描述统计】选项(图 1-26)；

(3) 在【描述统计】对话框中进行如图 1-27 操作；

(4) 最后单击"确定"，即得 110 名学生成绩数据的常用统计量计算结果，见前面本章第 2 节图 1-4。

其中第 2 节介绍的常用统计量对应结果(图 1-4)由表 1-11 给出。注意，Excel 中部分常用统计量的用词与统计专业术语有所差异。

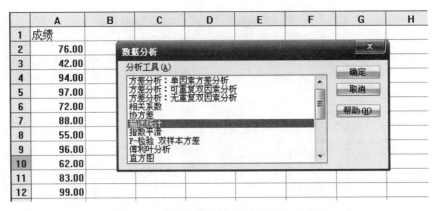

图 1-26　成绩数据集和【数据分析】对话框

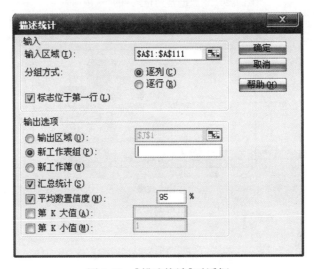

图 1-27　【描述统计】对话框

表 1-11　Excel 计算的常用统计量结果表

| 统计量 | 计算结果 | 统计量 | 计算结果 |
|---|---|---|---|
| 平均(均值) | 78.1 | 偏度 | −0.65475 |
| 标准误差(标准误) | 1.401236 | 区域(极差) | 68 |
| 中位数 | 80 | 最小值 | 32 |
| 众数 | 72 | 最大值 | 100 |
| 标准差 | 14.69628 | 求和(样本总和) | 8591 |
| 方差 | 215.9807 | 观测数(样本个数) | 110 |
| 峰度 | 0.128589 | 置信度(95.0%) | 2.777203 |

# 本 章 小 结

## (一) 数据的分类

| 数据类型 | 定性数据(品质数据) | | 定量数据 |
|---|---|---|---|
| | 定类数据<br>(计数数据) | 定序数据<br>(等级数据) | 数值数据<br>(计量数据) |
| 表现形式 | 类别(无序) | 类别(有序) | 数值(+ - × ÷) |
| 对应变量 | 定类变量 | 定序变量 | 数值变量(离散变量、连续变量) |
| 主要统计方法 | 计算各组频数,进行列联表分析、$\chi^2$ 检验等非参数方法 | | 计算各种统计量,进行参数估计和检验、回归分析、方差分析等参数方法 |
| 常用统计图形 | 条形图、圆形图(饼图) | | 直方图、频数折线图、线图 |

## (二) 常用统计量

### 1. 描述集中趋势的统计量

| 名称 | 公式(原始数据) | 公式(分组数据) | 意义 |
|---|---|---|---|
| 均值 $\bar{x}$ | $\bar{x} = \dfrac{1}{n}\sum_{i=1}^{n} x_i$ | $\bar{x} \approx \dfrac{1}{n}\sum_{i=1}^{k} m_i f_i$ | 反映数据取值的平均水平,是描述数据分布集中趋势的最主要统计量 |
| 中位数 $M_e$ | 将一组数据排序后处于中间位置的值 | 中位数所在组:累积频数超过 $n/2$ 的那个最低组 | 是典型的位置平均数,不受极端值的影响 |
| 众数 $M_o$ | 数据中出现次数最多的观察值 | 众数所在组:频数最大的组 | 测度定性数据集中趋势,对于定量数据意义不大 |

### 2. 描述离散程度的统计量

| 名称 | 公式(原始数据) | 公式(分组数据) | 意义 |
|---|---|---|---|
| 极差 $R$ | $R =$ 最大值-最小值 | $R \approx$ 最高组上限值-最低组下限值 | 反映离散程度的最简单统计量,不能反映中间数据的离散性 |
| 样本方差 $S^2$ | $S^2 = \dfrac{1}{n-1}\sum_{i=1}^{n}(x_i-\bar{x})^2$ | $S^2 = \dfrac{1}{n-1}\sum_{i=1}^{k}(m_i-\bar{x})^2 f_i$ | 反映每个样本数据偏离其样本均值的平均程度,是离散程度的最重要统计量,其中标准差具有与观察值数据相同的量纲 |
| 样本标准差 $S$ | $S = \sqrt{S^2}$<br>$= \sqrt{\dfrac{1}{n-1}\sum_{i=1}^{n}(x_i-\bar{x})^2}$ | $S = \sqrt{S^2}$<br>$= \sqrt{\dfrac{1}{n-1}\sum_{i=1}^{k}(m_i-\bar{x})^2 f_i}$ | |
| 变异系数 CV | $CV = \dfrac{S}{|\bar{x}|} \times 100\%$ | | 反映数据偏离其均值的相对偏差,是无量纲的相对变异性测度 |
| 样本标准误 $S_{\bar{x}}$ | $S_{\bar{x}} = \dfrac{S}{\sqrt{n}}$ | | 反映样本均值偏离总体均值的平均程度,在用样本均值估计总体均值时测度偏差 |

## 目 标 检 测

**一、名词解释**

均值、中位数、众数、方差、标准差、极差、标准误、变异系数、条形图、圆形图(饼图)、直方图。

**二、填空题**

1. 统计数据可以分为_____数据、_____数据、_____数据等三类,其中_____数据、_____数据属于定性数据。

2. 常用于表示定性数据整理结果的统计图有_____、_____;而_____、_____、_____等是专用于表示定量数据的特征和规律的统计图。

3. 描述数据集中趋势的常用统计量主要有_____、_____和_____等,其中最重要的是_____;描述数据离散程度的常用统计量主要有_____、_____、_____、_____等,其中最重要的是_____、_____。

**三、单选题**

1. 各样本观察值均加同一常数 $c$ 后(    )。
   A. 均值不变,标准差改变
   B. 均值改变,标准差不变
   C. 两者均不变
   D. 两者均改变

2. 关于标准差,以下哪项是错误的(    )。
   A. 反映样本观察值的离散程度
   B. 度量了数据偏离均值的大小
   C. 反映了均值代表性的好坏
   D. 不会小于均值

3. 比较腰围和体重两组数据变异度大小宜采用(    )。
   A. 变异系数(CV)
   B. 方差($S^2$)
   C. 极差($R$)
   D. 标准差($S$)

**四、应用分析题**

1. 现从某高校在校男生中随机抽取 40 人,测得其身高为(单位:cm)

| | | | | | | | |
|---|---|---|---|---|---|---|---|
| 176 | 168 | 176 | 180 | 184 | 167 | 168 | 164 |
| 167 | 172 | 174 | 173 | 177 | 170 | 168 | 177 |
| 170 | 172 | 173 | 160 | 171 | 176 | 163 | 175 |
| 158 | 161 | 172 | 172 | 172 | 179 | 163 | 169 |
| 178 | 181 | 166 | 178 | 176 | 171 | 172 | 157 |

(1) 取组距为 5,最小组下限为 155,试编制频数分布表;

(2) 绘制男生身高的直方图;

(3) 根据频数分布表的分组数据,计算其均值、标准差。

2. 在某次实验中,用洋地黄溶液分别注入 10 只家鸽内,直至动物死亡,将致死量折算至原来洋地黄叶粉的质量,其数据记录为(单位:mg/kg)

97.3, 91.3, 102, 129, 92.8, 98.4, 96.3, 99.0, 89.2, 90.1

试计算该组数据的均值、中位数、方差、标准差、极差、标准误和变异系数。

3. 已知某城市居民家庭月人均支出分组数据如下表所示:

| 按月人均支出分组(元) | 家庭户数占总户数的百分比(%) |
|---|---|
| 200 以下 | 1.5 |
| 200~ | 18.2 |
| 500~ | 46.8 |
| 800~ | 25.3 |
| 1000 以上 | 8.2 |
| 合计 | 100 |

(1) 试计算该市平均每户月人均支出的均值和标准差;

(2) 指出其家庭月人均支出的中位数与众数所在组;

(3) 制作家庭月人均支出的条形图。

**五、上机实训题**

1. 在 2007 年我国的国内生产总值中,第一产业为 28910 亿元,第二产业为 121381 亿元,第三产业为 96328 亿元,试用 Excel 来绘制 2007 年我国的国内生产总值各产业产值的条形图和圆形图(饼图)。

2. 在 Excel 中,输入应用分析题第 1 题的身高数据,计算身高数据的描述统计量,并生成身高数据的频数分布表、直方图。

3. 在 Excel 中,输入应用分析题第 2 题的数据,计算其描述性统计量,并验证做练习计算所得的结果。

(尹　勤)

# 第 2 章　概率论基础

## 学习目标

**知识目标**

　　1. 理解随机变量及其分布函数的概念;条件概率与事件独立性的概念及计算;泊松分布的性质及概率计算。

　　2. 了解统计概率、主观概率和概率的公理化定义。

　　3. 掌握事件等的基本概念及运算关系;古典概率及计算;概率的加法公式、乘法公式及计算;离散型、连续型随机变量的分布及性质;常用数字特征:数学期望和方差及其性质;二项分布、正态分布等分布的性质及概率计算。

**技能目标**

　　1. 了解用 Excel 计算泊松分布、指数分布的概率。

　　2. 掌握用 Excel 计算二项分布、正态分布的概率。

　　在自然界和人们的社会生活中各种现象形形色色,千姿百态,但不外乎可分为两大类。一类是在一定条件下必然发生或不发生的确定性现象,我们可事先预知它是否发生。例如,在标准大气压下,水在0℃时结成冰。还有一类现象是一定的条件下可能发生,也可能不发生,其结果具有不确定性的随机现象(random phenomena)。例如,抛掷一枚硬币,既可能出现正面朝上,也可能出现反面朝上。又如用某种新药来治疗患者的疾病,其结果可能是有效或无效。虽然随机现象在个别观察或试验中,其结果具有不确定性,但在多次重复试验或观察中却会表现出某种规律性。例如,多次重复抛掷同一枚质地均匀的硬币,就会发现,正面朝上和反面朝上的次数大致各占一半。这种随机现象在多次重复试验或观察中所出现的规律性称为统计规律性(statistical law)。

　　概率论就是从数量侧面来研究随机现象统计规律性的数学学科。在本章中,我们将考察研究与随机现象有关的问题,诸如下列案例所示。

案例 2-1

　　为估计某鱼池中鱼的数量,我们可采用下列方法:首先从该鱼池中取 100 条鱼,做上记号后再放入该鱼池中。再从该池中任意捉来 50 条鱼,结果发现其中有两条有记号。

　　**问题**　如何由此来估算鱼池内大约有多少条鱼?

案例 2-2

　　某大学学生中近视眼学生占 12%,色盲学生占 2%,其中既是近视眼又是色盲的学生占 1%。现从该校学生中随机抽查一人。

　　**问题**　(1) 被抽查的学生是近视眼或色盲的概率(即可能性)有多大?

　　　　　　(2) 被抽查的学生既非近视眼又非色盲的概率有多大?

案例 2-3

　　某种彩票每周开奖一次,每次中大奖的可能性是十万分之一($10^{-5}$),若你每周买一张彩票,尽管你坚持了十年(每年 52 周),但是从未中过大奖。

　　**问题**　买彩票十年从未中过大奖,该现象是否正常?

　　下面我们就学习如何用概率来度量不确定性,并介绍概率、随机变量及其分布等的概率论基本知识,而利用这些概率论基础知识,就可以解决上述案例问题,同时也为以后学习统计推断等数理统计基本理论和统计分析方法奠定基础。

# 第1节 随机事件和概率

## 一、随机试验和随机事件

为研究随机现象的统计规律性而进行的各种科学实验或观测都称为试验(experiment)。而将具有以下三个特征的试验称为随机试验(random experiment)：

(1) 试验在相同的条件下可重复地进行；

(2) 试验的所有可能结果事先是明确可知的,且不止一个；

(3) 每次试验恰好出现其中之一,但试验前无法预知到底出现哪一个结果。

随机试验中,每个可能结果称为基本事件(或样本点)(simple event)。由全体基本事件构成的集合称为样本空间(sample space),记为$\Omega$。在进行试验的过程中,人们往往关心带有某些特征的基本事件所组成的集合,我们将由单个或多个基本事件组成的集合称为随机事件(random event),简称事件(event),显然,一个随机事件对应于样本空间的一个子集。在随机试验中,如果发生的结果是事件$A$所含的基本事件,就称事件$A$发生。

样本空间$\Omega$包含所有基本事件,在每次试验中必然发生,故称为必然事件(certain event)；空集$\varnothing$不含有任何基本事件,在每次试验中都不发生,称为不可能事件(impossible event)。显然,必然事件与不可能事件发生与否已失去"不确定性",但仍视为特殊的随机事件,实际上,它们是随机事件的两种极端情形。

例如,我们考察随机试验：

"掷一枚骰子,观察其出现的点数"

如果用$\{i\}$表示$\{$出现的点数为$i\}$,则该试验共有6个基本事件：

$$\{1\},\{2\},\{3\},\{4\},\{5\},\{6\}$$

其样本空间$\Omega = \{1,2,3,4,5,6\}$。"出现奇数点"这一随机事件是由1、3、5这三个基本事件组成,可表示为$\{1,3,5\}$。在该试验中"点数不超过6"就是必然事件,"出现7点"就是不可能事件。

## 二、随机事件的关系和运算

### (一) 事件的包含与相等

如果事件$A$发生则事件$B$一定发生,即事件$A$的每一基本事件都包含在事件$B$中,称事件$B$包含事件$A$,或事件$A$包含于事件$B$,记为$B \supset A$或$A \subset B$。

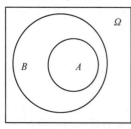

图 2-1 $A \subset B$

例如,掷一枚骰子,事件$A = \{3\}$发生则事件$B = \{$出现奇数点$\}$一定发生,故有$A \subset B$。

对任一事件$A$,有$\varnothing \subset A \subset \Omega$。在概率论中常用一个长方形表示样本空间$\Omega$,用其中的圆(或其他几何图形)表示事件,这类图形称为Venn图(Venn graph)。如图2-1表示$A \subset B$的Venn图。

如果$A \supset B$并且$B \supset A$,即事件$A$和$B$包含相同的基本事件,称事件$A$与$B$相等,记为$A = B$。

### (二) 事件的和(或并)

称"事件$A$与$B$至少有一个发生"的事件为事件$A$与$B$的和(或并),记为$A + B$(或$A \cup B$),它为事件$A$与$B$中所有基本事件所构成的集合(图2-2)。

### （三）事件的积（或交）

称"事件 $A$ 和 $B$ 同时发生"的事件为事件 $A$ 与 $B$ 的积（或交），记为 $AB$（或 $A \cap B$），它为事件 $A$ 与 $B$ 中所有公共的基本事件所构成的集合（图 2-3）。

例如，掷一枚骰子，事件 $A = \{$出现点数 $\leqslant 3\}$，事件 $B = \{$出现偶数点$\}$，则

$$A+B = \{1,2,3,4,6\}, \quad AB = \{2\}$$

事件的和与积可推广到多个事件上去：

$A_1 + A_2 + \cdots + A_n = \sum_{i=1}^{n} A_i$ 表示事件 $A_1, A_2, \cdots, A_n$ 中至少有一个发生；

$A_1 A_2 \cdots A_n = \prod_{i=1}^{n} A_i$ 表示事件 $A_1, A_2, \cdots, A_n$ 同时发生。

### （四）事件的差

称"事件 $A$ 发生而 $B$ 不发生"的事件为事件 $A$ 与 $B$ 的差，记为 $A-B$，它由属于事件 $A$ 但不属于 $B$ 中所有基本事件所构成的集合（图 2-4）。

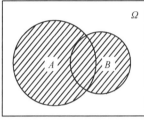 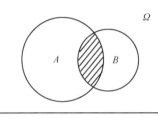 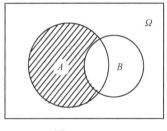

图 2-2　$A+B$（或 $A \cup B$）　　　　图 2-3　$AB$（或 $A \cap B$）　　　　图 2-4　$A-B$

例如，掷一枚质地均匀的骰子，事件 $A = \{$出现点数 $>3\}$，事件 $B = \{$出现奇数点$\}$，则

$$A-B = \{4,6\}, \quad B-A = \{1,3\}$$

### （五）事件的互不相容

如果事件 $A$ 和 $B$ 不能同时发生，称事件 $A$ 与 $B$ 互不相容（mutually exclusive 或互斥）（图 2-5）。此时事件 $A$ 和 $B$ 没有共同的基本事件，即 $AB = \varnothing$。

例如，掷一枚质地均匀的骰子，事件 $A = \{$出现点数 $>3\}$，事件 $B = \{1,2\}$，则事件 $A$ 与 $B$ 互不相容。

### （六）对立事件

称"事件 $A$ 不发生"的事件为 $A$ 的对立事件（complementary event 或逆事件），记为 $\bar{A}$，它由样本空间中所有不属于 $A$ 的基本事件所构成（图 2-6）。此时有

$$A \bar{A} = \varnothing, \quad A + \bar{A} = \Omega$$

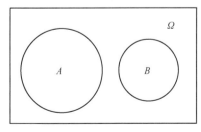 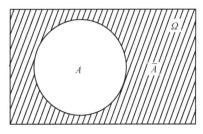

图 2-5　$A$ 与 $B$ 互不相容　　　　图 2-6　$A$ 的对立事件 $\bar{A}$

例如,掷一枚骰子,事件 $A=\{$出现点数$>3\}$,事件 $B=\{1,2,3\}$,则事件 $A$ 与 $B$ 互为对立事件,即 $A=\bar{B}$,$B=\bar{A}$。

### （七）事件的运算规则

事件的运算与集合的运算一样,满足下列运算规则:

1. 交换律　$A+B=B+A$;$AB=BA$。

2. 结合律　$(A+B)+C=A+(B+C)$;$(AB)C=A(BC)$。

3. 分配律　$(A+B)C=AC+BC$;$A+(BC)=(A+B)(A+C)$。

4. 差积转换律　$A-B=A\bar{B}=A-AB$。

5. 德·摩根(De Morgan)对偶律　$\overline{A+B}=\bar{A}\bar{B}$;$\overline{AB}=\bar{A}+\bar{B}$。

对更一般的情形,有

$$\overline{A_1+A_2+\cdots+A_n}=\bar{A_1}\,\bar{A_2}\cdots\bar{A_n}$$

$$\overline{A_1A_2\cdots A_n}=\bar{A_1}+\bar{A_2}+\cdots+\bar{A_n}$$

对于上述运算规则,我们可以利用 Venn 图和事件间的关系来验证其正确性。后面我们将会利用这些规则来进行有关概率问题的求解。

在事件表示中,我们称以运算符号联结起来的事件表示式为事件式(event expression)。在事件式中,事件的运算还应遵循下列运算顺序:先求"对立",再求"积",最后求"和""差",遇有括号,先算括号内的。

掌握了事件的关系和运算规律,我们就可以用简单事件的表达式来表示各种复杂事件。

**例 2-1**　某种新药依次用于三名患者的疾病治疗,$A$、$B$、$C$ 分别表示第一人、第二人、第三人服用该药治疗有效,试用 $A$、$B$、$C$ 三个事件表示下列事件:

(1)"只有第一人有效"$=A\bar{B}\bar{C}$;

(2)"只有一人有效"$=A\bar{B}\bar{C}+\bar{A}B\bar{C}+\bar{A}\bar{B}C$;

(3)"至少有一人有效"$=A\bar{B}\bar{C}+\bar{A}B\bar{C}+\bar{A}\bar{B}C+AB\bar{C}+A\bar{B}C+\bar{A}BC+ABC=A+B+C$;

(4)"三人都有效"$=ABC$;

(5)"三人都无效"$=\bar{A}\bar{B}\bar{C}=\overline{A+B+C}$。

## 三、概率的定义

由于随机事件在一次试验中可能发生,也可能不发生,我们自然希望知道事件在试验中发生的可能性有多大,而这种可能性的大小就由概率来刻画。

**定义 2-1**　事件 $A$ 发生的概率(probability)是事件 $A$ 在试验中出现的可能性大小的数值度量,用 $P(A)$ 表示。

基于对概率的不同情形的应用和不同解释,概率的定义有所不同,主要有古典概率、统计概率、主观概率和概率的公理化定义等。

### （一）古典概率

我们首先考虑一类最简单的随机现象,如掷一枚硬币观察其是否正面向上;从一批共 100 件产品中任意抽检 3 件,考察其中的合格品件数等,这些问题具有下列两个特点:

(1)试验的结果即基本事件的总数是有限的;

(2)每个基本事件发生的可能性是相同的。

这类随机试验的数学模型称为古典概型(classical probability model)或有限等可能概型,这是因为它是概率论发展初期研究的主要对象。

对于古典概型问题,我们有下列古典概率定义。

**定义 2-2**　设随机试验是古典概型,即其样本空间的基本事件总数为 $n$,每个基本事件的出现的可能性相等,若 $A$ 事件由其中 $m$ 个基本事件所组成,则事件 $A$ 的古典概率(classical probability)是

$$P(A) = \frac{m}{n} = \frac{A\ \text{所含的基本事件数}}{\text{基本事件总数}}$$

显然,由定义易知

$$0 \leqslant P(A) \leqslant 1$$

且对于对立事件 $A$ 和 $\bar{A}$,有

$$P(A) = 1 - P(\bar{A}), \quad P(\bar{A}) = 1 - P(A)$$

实际求解古典概率问题时,往往需要用排列组合知识及概率性质。

**例 2-2**　从 4 名男生 3 名女生中随机选取 3 名作代表,试求下列事件的概率:

(1) 代表中恰有一名女生(事件 $A$);(2)代表中至少有一名女生(事件 $B$)。

**解一**　现将从 4 名男生 3 名女生这 7 名学生中选取 3 名的每种选法作为每个基本事件。又因为选取是随机的,则每种选法的可能性相同,且共有 $C_7^3$ 种选法,故属于古典概型问题。而其基本事件总数 $n = C_7^3$。

(1) 对事件 $A$,因为对应于事件 $A$ 的取法共有 $C_3^1 C_4^2$ 种,故 $A$ 所含的基本事件数 $m = C_3^1 C_4^2$,

$$P(A) = \frac{m}{n} = \frac{C_3^1 C_4^2}{C_7^3} = \frac{18}{35} = 0.514$$

(2) 由于事件 $B$ 所含的情形有:代表中有 1 女 2 男、2 女 1 男、或 3 女这三种,故对应于事件 $B$ 的选法也即事件 $B$ 所含的基本事件数

$$m = C_3^1 C_4^2 + C_3^2 C_4^1 + C_3^3$$

$$P(B) = \frac{m}{n} = \frac{C_3^1 C_4^2 + C_3^2 C_4^1 + C_3^3}{C_7^3} = \frac{31}{35} = 0.886$$

**解二**　题(2)还可以用对立事件公式来解。考虑事件 $B$ 的对立事件

$$\bar{B} = \{\text{代表中没有女生}\}$$

则 $\bar{B}$ 所含的基本事件数也即代表中全是男生的取法数为 $\bar{m} = C_4^3$,故

$$P(B) = 1 - P(\bar{B}) = 1 - \frac{\bar{m}}{n} = 1 - \frac{C_4^3}{C_7^3} = \frac{31}{35} = 0.886$$

显然,这比前面直接用定义求解来得简便。

**(二) 统计概率**

**定义 2-3**　在相同的条件下重复进行 $n$ 次试验,事件 $A$ 出现 $m_A$ 次,则称

$$f_n(A) = \frac{m_A}{n}$$

为 $A$ 事件在 $n$ 次试验中的频率(relative frequency)。

注意:随机事件频率 $f_n(A)$ 是随着试验总次数 $n$ 的变化而变动的值,不可与古典概率 $P(A)$ 混淆。

虽然事件的频率随着试验总次数的变化而变化,但在大量重复的试验中,事件的频率具有一定的稳定性。例如,拉普拉斯在 18 世纪末对欧洲几个国家这段时期人口资料进行研究,发现这些国家的男婴出生率都稳定地接近 $22/43 = 0.512$。

历史上还有许多人做过掷硬币试验,以观察其正面向上频率,结果见表 2-1。

表 2-1 掷硬币试验正面向上的频率

| 试验者 | 投掷硬币次数 $n$ | 正面向上次数 $m_A$ | 正面向上频率 $m_A/n$ |
|---|---|---|---|
| De Morgan | 2048 | 1061 | 0.5181 |
| Buffon | 4040 | 2048 | 0.5069 |
| K. Pearson | 12000 | 6019 | 0.5016 |
| K. Pearson | 24000 | 12012 | 0.5005 |

这表明,虽然事件 $A$ 的频率随 $n$ 而变动,但当试验次数足够多时,频率将逐渐稳定地趋于某个固定的常数(如表 2-1 中掷硬币试验中的 0.5),这称为频率的稳定性(stability of relative frequency)。

利用频率的稳定性,我们就可得到下列统计概率的定义

**定义 2-4** 在相同的条件下重复进行 $n$ 次试验,当 $n$ 很大时,事件 $A$ 出现的频率

$$f_n(A) = \frac{m_A}{n}$$

将稳定地在某一常数值 $p$ 附近波动,且一般当 $n$ 越大时,波动幅度越小,逐渐趋于稳定。则称该频率的稳定值 $p$ 为事件 $A$ 发生的统计概率(statistical probability),即 $P(A) = p$。

在实际应用时,利用上述统计概率的定义,即可将试验次数充分大时事件 $A$ 出现的频率值作为事件的概率近似值,即 $P(A) \approx \frac{m_A}{n}$,这在概率不易求出时很有效。

例如,国家《新药审批办法》规定,新药临床试验一般不得少于 300 例,并设对照组。如果某种新药在 350 例临床试验中有 278 例是有效的,其有效率为

$$f_n(A) = \frac{278}{350} \approx 0.794$$

则该新药有效的概率就可认为是 0.794。

下面我们来考察前面提出的案例 2-1 问题的解。

案例 2-1

**解** 设池内大约有 $n$ 条鱼。

根据统计概率的定义,从池中捉到有记号鱼的概率 $\left( = \frac{100}{n} \right)$,应该近似于捉到有记号鱼的频率 $\frac{2}{50}$,即

$$\frac{100}{n} \approx \frac{2}{50}$$

由此就可解得:$n \approx 2500$。故池内大约有 2500 条鱼。

**(三) 主观概率**

现实生活中,许多现象并不能进行统计概率所需要的大量重复试验,也不满足古典概率的特点。例如,估计明天下雨的可能性有多大,某种新药上市后能够畅销的概率有多大,等等。这些事件显然不能用古典概率或统计概率的定义来解释,而需要根据人们的经验和所掌握的资料,以个人信念为基础去估计概率,即需要应用主观概率对不确定的现象作出判断。

**定义 2-5** 人们根据自己的经验和所掌握的多方面信息,对事件发生的可能性大小加以主观的估计,由此确定的概率称为主观概率(subjective probability)。

例如,一位外科医生认为下一个外科手术成功的概率是 0.9,这是他根据多年的手术经验和该手术的难易程度加以综合估计的结果,是主观概率。

主观概率比前两种概率方法更具灵活性,实用中,决策者应依据个人的判断和更新更完全的信息对概率进行调整。这里我们只给出主观概率的概念,显然它不是本书讨论的重点。

## 四、概率的性质与运算法则

### (一) 概率的公理化定义

上述三种概率的定义,是在不同情形下确定概率的不同方法。由上述概率的定义,可得出概率的三条公理,它概括了概率各种定义的共性,是概率的最基本性质,也是概率公理化定义的基础。

**公理 1**(非负性) 对任一事件 $A$,有
$$0 \leqslant P(A) \leqslant 1$$

**公理 2**(规范性) 必然事件 $\Omega$ 的概率为 1,不可能事件 $\varnothing$ 的概率为 0,即
$$P(\Omega) = 1, \quad P(\varnothing) = 0$$

**公理 3**(可列可加性) 对于两两互不相容事件 $A_1, A_2, \cdots, A_n, \cdots (A_i A_j = \varnothing, i \neq j)$,有
$$P(A_1 + A_2 + \cdots + A_n + \cdots) = P(A_1) + P(A_2) + \cdots + P(A_n) + \cdots$$

**定义 2-6** 设 $\Omega$ 是随机试验的样本空间,如果对 $\Omega$ 中任意事件 $A$,都对应一个实数 $P(A)$,而且 $P(A)$ 满足上述公理 1、公理 2 和公理 3,则称 $P(A)$ 为随机事件 $A$ 的概率(probability)。

该定义称为概率的公理化定义或一般定义,对所有的随机试验都适用。古典概率、统计概率等概率定义都是此定义的特殊情形。

### (二) 概率的重要公式

由上述概率的三条公理,结合 Venn 图,我们就可以推得下列概率的重要公式,也即概率的运算法则。

**定理 2-1**(一般加法公式) 对于任意两个事件 $A$、$B$,有
$$P(A+B) = P(A) + P(B) - P(AB)$$

**推论 1**(互不相容事件加法公式) (1) 如果事件 $A$ 与 $B$ 互不相容,即 $AB = \varnothing$,则有
$$P(A+B) = P(A) + P(B)$$

(2) 如果 $A_1, A_2, \cdots, A_n$ 是两两互不相容的事件,则有
$$P(A_1 + A_2 + \cdots + A_n) = P(A_1) + P(A_2) + \cdots + P(A_n)$$

**推论 2**(对立事件公式) 对任一事件 $A$ 及其对立事件 $\bar{A}$,有
$$P(A) = 1 - P(\bar{A}), \quad P(\bar{A}) = 1 - P(A)$$

**推论 3**(事件的差公式) 对任意两个事件 $A$、$B$,有
$$P(A-B) = P(A) - P(AB)$$

特别地,当 $B \subset A$ 时,有 $P(A-B) = P(A) - P(B)$。

(证明略)

**例 2-3** 已知 $P(A) = 0.3, P(A+B) = 0.6$,试分别就:(1) $A$ 与 $B$ 互不相容;(2) $A \subset B$;(3) 已知 $P(AB) = 0.1$ 时,求 $P(B)$ 的值。

**解** 由题已知 $P(A) = 0.3, P(A+B) = 0.6$,

(1) 因 $A$ 与 $B$ 互不相容,则有 $P(A+B) = P(A) + P(B)$,故
$$P(B) = P(A+B) - P(A) = 0.6 - 0.3 = 0.3$$

(2) 因 $A \subset B$,则 $B = A + B$,故 $P(B) = P(A+B) = 0.6$。

（3）已知 $P(AB) = 0.1$，则由一般加法公式：

$$P(A+B) = P(A) + P(B) - P(AB)$$

得

$$P(B) = P(A+B) - P(A) + P(AB) = 0.6 - 0.3 + 0.1 = 0.4$$

利用加法公式等原理，我们就可解决前面提出的案例2-2。

案例 2-2

**解** 令 $A = \{$被抽查者是近视眼$\}$，$B = \{$被抽查者是色盲$\}$。

由题意知，$P(A) = 0.12$，$P(B) = 0.02$，$P(AB) = 0.01$，则

（1）利用一般加法公式，所求概率为

$$P(A+B) = P(A) + P(B) - P(AB) = 0.12 + 0.02 - 0.01 = 0.13$$

（2）利用对立事件公式和（1）的结果，所求概率为

$$P(\overline{A}\,\overline{B}) = P(\overline{A+B}) = 1 - P(A+B) = 1 - 0.13 = 0.87$$

# 五、条件概率与事件的独立性

## （一）条件概率

在实际应用中，有时我们还需要考虑事件 $A$ 在"某一事件 $B$ 已发生"这一条件下的概率，此时事件 $A$ 发生的概率是否受到" $B$ 事件已发生"这一特定条件的影响呢？我们先来看个例子。

**例 2-4** 现有甲、乙两厂生产的一批药品共 200 件，其中甲厂生产的药品 120 件，有次品 4 件；乙厂生产的药品 80 件，有次品 8 件。现从该批药品中任取一件药品，试求：

（1）该件药品是次品的概率；

（2）已知所取的药品是乙厂生产的，求该件药品是次品的概率。

**解** 设 $A = \{$该件药品是次品$\}$，$B = \{$药品是由乙厂生产$\}$，则

（1）所求概率为

$$P(A) = \frac{4+8}{200} = 0.06$$

（2）记"已知所取药品是乙厂生产的，该件药品是次品的概率"为 $P(A|B)$，则

$$P(A|B) = \frac{8}{80} = 0.10$$

显然，$P(A|B) = 0.10 \neq P(A)$，因为概率 $P(A|B)$ 是事件 $A$ 在"该件药品是乙厂生产的"这一特定条件限制下的概率，这正是我们将要讨论的条件概率。

**定义 2-7** 设 $A$、$B$ 是两个事件，且 $P(B) > 0$，称

$$P(A|B) = \frac{P(AB)}{P(B)}$$

为在事件 $B$ 发生的条件下，事件 $A$ 发生的条件概率（conditional probability）。

对此定义公式，我们可结合下列 Venn 图（图 2-7）加以说明。

例如，在例 2-4 中，易知

$$P(A) = 0.06, \quad P(B) = \frac{80}{120+80} = 0.4, \quad P(AB) = \frac{8}{120+80} = 0.04$$

已知所取药品是乙厂生产的，该件药品是次品的概率是

$$P(A|B) = \frac{P(AB)}{P(B)} = \frac{0.04}{0.4} = 0.1$$

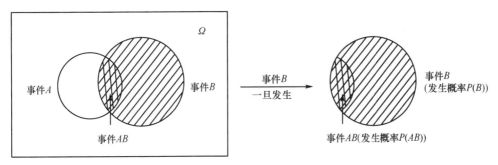

图 2-7　条件概率定义示意图

这与前面例 2-4 中所求的 $P(A|B)$ 是一样的。

**（二）乘法公式**

利用条件概率公式,我们可立刻得到下列概率的乘法公式。

**定理 2-2**(乘法公式)　对于任意两个事件 $A$、$B$,

（1）若 $P(A)>0$,则 $P(AB)=P(A)P(B|A)$;

（2）若 $P(B)>0$,则 $P(AB)=P(B)P(A|B)$。

此公式还可以推广到 $n$ 个事件 $A_1,A_2,\cdots,A_n$ 的情形:

$$P(A_1A_2\cdots A_n)=P(A_1)P(A_2|A_1)P(A_3|A_1A_2)\cdots P(A_n|A_1A_2\cdots A_{n-1})$$

（证明略）

**例 2-5**　设有 12 件药品,其中 4 件是次品,现进行两次无放回抽样,即每次抽 1 件不放回去,试求两次都抽到正品的概率。

**解一**　令 $A=\{$第一次抽到正品$\}$,$B=\{$第二次抽到正品$\}$,由题意可求得

$$P(A)=8/12,\quad P(B|A)=7/11$$

则利用乘法公式,所求概率为

$$P(AB)=P(A)P(B|A)=\frac{8}{12}\times\frac{7}{11}=\frac{14}{33}\approx0.424$$

**解二**　本题还可以用古典概率来解,因对于 $n$ 次无放回抽样,每次取 1 件的概率计算问题总可视为一次抽取 $n$ 件的问题来处理。故所求概率为

$$P(AB)=\frac{C_8^2}{C_{12}^2}=\frac{8\times7/2}{12\times11/2}=\frac{14}{33}\approx0.424$$

**（三）事件的独立性**

在上列例 2-5 中,如果抽样改为放回抽样,则由题意,我们易求得

$$P(A)=8/12,\quad P(B|A)=8/12,\quad P(B)=8/12$$

即

$$P(B)=P(B|A)$$

故所求"两次都抽到正品的概率"为

$$P(AB)=P(A)P(B|A)=P(A)P(B)=\frac{8}{12}\times\frac{8}{12}=\frac{4}{9}\approx0.444$$

此时,$A$ 事件的发生对 $B$ 事件发生的概率没有任何影响,即事件 $A$ 与 $B$ 是相互独立的。一般地,我们有如下定义。

**定义 2-8**　对于任意两个事件 $A$、$B$,若满足

$$P(AB) = P(A)P(B)$$

则称事件 $A$ 与 $B$ 是相互独立(independent)。

具体应用时,通常先由实际意义判断事件 $A$ 与 $B$ 的相互独立性,再利用上述对于独立事件的乘法公式的特殊形式: $P(AB) = P(A)P(B)$ 来计算事件 $A$、$B$ 同时发生的概率。

上述公式可以推广到多个事件的情形。即对于相互独立的事件 $A_1, A_2, \cdots, A_n$,有

$$P(A_1 A_2 \cdots A_n) = P(A_1)P(A_2)\cdots P(A_n)$$

对于事件的独立性,我们还有下列结论。

**定理 2-3** (1) 如果若 $P(A) > 0$(或 $P(B) > 0$),则事件 $A$ 与 $B$ 相互独立的等价条件是

$$P(B) = P(B|A) \quad (\text{或 } P(A) = P(A|B))$$

(2) 如果事件 $A$ 与 $B$ 相互独立,则 $A$ 与 $\bar{B}$,$\bar{A}$ 与 $B$,$\bar{A}$ 与 $\bar{B}$ 都相互独立。

(证明略)

**例 2-6** 有甲乙两批种子,发芽率分别为 0.8 和 0.7,在两批种子中各任意抽取一粒,求下列事件的概率:

(1) 两粒种子都能发芽;

(2) 至少有一粒种子能发芽;

(3) 恰好有一粒种子能发芽。

**解** 令 $A = \{$甲种子能发芽$\}$,$B = \{$乙种子能发芽$\}$,则由题意知,$A$、$B$ 相互独立,且 $P(A) = 0.8$,$P(B) = 0.7$。

(1) $P(AB) = P(A)P(B) = 0.8 \times 0.7 = 0.56$;

(2) $P(A+B) = 1 - P(\overline{A+B}) = 1 - P(\bar{A}\bar{B}) = 1 - P(\bar{A})P(\bar{B}) = 1 - 0.2 \times 0.3 = 0.96$;

(3) $P(A\bar{B} + \bar{A}B) = P(A)P(\bar{B}) + P(\bar{A})P(B) = 0.8 \times 0.3 + 0.2 \times 0.7 = 0.38$。

现在利用事件的独立性来考察案例 2-3 的问题求解。

**案例 2-3**

**解** 该现象是否正常,可通过计算十年来从未中过大奖的概率来解决。

每周买一张彩票而买了十年,每年 52 周,则共买了 520 张,现设

$$A_i = \{\text{第 } i \text{ 次买彩票中大奖}\}, \quad i = 1, 2, \cdots, 520$$

由题意有

$$P(A_i) = 10^{-5}, \quad P(\bar{A}_i) = 1 - 10^{-5}, \quad i = 1, 2, \cdots, 520$$

由于每周开奖是相互独立的,故你十年从未中过大奖的概率为

$$P(\bar{A}_1 \bar{A}_2 \cdots \bar{A}_{520}) = P(\bar{A}_1)P(\bar{A}_2)\cdots P(\bar{A}_{520}) = (1 - 10^{-5})^{520} \approx 0.9948$$

该概率依然很大,说明你十年从未中过大奖可能性很大,该现象的出现是很正常的。

---

**知识链接**　　　　　　**柯尔莫哥洛夫与概率的公理体系**

柯尔莫哥洛夫(A. N. Kolmogrov,1903~1987)是公认的 20 世纪最有影响的苏联(俄国)杰出数学家和概率统计学家。1931 年任莫斯科大学教授,1939 年 36 岁的他起任苏联科学院院士、数学研究所所长。

1929 年,柯尔莫哥洛夫发表的文章"概率论与测度论的一般理论",首次给出了测度论基础的概率论公理结构。1931 年,他出版了《概率论基本概念》一书,在世界上首次以测度论和积分论为基础建立了概率论的公理化定义,从而使概率论建立在完全严格的数学基础之上,奠定了现代概率论的理论基础。《概率论基本概念》是一部具有划时代意义的巨著,在数学科学的历史上写下了苏联数学最光辉的一页。

柯尔莫哥洛夫研究范围广泛,论著多达 230 多种,在基础数学、数理逻辑、函数论、泛函分析、数理统计、测度论、湍流力学、拓扑学等很多领域,特别是概率论和信息论领域作出了杰出的贡献。

# 第 2 节 随机变量及其分布

第 1 节我们研究了事件及事件的概率,为了更好地研究随机事件及概率,本节将引入随机变量的概念,并讨论其分布情况。实际应用中,只要了解对应的分布模型,就可以求出相应的概率。

## 一、随机变量

通过第 1 节对随机事件及其概率的研究,我们发现许多随机现象的试验结果即随机事件可以直接用数量来描述,如掷骰子出现的点数,对一批药品随机抽检时出现的次品数,等等。当然也有一些随机现象的试验结果不是数值形式,而表现为某种属性,但我们可以将其数量化。例如,掷一枚硬币的可能结果是"正面向上"和"反面向上",我们可以用"0""1"分别表示"正面向上""反面向上"。一般来说,我们总可以建立起随机事件与数量之间的对应关系,由于试验结果的出现是随机的,所以对应的数量也是随机的。

**定义 2-9** 对于随机试验,若其试验结果可用一个取值带有随机性的变量来表示,且变量取这些值的概率是确定的,则称这种变量为随机变量(random variable),常用 $X$、$Y$ 等表示。

引进随机变量后,随机事件就可用随机变量的取值来表示。例如,在掷骰子试验中,取随机变量 $X=\{$掷骰子出现的点数$\}$,则"掷出的点数不超过 3 点"的随机事件就可以用 $\{X\leqslant 3\}$ 来表示。这样通过随机变量的研究,就可以非常方便地研究随机现象的各种可能结果及其出现的概率。

**定义 2-10** 随机变量 $X$ 的可能取值范围和它取这些值的概率称为 $X$ 的概率分布(probability distribution)。

若随机变量的所有可能取值可以一一列举,即所有可能取值为有限个或无限可列个,则称为离散型随机变量(discrete random variable),一般的分类变量为离散型随机变量。例如,抛掷一枚硬币试验中表示掷出反面数的随机变量 $X$,$\{X=0\}$ 表示"出现正面",$\{X=1\}$ 表示"出现反面",其全部取值为 0、1;在药品随机抽检试验中表示抽得的次品数的随机变量 $X$,其所有可能取值也是有限个值,这些随机变量均为离散型随机变量。

若随机变量 $X$ 的所有可能取值充满某一区间或整个实数域,则称 $X$ 为连续型随机变量(continuous random variable),一般的定量变量都是连续型随机变量,如某药厂生产的葡萄糖质量,某药品中主要成分的含量等都是连续型随机变量。

**定义 2-11** 设 $X$ 是任意随机变量,对任意实数 $x$,称函数

$$F(x)=P(X\leqslant x),\quad -\infty<x<+\infty$$

为随机变量 $X$ 的分布函数(distribution function),记为 $X\sim F(x)$。

显然,分布函数 $F(x)$ 在 $x$ 处的取值即为随机变量 $X$ 落在 $(-\infty,x]$ 区间内的概率,故 $F(x)$ 是定义在整个实数轴上且在 $[0,1]$ 区间上取值的普通函数。

下面我们将主要就常用的离散型和连续型随机变量这两大类来讨论考察随机变量的概率分布、常用的数字特征等。

## 二、离散型随机变量及其概率分布

**定义 2-12** 设离散型随机变量 $X$ 的全部取值为 $x_1,x_2,\cdots,x_k,\cdots$,其相应取值的概率为 $p_1$,$p_2,\cdots,p_k,\cdots$,则将

$$P(X=x_k)=p_k,\quad k=1,2,\cdots$$

称为离散型随机变量 $X$ 的概率分布律或分布律(distribution law)。

该分布律还可表示为以下分布列的形式：

| $X$ | $x_1$ | $x_2$ | $\cdots$ | $x_k$ | $\cdots$ |
|---|---|---|---|---|---|
| $P$ | $p_1$ | $p_2$ | $\cdots$ | $p_k$ | $\cdots$ |

易知,离散型随机变量 $X$ 的概率分布律具有下列基本性质：

（1） $p_k \geqslant 0, k=1,2,\cdots$;

（2） $\sum\limits_{k=1}^{\infty} p_k = 1$。

**例 2-7** 投掷一枚骰子,设 $X$ 表示出现的点数,则 $X$ 是一个离散型随机变量,试求其概率分布律。

**解** 易知, $X$ 的取值为 $1,2,\cdots,6$,相应概率均为 $1/6$,则 $X$ 的概率分布律为

$$P(X=k) = 1/6, \quad k=1,2,\cdots,6$$

或表示为分布列：

| $X$ | 1 | 2 | 3 | 4 | 5 | 6 |
|---|---|---|---|---|---|---|
| $P$ | 1/6 | 1/6 | 1/6 | 1/6 | 1/6 | 1/6 |

**例 2-8** 设有 10 件药品,其中 3 件是次品,现从中任取 4 件,试求（1）抽样药品中次品数 $X$ 的概率分布律；（2） $P(X \leqslant 1)$；（3） $P(0 < X \leqslant 2)$。

**解** （1）易知, $X$ 的取值为 $0,1,2,3$,相应概率为（ $k=0,1,2,3$ ）

$$P(X=k) = \frac{C_3^k C_7^{4-k}}{C_{10}^4}$$

故所求次品数 $X$ 的概率分布律为

$$P(X=k) = \frac{C_3^k C_7^{4-k}}{C_{10}^4}, \quad k=0,1,2,3$$

或用列表法：

$$P(X=0) = \frac{C_7^4}{C_{10}^4} = \frac{7 \cdot 6 \cdot 5 \cdot 4/4!}{10 \cdot 9 \cdot 8 \cdot 7/4!} = \frac{1}{6}$$

$$P(X=1) = \frac{C_3^1 C_7^3}{C_{10}^4} = \frac{3 \times 7 \cdot 6 \cdot 5/3!}{10 \cdot 9 \cdot 8 \cdot 7/4!} = \frac{1}{2}$$

$$P(X=2) = \frac{C_3^2 C_7^2}{C_{10}^4} = \frac{3 \times 7 \cdot 6/2!}{10 \cdot 9 \cdot 8 \cdot 7/4!} = \frac{3}{10}$$

$$P(X=3) \} = \frac{C_3^3 C_7^1}{C_{10}^4} = \frac{1 \times 7}{10 \cdot 9 \cdot 8 \cdot 7/4!} = \frac{1}{30}$$

即所求次品数 $X$ 的概率分布列为

| $X$ | 0 | 1 | 2 | 3 |
|---|---|---|---|---|
| $P$ | $\dfrac{1}{6}$ | $\dfrac{1}{2}$ | $\dfrac{3}{10}$ | $\dfrac{1}{30}$ |

注意,利用

$$\frac{1}{6} + \frac{1}{2} + \frac{3}{10} + \frac{1}{30} = 1$$

的验算可以验证离散型分布律的概率计算的正确性。

（2）$P(X\leqslant 1)=P(X=0)+P(X=1)=\dfrac{1}{6}+\dfrac{1}{2}=\dfrac{2}{3}$。

（3）$P(0<X\leqslant 2)=P(X=1)+P(X=2)=\dfrac{1}{2}+\dfrac{3}{10}=\dfrac{4}{5}$。

## 三、连续型随机变量及其概率分布

**定义 2-13** 对于随机变量 $X$，如果存在一个非负可积函数 $f(x)$，使得对任意实数 $a$、$b$（$a<b$）都有

$$P(a<X\leqslant b)=\int_{a}^{b}f(x)\mathrm{d}x$$

则称 $X$ 为连续型随机变量，$f(x)$ 称为 $X$ 的概率密度函数（probability density function），简称密度（density）。

相应地，连续型随机变量 $X$ 的分布函数为

$$F(x)=P(X\leqslant x)=\int_{-\infty}^{x}f(t)\mathrm{d}t$$

根据定积分的几何意义，概率 $P\{a<X\leqslant b\}$ 就是概率密度 $f(x)$ 在 $(a,b)$ 上的曲边梯形面积（图 2-8）。

由定义知，连续型随机变量的密度有下列基本性质：

（1）对任意实数 $x$，$f(x)\geqslant 0$；

（2）$\int_{-\infty}^{+\infty}f(x)\mathrm{d}x=1$。

反之，可以证明满足上述两条性质的可积函数 $f(x)$ 必为某个随机变量的密度。

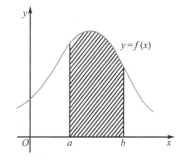

图 2-8 连续型随机变量定义的几何图示

由定积分几何意义知，这两条性质表明密度曲线 $y=f(x)$ 位于 $x$ 轴上方，且与 $x$ 轴之间所夹面积为 1。

连续型随机变量 $X$ 的分布函数和密度还具有下列性质（其中 $F(x)$、$f(x)$ 分别为 $X$ 的分布函数和密度）：

（1）分布函数 $F(x)$ 为连续函数，且 $0\leqslant F(x)\leqslant 1$；

（2）$P(a<X\leqslant b)=F(b)-F(a)=\int_{a}^{b}f(x)\mathrm{d}x$；

（3）$X$ 的密度是其分布函数的导数，即 $f(x)=F'(x)$；

（4）对任意确定的实数点 $a$，$P(X=a)=0$。

上述性质（4）表明连续型随机变量取个别值的概率等于零。于是对于连续型随机变量，下列等式成立：

$$P(a<X<b)=P(a\leqslant X\leqslant b)=P(a\leqslant X<b)=P(a<X\leqslant b)=\int_{a}^{b}f(x)\mathrm{d}x$$

**注意** 概率密度函数 $f(x)$ 不是 $X=x$ 时的概率，对于连续型随机变量，只能求落在区间上的概率。

**例 2-9** 设某种电器的使用寿命 $X$（单位：年）的密度函数为

$$f(x)=\begin{cases}A\mathrm{e}^{-\frac{x}{10}}, & x\geqslant 0\\ 0, & x<0\end{cases}$$

（1）试确定常数 $A$；（2）求 $P(0<X\leqslant 1)$。

**解** (1) 因为 $\int_{-\infty}^{+\infty} f(x)\mathrm{d}x = 1$，故 $\int_{0}^{+\infty} Ae^{-\frac{x}{10}}\mathrm{d}x = 1$，解之得 $A = \dfrac{1}{10}$。

(2) $P(0 < X \leqslant 1) = \dfrac{1}{10}\int_{0}^{1} e^{-\frac{x}{10}}\mathrm{d}x = 1 - e^{-\frac{1}{10}} \approx 0.095$。

上述使用寿命 $X$ 服从分布称为参数 $\lambda = 1/10$ 的指数分布。指数分布常用来作为"寿命"的分布，如动物寿命，电子元件的寿命等的概率分布模型。

# 四、数字特征

概率分布完整描述了随机变量的统计规律性，但在实际应用中，确定随机变量的分布往往不容易，而且有时我们并不需要对随机变量做全面描述，而只需了解随机变量的某些重要特征，如随机变量取值的平均大小和集中程度等。这些特征通常是要用数值来刻画，这种刻画随机变量某些方面概率特征的数值称为随机变量的数字特征（numerical character）。常用的随机变量数字特征有数学期望（均值）和方差、标准差等。

## （一）数学期望（均值）

数学期望（mathematical expectation），又称均值（mean），是随机变量所有可能取值的平均水平，记为 $E(X)$ 或 $\mu$。它是随机变量最重要的数字特征，测定了随机变量的平均程度和集中趋势。

对于取值为有限或可列个数值的离散型随机变量，当给定其概率分布律后，如何去求其平均取值即数学期望呢？我们先考察一个有关彩票回报的实例。

**例 2-10** 考察发行量很大的彩票平均回报问题。现发行彩票 10 万张，每张 1 元。设置奖金共分五等，金额由 10000 元至 10 元不等，见表 2-2。

表 2-2 例 2-10 的奖金等级设置与频率

| 获奖等级 | 头奖 | 二等奖 | 三等奖 | 四等奖 | 五等奖 | 无奖 |
|---|---|---|---|---|---|---|
| 奖金（元） | 10000 | 5000 | 1000 | 100 | 10 | 0 |
| 个数 | 1 | 2 | 10 | 100 | 1000 | 98887 |
| 频率 | $1/10^5$ | $2/10^5$ | $10/10^5$ | $100/10^5$ | $1000/10^5$ | $98887/10^5$ |

**问题** 如何计算每张彩票的平均获奖金额？

**解** 所求每张彩票平均的获奖金额为

$$\frac{10000 \times 1 + 5000 \times 2 + 1000 \times 10 + 100 \times 100 + 10 \times 1000 + 0 \times 98887}{10^5} = \frac{50000}{10^5} = 0.5$$

即每张彩票的平均获奖金额为 0.5 元，平均回报为一半。

上式还可表示为

$$10000 \times \frac{1}{10^5} + 5000 \times \frac{2}{10^5} + 1000 \times \frac{10}{10^5} + 100 \times \frac{100}{10^5} + 10 \times \frac{1000}{10^5} + 0 \times \frac{98887}{10^5} = 0.5$$

即为各等级获奖金额值与其频率的乘积之和。

类似地，对于给定概率分布律的离散型随机变量，求其平均取值时，只需用更稳定的概率取代上式中的频率，由此即可得到下列数学期望的定义。

**定义 2-14** 设离散型随机变量 $X$ 的概率分布律为

$$P(X = x_k) = p_k, \quad k = 1, 2, \cdots$$

若级数 $\sum\limits_{k=1}^{+\infty} x_k p_k$ 绝对收敛，则称 $\sum\limits_{k=1}^{+\infty} x_k p_k$ 为离散型随机变量 $X$ 的数学期望，记为 $E(X)$。即

$$E(X) = \sum_{k=1}^{+\infty} x_k p_k$$

数学期望是随机变量取值关于其概率的加权平均值,它反映了随机变量 $X$ 取值的真正"平均",故也称为均值。

**例 2-11**　现有甲、乙两种药物对每 8 人一组的患者进行治疗,假定被治疗对象的病情等基本状况大致相同,以 $X$、$Y$ 分别表示这两种药物治疗的有效例数,根据临床治疗资料所得 $X$、$Y$ 概率分布表如下所示。

| $X$ | 0 | 1 | 2 | 3 | 4 | 5 | 6 | 7 | 8 |
|---|---|---|---|---|---|---|---|---|---|
| $P$ | 0.01 | 0.02 | 0.04 | 0.07 | 0.11 | 0.18 | 0.25 | 0.21 | 0.11 |

| $Y$ | 0 | 1 | 2 | 3 | 4 | 5 | 6 | 7 | 8 |
|---|---|---|---|---|---|---|---|---|---|
| $P$ | 0.05 | 0.08 | 0.09 | 0.14 | 0.23 | 0.19 | 0.12 | 0.07 | 0.03 |

**问题**　如何比较这两种药物的治疗效果?

**解**　该问题归结为甲、乙两种药物治疗的平均有效例数即数学期望值的比较,其值分别为

$$E(X) = 0×0.01 + 1×0.02 + \cdots + 7×0.21 + 8×0.11 = 5.50$$
$$E(Y) = 0×0.05 + 1×0.08 + \cdots + 7×0.07 + 8×0.03 = 4.00$$

因为 $E(X) > E(Y)$,即药物甲治疗的平均有效例数高于药物乙,说明药物甲的治疗效果较好。

**定义 2-15**　设连续型随机变量 $X$ 的概率密度为 $f(x)$,且积分 $\int_{-\infty}^{+\infty} |x| f(x) \mathrm{d}x$ 收敛,则称积分 $\int_{-\infty}^{+\infty} x f(x) \mathrm{d}x$ 为连续型随机变量 $X$ 的数学期望或均值,记为 $E(X)$,即

$$E(X) = \int_{-\infty}^{+\infty} x f(x) \mathrm{d}x$$

**例 2-12**　设随机变量 $X$ 服从的概率密度为

$$f(x) = \begin{cases} \dfrac{1}{b-a}, & a \leq x \leq b \\ 0, & 其他 \end{cases}$$

则称 $X$ 在区间 $[a,b]$ 上服从均匀分布(uniform distribution),记为 $U(a,b)$。试求其数学期望 $E(X)$。

**解**　$E(X) = \int_{-\infty}^{+\infty} x f(x)\,\mathrm{d}x = \int_{-\infty}^{a} x \cdot 0\,\mathrm{d}x + \int_{a}^{b} x \cdot \dfrac{1}{b-a}\,\mathrm{d}x + \int_{b}^{+\infty} x \cdot 0\,\mathrm{d}x$

$$= \frac{1}{b-a}\int_{a}^{b} x\,\mathrm{d}x = \frac{1}{b-a}\left[\frac{x^2}{2}\right]_{a}^{b}$$

$$= \frac{1}{2}\frac{b^2 - a^2}{b-a} = \frac{1}{2}(b+a)$$

即 $E(X)$ 恰为区间 $[a,b]$ 的中点。

可以证明,随机变量的数学期望具有以下重要性质:

(1) 设 $C$ 为常数,则 $E(C) = C$;

(2) 设 $X$ 是随机变量,$C$ 为常数,则 $E(CX) = C \cdot E(X)$;

(3) 对任意随机变量 $X$、$Y$,$E(X+Y) = E(X) + E(Y)$,

一般地,对任意 $n$ 个随机变量 $X_1, X_2, \cdots, X_n$,有

$$E(X_1+X_2+\cdots+X_n) = E(X_1)+E(X_2)+\cdots+E(X_n)$$

恰当应用这些性质可以简化有关数学期望的计算。

**例 2-13** 某地区流行某种传染病,患者约占 3%,为此该地区的某校决定对全校 5000 名师生进行抽血化验。现有两个方案:(1)逐个化验;(2)按 5 人一组分组,将血液混在一起化验,若发现有问题再对 5 人逐个化验。

**问题** 试比较哪种方案更好?

**解** 第(1)种方案要化验 5000 次。

| X | 1 | 6 |
|---|---|---|
| P | $(1-0.03)^5$ | $1-(1-0.03)^5$ |

对第(2)种方案,用 $X_i$ 表示第 $i$ 组化验的次数($i=1,2,\cdots,1000$),则 $X_i$ 是一个随机变量,且 $X_i$($i=1,2,\cdots,1000$)均服从相同的分布,其分布律为

各组化验次数 $X_i$ 的数学期望(即平均化验次数)为

$$E(X_i) = 1\times(1-0.03)^5+6\times[1-(1-0.03)^5] = 1\times0.859+6\times0.141 = 1.705$$

所以,对于方案(2),利用数学期望的性质(4),其化验总次数 $X$ 的数学期望(平均化验次数)为

$$E(X) = E(X_1+X_2+\cdots+X_{1000}) = E(X_1)+E(X_2)+\cdots+E(X_{1000}) = 1000\times1.705 = 1705$$

可见方案(2)显著优于方案(1),平均而言仅需化验 1705 次,与方案(1)5000 次化验相比,大致可以减少 2/3 的工作量。

### (二) 方差和标准差

**定义 2-16** 设 $X$ 为随机变量,其数学期望 $E(X)$ 存在,如果 $E[(X-E(X))^2]$ 存在,则称 $E[(X-E(X))^2]$ 为 $X$ 的方差(variance),记为 $D(X)$,即

$$D(X) = E[(X-E(X))^2]$$

而称

$$\sigma(X) = \sqrt{D(X)}$$

为 $X$ 的标准差(standard deviation)或均方差。

(1) 若 $X$ 是离散型随机变量,其分布律为 $P(X=x_k)=p_k, k=1,2,\cdots$,则

$$D(X) = \sum_{k=1}^{+\infty}(x_k-E(X))^2 p_k$$

(2) 若 $X$ 是连续型随机变量,其密度为 $f(x)$,则

$$D(X) = \int_{-\infty}^{+\infty}[x-E(X)]^2 f(x)\,\mathrm{d}x$$

显然,方差是一个非负常数,其大小刻画了随机变量 $X$ 的取值偏离其均值的分散程度。方差越大,$X$ 的取值越分散;方差越小,则 $X$ 的取值越集中。但方差的量纲与 $X$ 的量纲不同,如果希望量纲一致,则可用标准差来反映 $X$ 取值的分散程度。

**例 2-14** 某药厂甲、乙两名工人在一天中生产的次品数分别是两个随机变量 $X$、$Y$,假定两人日产量相等,其次品数的概率分布表如下所示。

| X | 0 | 1 | 2 | 3 | | Y | 0 | 1 | 2 |
|---|---|---|---|---|---|---|---|---|---|
| P | 0.4 | 0.3 | 0.2 | 0.1 | | P | 0.3 | 0.5 | 0.2 |

**问题** 如何评价甲、乙两人技术的好坏?

**解** 问题归结为比较他们两人生产的次品数的均值和方差。

由 $E(X) = \sum_{k=1}^{\infty} x_k p_k$,有

$$E(X) = 0\times0.4+1\times0.3+2\times0.2+3\times0.1 = 1$$

$$E(Y) = 0 \times 0.3 + 1 \times 0.5 + 2 \times 0.2 = 0.9$$

由 $D(X) = \sum_{k=1}^{+\infty} (x_k - E(X))^2 p_k$，有

$$D(X) = (0-1)^2 \times 0.4 + (1-1)^2 \times 0.3 + (2-1)^2 \times 0.2 + (3-1)^2 \times 0.1 = 1$$

$$D(Y) = (0-0.9)^2 \times 0.3 + (1-0.9)^2 \times 0.5 + (2-0.9)^2 \times 0.2 = 0.49$$

计算结果说明：甲平均每天的次品数高，且稳定性差；乙平均每天的次品数低，且稳定性好。显然，工人乙的技术较好。

**定理 2-4**（方差重要公式）　对于任意随机变量 $X$，有

$$D(X) = E(X^2) - [E(X)]^2$$

**证明**　利用数学期望的性质可得

$$D(X) = E[(X-E(X))^2] = E[X^2 - 2X \cdot E(X) + (E(X))^2]$$
$$= E(X^2) - 2 E(X) \cdot E(X) + [E(X)]^2 = E(X^2) - [E(X)]^2$$

方差重要公式中，$E(X^2)$ 称为 $X$ 的二阶矩，其计算公式为：

（1）对离散型随机变量 $X$，其概率分布为 $P(X=x_k) = p_k, k=1,2,\cdots$，则

$$E(X^2) = \sum_{k=1}^{+\infty} x_k^2 p_k$$

（2）对连续型随机变量 $X$，其密度为 $f(x)$，则

$$E(X^2) = \int_{-\infty}^{+\infty} x^2 f(x) \, dx$$

**例 2-15**　设随机变量 $X$ 服从 $[a,b]$ 上的均匀分布：

$$f(x) = \begin{cases} \dfrac{1}{b-a}, & a \leqslant x \leqslant b \\ 0, & \text{其他} \end{cases}$$

试求 $X$ 的方差 $D(X)$。

**解**　由例 2-12 知 $E(X) = \dfrac{a+b}{2}$，而

$$E(X^2) = \int_{-\infty}^{+\infty} x^2 f(x) \, dx = \int_a^b x^2 \frac{1}{b-a} dx = \frac{1}{b-a} \left[ \frac{x^3}{3} \right]_a^b = \frac{1}{b-a} \frac{b^3-a^3}{3} = \frac{1}{3}(b^2 + ab + a^2)$$

再由方差的重要公式得

$$D(X) = E(X^2) - [E(X)]^2 = \frac{1}{3}(b^2 + ab + a^2) - \left( \frac{a+b}{2} \right)^2 = \frac{1}{12}(b-a)^2$$

方差具有以下重要性质（设下列等式右边的方差均存在）。

（1）对任意常数 $C$，$D(C) = 0$；

（2）设 $X$ 是随机变量，$C$ 为常数，则 $D(CX) = C^2 D(X)$；

（3）若随机变量 $X$ 与 $Y$ 相互独立，则 $D(X \pm Y) = D(X) + D(Y)$。

随机变量数字特征除了最常用的数学期望（均值）和方差、标准差外，还有矩、变异系数、协方差、相关系数等多种，此处不予讨论，需要时可以查阅有关参考书籍，如文献（高祖新，2011；高祖新，韩可勤，2013）等。

---

知识链接　　　　**伯努利——数学统计学家的显赫家族**

伯努利（Bernoulli）是 17 世纪瑞士巴塞尔的堪称盛产数学家和自然科学家的大家族。祖孙三代，在欧洲历史上曾留下 11 位数学家，雅各布和丹尼尔是其中最为杰出的代表。

雅各布·伯努利(Jacob Bernoulli,1654~1705),创立了最早的大数定理——伯努利定理,建立了描述独立重复试验序列的"伯努利概型",并撰写了最早的概率论专著——《猜度术》,从而将概率论理论系统化,并加以发展。雅各布在数学上的重要贡献涉及微积分、解析几何、概率论以及变分法等多个领域。

丹尼尔·伯努利(Daniel Bernoulli,1700~1782),雅各布的侄子,巴塞尔大学医学博士。他在代数学、概率论和微分方程等方面都有重要成果,在概率论中引入正态分布误差理论,发表了第一个正态分布表。由于在数学和物理学方面的杰出成就,他曾十次获得法兰西科学院的嘉奖。

伯努利家族在欧洲享有盛誉,传说年轻的丹尼尔·伯努利在一次穿越欧洲的旅行中与一个陌生人聊天,他自我介绍道:"我是丹尼尔·伯努利"。那个人当时就怒了,讽刺说:"我还是艾萨克·牛顿呢!"丹尼尔认为这是他听过的最衷心的赞扬。

# 第 3 节 常用随机变量的分布

前面介绍了随机变量及其分布的一般性质和数字特征等,本节将介绍常用随机变量的分布,主要有二项分布、泊松分布、正态分布、指数分布等。

## 一、常用离散型随机变量分布

### (一) 二项分布

**定义 2-17** 若随机试验在相同条件下重复进行 $n$ 次,而且各次试验结果互不影响,则称这 $n$ 次试验是 $n$ 重独立试验(independent experiments)。在 $n$ 重独立试验中,如果仅关心随机事件 $A$ 是否发生,即只考虑 $A$ 和 $\overline{A}$ 两个试验结果,称这种试验为 $n$ 重伯努利试验(Bernoulli experiments)。

$n$ 重伯努利试验概型正是"在同样条件下进行重复试验和观察"的数学模型。

伯努利试验模型是历史上研究最早、应用最广泛的概率试验模型之一,只要我们在独立重复试验中仅对某事件是否发生感兴趣,就可用伯努利概型来处理。例如,多次重复掷同一枚硬币,观察是否正面向上;用某种药物对多个同类患者进行治疗,观察各个患者的治疗是否有效;在一批产品中进行有放回抽样,观察抽到的是否为次品等,都属于伯努利试验的模型。

**定义 2-18** 在 $n$ 重伯努利试验中,如果每次试验中 $A$ 事件发生的概率为 $p$,则 $\overline{A}$ 的概率为 $1-p=q$。设 $X$ 为 $n$ 重伯努利试验中 $A$ 事件发生的次数,则 $X$ 为随机变量,其概率分布为

$$P(X=k) = C_n^k p^k q^{n-k}, \quad k=0,1,\cdots,n$$

称 $X$ 所服从的分布为二项分布(binomial distribution),记为 $X \sim B(n,p)$。这里 $n$、$p$ 为参数,$q=1-p$,$C_n^k$ 是组合数。

二项分布 $B(n,p)$ 的数学期望 $E(X)$、方差 $D(X)$ 和标准差 $\sigma$ 分别为

$$E(X)=np, \quad D(X)=npq, \quad \sigma=\sqrt{npq}$$

计算二项分布的概率时,有时可利用二项分布表(附表1)。

**例 2-16** 据统计,服用某药的人中 4% 有胃肠道反应,为考察某批次该药的质量,现任选 25 人服用此药,试求:

(1) 25 人中有胃肠道反应的人数 $X$ 的概率分布;

(2) 有人有胃肠道反应的概率;

(3) 25 人中有胃肠道反应的平均人数。

**解** (1) 将每人服用此药后观察其是否有反应视为一次试验,由于试验的结果只有两个:"有反应"与"无反应",而且各人是否有反应是相互独立的,故这可归结为伯努利试验概型问题。

因为 $X$ 表示 25 人中有胃肠道反应的人数,则 $X$ 服从 $n=25$,$p=0.04$ 的二项分布

$B(25, 0.04)$。故所求 $X$ 的概率分布为

$$P(X = k) = C_{25}^k 0.04^k 0.96^{25-k}, \quad k = 0, 1, \cdots, 25$$

（2）因为"有人有胃肠道反应"就是事件 $(X \geq 1)$，故所求概率为

$$P(X \geq 1) = \sum_{k=1}^{25} C_{25}^k 0.04^k 0.96^{25-k} = 1 - P(X = 0) = 1 - 0.96^{25} = 1 - 0.3604 = 0.6396$$

或对 $n = 25, p = 0.04$，直接查二项分布表（附表 1）得

$$P(X \geq 1) = 0.6396$$

（3）"25 人中有胃肠道反应的平均人数"就是 $X$ 的数学期望值 $E(X)$：

$$E(X) = np = 25 \times 0.04 = 1$$

**例 2-17**　据以往资料分析，某种动物感染某病的概率为 0.3，为评价一种血清的预防效果，现对 20 只健康的该种动物注射这种血清，经过传染期的观察，结果只有 1 只动物受感染。

**问题**　能否认为这种血清对该病有一定的预防效果？

**解**　假设这种血清毫无预防效果，则注射后的动物感染某病的概率仍为 0.3。20 只动物只有 1 只动物受感染或全部未受感染（即最多 1 只感染）的概率为

$$P(X \leq 1) = C_{20}^1 \times 0.3 \times 0.7^{19} + 0.70^{20} = 0.0068 + 0.0008 = 0.0076$$

Excel 软件应用

对例 2-17，在 Excel 中，在单元格中或工作表上方编辑栏中输入 " = BINOMDIST（1, 20, 0.3, 1）"后回车，选定的单元格即可出现 $P(X \leq 1) = F_{20}(1)$ 的 概 率 值 0.00763726（图 2-9）。详见本章第 4 节。

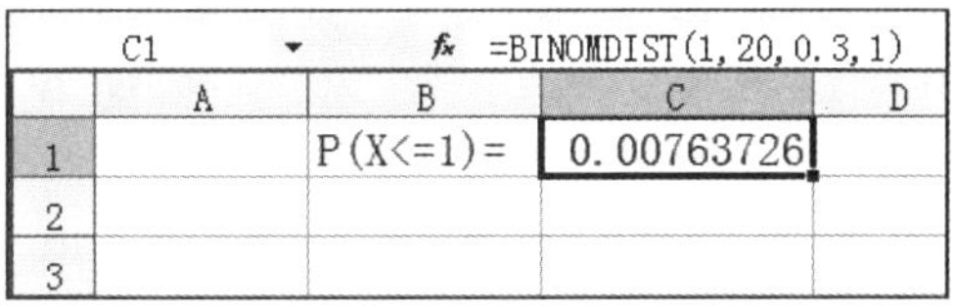

图 2-9　例 2-17 的 Excel 计算结果

这个概率相当小，换句话说，在上述假设下出现这种情况的可能性非常小，而现在这种情况确实发生了，说明假设不合理，我们不能认为这种血清毫无预防作用，即认为这种血清有一定的预防效果。

药学上利用这种原理进行药物筛选，在预试或以往经验的基础上，用少量动物对多种药物进行实验，从多种药物中筛选出合格的药物。

**（二）泊松分布**

当 $n$ 很大，$p$ 较小时，二项分布的概率计算颇为烦琐。对此，法国数学家泊松（Possion）提出了下列泊松近似公式：

**定理 2-5**（Possion 近似公式）　当 $n$ 很大，$p$ 较小时（一般只要 $n \geq 30, p \leq 0.2$ 时），对任一确定的 $k$，有（其中 $\lambda = np$）

$$C_n^k p^k q^{n-k} \approx \frac{\lambda^k}{k!} e^{-\lambda}$$

（证明略）。

**定义 2-19**　称概率分布

$$P(X = k) = \frac{\lambda^k}{k!} e^{-\lambda}, \quad k = 0, 1, 2, \cdots$$

为参数是 $\lambda$ 的泊松分布（Possion distribution），记为 $P(\lambda)$，其中 $\lambda > 0$ 是常数，e 是自然对数的底。

泊松分布是作为二项分布的近似提出来的，可作为稀疏现象（小概率事件）发生次数 $X$（$X = 0, 1, 2, \cdots$）的概率分布模型。例如，生三胞胎数、某种少见病（如食管癌）的发病数以及一分钟内电话总机接到的呼叫数等现象都服从泊松分布。

泊松分布的数学期望和方差为 $E(X) = \lambda, D(X) = \lambda$。

计算泊松分布的概率问题时,一般利用泊松分布表(附表2)进行。

**例 2-18**　某车间有各自独立运行的机床若干台,设每台机床发生故障的概率为 0.01,每台机床的故障需要一名维修工来排除。现考虑两种维修实施方案:

(1) 一人负责 15 台机床的维修;

(2) 3 人共同负责 80 台机床的维修。

**问题**　试求在这两种方案下机床发生故障而得不到及时维修的概率,从而比较两种方案的优劣。

**解**　依题意,维修人员是否能及时维修机床,取决于同一时刻发生故障的机床数。

对第(1)种方案,设

$$X = \{15 \text{ 台机床中同一时刻发生故障的台数}\}$$

则 $X$ 服从 $n=15$, $p=0.01$ 的二项分布,即 $X \sim B(15, 0.01)$。而

$$P(X=k) = C_{15}^{k}(0.01)^{k}(0.99)^{15-k}, \quad k = 0, 1, \cdots, 15$$

故所求概率为

$$P(X \geqslant 2) = 1 - P(X \leqslant 1) = 1 - P(X=0) - P(X=1)$$
$$= 1 - (0.99)^{15} - 15 \times 0.01 \times (0.99)^{14} = 1 - 0.8600 - 0.1303 = 0.0097$$

对第(2)种方案,当 3 人共同负责 80 台机床的维修时,设

$$Y = \{80 \text{ 台机床中同一时刻发生故障的台数}\}$$

则 $Y$ 服从 $n=80$、$p=0.01$ 的二项分布 $B(80, 0.01)$。

此时因为

$$n = 80 > 30, \quad p = 0.01 < 0.2$$

所以可以利用定理 2-5(泊松近似公式)来计算。

由 $\lambda = np = 80 \times 0.01 = 0.8$,利用泊松分布表(附表2),所求概率为

$$P(Y \geqslant 4) = \sum_{k=4}^{80} C_{80}^{k}(0.01)^{k}(0.99)^{80-k} \approx \sum_{k=4}^{80} \frac{(0.8)^{k}}{k!} e^{-0.8} = 0.0091$$

*Excel 软件应用*

对于例 2-18(1),在 Excel 单元格中输入"= BINOMDIST(1, 15, 0.01, 1)"后回车,即可出现 $P(X \leqslant 1)$ 的值 0.99037,故所求概率为

$$P(X \geqslant 2) = 1 - P(X \leqslant 1) = 1 - 0.99037 = 0.00963$$

对例 2-18(2),在单元格中输入"= POISSON(3, 0.8, 1)"就可得到 $P(Y \leqslant 3)$ 的值 0.99092,则所求概率为

$$P(Y \geqslant 4) = 1 - P(Y \leqslant 3)$$
$$= 1 - 0.99092 = 0.00908$$

计算结果参见图 2-10,详见本章第 4 节。

| C1 | ▼ | $f_x$ =POISSON(3,0.8,1) | |
|---|---|---|---|
| | A | B | C | D |
| 1 | | P(Y<=3)= | 0.99092 | |
| 2 | | P(Y>=4)= | 0.00908 | |
| 3 | | | | |

图 2-10　例 2-18(2)Excel 计算结果

我们发现,虽然采用第(2)种方案平均每人需维修 27 台,比第(1)种方案增加了 80% 的工作量,但是其管理质量反而提高了。显然,第(2)种方案更佳。该例也体现了概率统计的研究对于国民经济特别是生产管理等方面问题的解决所具有的重要意义。

# 二、常用连续型随机变量分布

## (一) 正态分布

正态分布是统计学中最重要的连续型随机变量概率分布,它的应用极为广泛。常见的工厂

产品的质量指标,人的身高、体重、红细胞数和胆固醇含量,农作物的产量等许多随机变量,都服从或近似服从正态分布。这些随机变量的共同特点是其数值多数集中在均值附近的中间状态,偏离均值较远的数值出现较少,即"中间多,两头少"的分布形态。实际上,如果影响某一数量指标有许多随机因素,而每个随机因素都不起主要的作用(作用微小)时,则该数量指标服从正态分布(可由中心极限定理证明)。同时有许多重要分布可以用正态分布近似(如二项分布等)或导出(如 $t$ 分布、$\chi^2$ 分布等)。

**定义 2-20**　若随机变量 $X$ 的概率密度为

$$f(x) = \frac{1}{\sqrt{2\pi}\,\sigma} e^{-\frac{(x-\mu)^2}{2\sigma^2}}, \quad -\infty < x < +\infty$$

称 $X$ 服从参数为 $\mu, \sigma^2$ 的正态分布(normal distribution),记为 $X \sim N(\mu, \sigma^2)$。其中参数 $\mu, \sigma^2$ 分别为正态随机变量 $X$ 的均值和方差。

正态分布的密度 $f(x)$ 对应的图形称为正态曲线(curve of normal density),如图 2-11、图 2-12 所示,其重要特征为:

(1) 正态曲线为 $x$ 轴上方的"钟形"光滑曲线,关于 $x=\mu$ 对称,其中心位置由均值 $\mu$ 确定,并在 $x=\mu$ 达到最大值;

(2) 当 $x$ 趋于无穷时,曲线以 $x$ 轴为其渐近线,且在 $x=\mu + \sigma$ 和 $x=\mu-\sigma$ 处有拐点;

(3) 标准差 $\sigma$ 值决定了曲线的陡缓程度,即 $\sigma$ 越大,曲线越平坦;$\sigma$ 越小,曲线越陡峭。

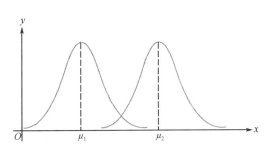
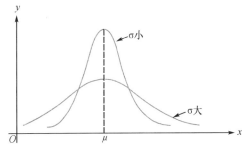

图 2-11　正态分布的不同 $\mu$ 的密度曲线图　　图 2-12　正态分布不同 $\sigma$ 的密度曲线图

正态分布的分布函数为

$$F(x) = P(X \leq x) = \frac{1}{\sqrt{2\pi}\,\sigma} \int_{-\infty}^{x} e^{-\frac{(t-\mu)^2}{2\sigma^2}} \mathrm{d}t$$

它是介于 $[0,1]$ 且单调递增的连续函数(图 2-13),并有 $F(\mu) = 0.5$。

正态分布的数学期望和方差为 $E(X) = \mu, D(X) = \sigma^2$。

特别地,当 $\mu = 0$、$\sigma = 1$ 时,称 $X$ 服从标准正态分布(standard normal distribution),记为 $X \sim N(0,1)$。对标准正态分布,通常用 $\varphi(x)$ 表示其密度,用 $\Phi(x)$ 表示分布函数,即

$$\varphi(x) = \frac{1}{\sqrt{2\pi}} e^{-\frac{x^2}{2}}, \quad -\infty < x < +\infty$$

$$\Phi(x) = \int_{-\infty}^{x} \frac{1}{\sqrt{2\pi}} e^{-\frac{t^2}{2}} \mathrm{d}t, \quad -\infty < x < +\infty$$

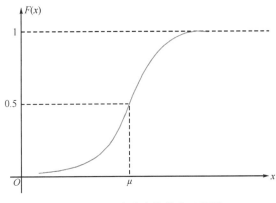

图 2-13　正态分布的分布函数图

标准正态分布的密度曲线是关于 $y$ 轴对称、形态适中的对称"钟形"曲线,其密度曲线图如图 2-14 所示。

由于正态分布的广泛应用,为计算方便,人们编制了标准正态分布 $N(0,1)$ 的分布函数值 $\Phi(x)$ 表(附表 3)。

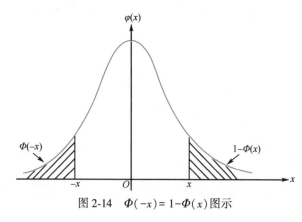

图 2-14 $\Phi(-x)=1-\Phi(x)$ 图示

若随机变量 $X$ 服从标准正态分布,即 $X \sim N(0,1)$,需求

$$P(a<X \leqslant b)=\Phi(b)-\Phi(a)$$

则利用 $N(0,1)$ 分布函数表(附表 3)直接查 $\Phi(b)$、$\Phi(a)$ 的值即可得到。

对于负的 $x$ 值,利用其密度 $\varphi(x)$ 的对称性及密度曲线与 $x$ 轴所围面积是常数 1(图 2-14),可得

$$\Phi(-x)=1-\Phi(x)$$

由此即可转化为 $x$ 的正值问题,查标准正态分布表(附表 3)即得。

**例 2-19** 设 $X \sim N(0,1)$,求(1) $P(0.32<X<1.58)$;(2) $P(-1 \leqslant X \leqslant 1)$。

**解** (1) $P(0.32<X<1.58)=\Phi(1.58)-\Phi(0.32)=0.9430-0.6255=0.3175$;

(2) $P(-1 \leqslant X \leqslant 1)=\Phi(1)-\Phi(-1)=\Phi(1)-[1-\Phi(1)]=2\Phi(1)-1$

$$=2 \times 0.84135-1=0.6827$$

若随机变量 $X$ 服从一般正态分布,即 $X \sim N(\mu,\sigma^2)$,对于给定的 $\mu$ 和 $\sigma$,只要将 $X$ 转化为其标准化随机变量 $Z$,就有

$$Z=\frac{X-\mu}{\sigma} \sim N(0,1)$$

就可化为服从标准正态分布 $N(0,1)$ 的随机变量问题。对应地,我们有下列重要结果。

**定理 2-6** 若 $X \sim N(\mu,\sigma^2)$,$F(x)$ 为其分布函数,则有

$$F(x)=\Phi\left(\frac{x-\mu}{\sigma}\right)$$

其中 $\Phi(x)$ 为标准正态分布 $N(0,1)$ 的分布函数(证明略)。

由该公式,对 $X \sim N(\mu,\sigma^2)$,我们有

$$P(X \leqslant x)=F(x)=\Phi\left(\frac{x-\mu}{\sigma}\right)$$

$$P(X>x)=1-F(x)=1-\Phi\left(\frac{x-\mu}{\sigma}\right)$$

$$P(a<X \leqslant b)=F(b)-F(a)=\Phi\left(\frac{b-\mu}{\sigma}\right)-\Phi\left(\frac{a-\mu}{\sigma}\right)$$

这样,有关一般正态分布 $N(\mu,\sigma^2)$ 的概率计算问题就可化为服从标准正态分布 $N(0,1)$ 的概率问题,查书后标准正态分布表(附表 3)即可解决。

**例 2-20** 设 $X \sim N(3,2^2)$,求(1) $P(-2<X<8)$;(2) $P(X>3)$;(3) $P(|X|>2)$。

**解** (1) $P(-2<X<8)=\Phi\left(\frac{8-3}{2}\right)-\Phi\left(\frac{-2-3}{2}\right)=2\Phi(2.5)-1=0.9876$;

(2) $P(X>3)=1-P(X \leqslant 3)=1-F(3)=1-\Phi\left(\frac{3-3}{2}\right)=1-\Phi(0)=0.5$;

（3）$P(|X|>2)=P(X>2)+P(X<-2)=[1-P(X\leqslant 2)]+P(X<-2)$

$$=1-\Phi\left(\frac{2-3}{2}\right)+\Phi\left(\frac{-2-3}{2}\right)=1-\Phi(2.5)+\Phi(0.5)=0.6977$$

**例 2-21**　设 $X\sim N(\mu,\sigma^2)$ 求 $P(\mu-k\sigma\leqslant X\leqslant\mu+k\sigma)$，$k=1,2,3$。

**解**　$P(\mu-k\sigma\leqslant X\leqslant\mu+k\sigma)=\Phi\left(\dfrac{\mu+k\sigma-\mu}{\sigma}\right)-\Phi\left(\dfrac{\mu-k\sigma-\mu}{\sigma}\right)=\Phi(k)-\Phi(-k)$

$$=\Phi(k)-\Phi(-k)=\Phi(k)-(1-\Phi(k))=2\Phi(k)-1$$

$k=1$ 时，$P(\mu-\sigma\leqslant X\leqslant\mu+\sigma)=2\Phi(1)-1=0.6827=68.27\%$；

$k=2$ 时，$P(\mu-2\sigma\leqslant X\leqslant\mu+2\sigma)=2\Phi(2)-1=0.9545=95.45\%$；

$k=3$ 时，$P(\mu-3\sigma\leqslant X\leqslant\mu+3\sigma)=2\Phi(3)-1=0.9973=99.73\%$。

这表明，当 $X\sim N(\mu,\sigma^2)$ 时，随机变量 $X$ 基本上只在区间 $[\mu-2\sigma,\mu+2\sigma]$ 内取值，而 $X$ 的值落在 $[\mu-3\sigma,\mu+3\sigma]$ 之外的概率很小，不到 0.3%，即 $X$ 的值几乎全部落在区间 $[\mu-3\sigma,\mu+3\sigma]$ 内（图 2-15），这称为"$3\sigma$ 原则"。该原则在实际问题的统计推断中，特别是在产品的质量检测中有着重要作用。在质量检测中应用该原理，将 $\bar{x}\pm 2S$ 作为上下警戒值，$\bar{x}\pm 3S$ 作为上下控制值，其中 $\bar{x}$ 是 $\mu$ 的估计值——样本均值，$S$ 是 $\sigma$ 的估计值——样本标准差。

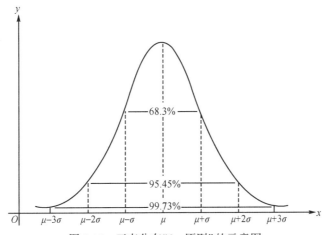

图 2-15　正态分布"$3\sigma$ 原则"的示意图

我们还可以计算出 $P(\mu-1.96\sigma\leqslant X\leqslant\mu+1.96\sigma)=95\%$，医学上把 95% 对应的区间称为正常范围，从而对一些身体指标如血压、胆固醇等确定其正常值范围。

**例 2-22**　已知某种药片的片重 $X$ 服从正态分布 $N(\mu,\sigma^2)$，其中 $\mu=150(\mathrm{mg})$。

**问题**　（1）若已知 $\sigma=5$，如何求药片的片重 $X$ 在 140 与 155 之间的概率？

（2）标准差 $\sigma$ 为何值时，$P(145\leqslant X\leqslant 155)=0.8$？

**解**　（1）因药片的片重 $X\sim N(150,5^2)$，则所求概率为

$$P(140\leqslant X\leqslant 155)=\Phi\left(\frac{155-150}{5}\right)-\Phi\left(\frac{140-150}{5}\right)=\Phi(1)-\Phi(-2)$$

$$=\Phi(1)-(1-\Phi(2))=0.84135-1+0.97725=0.8186$$

（2）由

$$P(145\leqslant X\leqslant 155)=\Phi\left(\frac{155-150}{\sigma}\right)-\Phi\left(\frac{145-150}{\sigma}\right)$$

$$=\Phi\left(\frac{5}{\sigma}\right)-\Phi\left(-\frac{5}{\sigma}\right)=2\Phi\left(\frac{5}{\sigma}\right)-1=0.8$$

即

$$\Phi\left(\frac{5}{\sigma}\right) = \frac{1 + 0.8}{2} = 0.9$$

查附表 3,得 $\frac{5}{\sigma}$ = 1.28,故 $\sigma$ = 3.906。

*Excel 软件应用*

对例 2-22(1),在 Excel 单元格中输入"= NORMDIST(155,150,5,1)"得到分布函数 $F(155)$ 的值 0.841345,在另一单元格中输入"= NORMDIST(140,150,5,1)"得到 $F(140)$ 的值 0.02275,故 $P(140 \leqslant X \leqslant 155) = F(155) - F(140) = 0.841345 - 0.02275 = 0.818595$(图 2-16)。

对例 2-22(2),因已求得 $\Phi(5/\sigma) = 0.9$,则在 Excel 单元格中输入"= NORMSINV(0.9)"得到 1.281552,即 $5/\sigma = 1.281552$,故 $\sigma = 5/1.281551 = 3.901522$(图 2-17)。详见本章第 4 节。

| C1 | | ▼ | *fx* | =NORMDIST(155,150,5,1) | |
|---|---|---|---|---|---|
| | A | B | | C | D |
| 1 | | F(155)= | | 0.841345 | |
| 2 | | F(140)= | | 0.02275 | |
| 3 | | F(155)-F(140)= | | 0.818595 | |

图 2-16  例 2-22(1)的 Excel 计算结果

| C1 | | ▼ | *fx* | = NORMSINV(0.9) | |
|---|---|---|---|---|---|
| | A | B | | C | D |
| 1 | | X= | | 1.281552 | |
| 2 | | Sigma= | | 3.901521 | |
| 3 | | | | | |

图 2-17  例 2-22(2)的 Excel 计算结果

### (二) 指数分布

**定义 2-21**  若连续型随机变量 $X$ 的密度为

$$f(x) = \begin{cases} \lambda e^{-\lambda x}, & x \geqslant 0 \\ 0, & x < 0 \end{cases}$$

其中 $\lambda > 0$ 为常数,则称 $X$ 服从参数为 $\lambda$ 的指数分布(exponential distribution)。

指数分布的分布函数为

$$F(x) = \begin{cases} 1 - e^{-\lambda x}, & x \geqslant 0 \\ 0, & x < 0 \end{cases}$$

指数分布的密度曲线图和分布函数曲线图分别如图 2-18、图 2-19 所示。

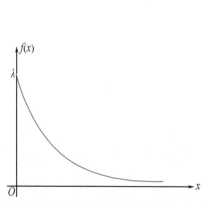
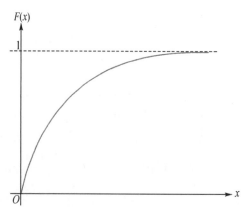

图 2-18  指数分布的密度曲线图          图 2-19  指数分布的分布函数图

指数分布的数学期望和方差:$E(X) = 1/\lambda$,$D(X) = 1/\lambda^2$。

指数分布常用来作为"寿命"的分布,如动物寿命,电子元件的寿命等的概率分布模型。

**例 2-23**  已知某批灯泡的使用寿命 $X$ 服从参数是 $\lambda$ 的指数分布,且其平均寿命为 1000h,现从中任意取一只灯泡,求它能正常使用 1000h 以上的概率。

**解**　已知灯泡使用寿命 $X$ 服从指数分布,且平均寿命是 1000h,即

$$E(X) = 1/\lambda = 1000$$

则 $\lambda = 1/1000$。

因此,$X$ 服从的概率分布密度为

$$f(x) = \begin{cases} \dfrac{1}{1000}\mathrm{e}^{-\frac{x}{1000}}, & x \geqslant 0 \\ 0, & 其他 \end{cases}$$

故所求概率为

$$P(X > 1000) = \int_{1000}^{+\infty} \frac{1}{1000}\mathrm{e}^{-\frac{x}{1000}}\mathrm{d}x = \mathrm{e}^{-1} \approx 0.368$$

*Excel 软件应用*

对例 2-23,在 Excel 单元格中输入 " = EX-PONDIST ( 1000 , 0.001 , 1 )" 可得分布函数 $F(1000) = P(X \leqslant 1000)$ 的概率值 0.632121,所求概率为(图 2-20)

$$\begin{aligned} P(X > 1000) &= 1 - P(X \leqslant 1000) \\ &= 1 - 0.632121 = 0.367879 \end{aligned}$$

| C1 | ▾ | $f_x$ | =EXPONDIST(1000,0.001,1) | |
|---|---|---|---|---|
| | A | B | C | D |
| 1 | | P(X<=1000)= | 0.632121 | |
| 2 | | P(X>1000)= | 0.367879 | |

图 2-20　例 2-23 的 Excel 计算结果

详见本章第 4 节。

> **📖 知识链接**　　　　　　　"数学王子"高斯与正态分布
>
> 　　德国著名数学家、天文学家高斯(C. F. Gauss,1777~1855)被认为是历史上最伟大的数学家之一,并有"数学王子"的美誉。
>
> 　　1792 年,15 岁的高斯进入卡罗琳学院,在那里,他独立发现了二项式定理的一般形式、数论上的二次互反律、素数定理及算术-几何平均数等,发展了数学分析理论。
>
> 　　1795 年,18 岁的高斯转入哥廷根大学,期间发现了质数分布定理和最小二乘法,发明了用圆规和直尺绘制正 17 边形的尺规作图法。通过对足够多的测量数据误差的处理后,成功地得到高斯钟形曲线即正态分布曲线,该函数被命名为标准正态分布(或高斯分布),并在概率计算中大量使用。其后他在谷神星轨迹的测定、代数学基本定理的证明、非欧几里得几何的创立、微分几何及大地测量学等方面研究都有重大贡献。
>
> 　　作为一个伟大的数学家,高斯对科学的贡献不胜枚举。现今德国 10 马克的印有高斯头像的钞票,其上还印有正态分布的密度曲线。这是否意味着在高斯的一切科学贡献中,其对人类文明影响最大的就是源于测量数据误差的正态分布?

# 第 4 节　用 Excel 进行常用分布的概率计算

　　利用 Excel 中的统计函数工具,可以计算二项分布、泊松分布、正态分布、指数分布等常用概率分布的概率值、累积(分布)概率等。这里我们主要介绍如何用 Excel 来计算二项分布、泊松分布、正态分布、指数分布的概率值与累积概率(或分布函数值),其他常用分布的概率计算等处理与此类似。

# 一、用 Excel 计算二项分布

二项分布 $B(n,p)$ 是用来描述在 $n$ 次独立重复试验中，事件 $A$ 发生(称为试验成功)的次数 $X$ 的概率分布模型，其中 $p$ 为一次试验中成功的概率，则试验成功 $k$ 次的概率为

$$P_n(k) = P(X=k) = C_n^k p^k q^{n-k}, \quad k = 0,1,\cdots,n$$

而 $n$ 次试验中至多成功 $k$ 次的累积概率为

$$F_n(k) = P(X \leqslant k) = P(X=0) + P(X=1) + \cdots + P(X=k) = \sum_{i=0}^{k} C_n^i p^i q^{n-i}$$

用 Excel 来计算二项分布的概率值 $P_n(k)$、累积概率 $F_n(k)$，需要用 BINOMDIST 函数，其格式为

$$\text{BINOMDIST}(\text{number\_s}, \text{trials}, \text{probability\_s}, \text{cumulative})$$

其中，number_s 为试验成功的次数 $k$；trials 为独立试验的总次数 $n$；probability_s 为一次试验中成功的概率 $p$；cumulative 为一逻辑值，若取 0 或 FALSE 时，计算概率值 $P_n(k)$；若取 1 或 TRUE 时，则计算累积概率 $F_n(k)$。

即对二项分布 $B(n,p)$ 的概率值 $P_n(k)$ 和累积概率 $F_n(k)$，有

$$P_n(k) = \text{BINOMDIST}(k,n,p,0); \quad F_n(k) = \text{BINOMDIST}(k,n,p,1)$$

现结合本章第 3 节例 2-18 的机床维修问题的概率计算来说明计算二项分布概率的具体步骤。

在例 2-18(1)中，已知 15 台机床中同一时刻发生故障的台数 $X \sim B(n,p)$，其中 $n=15$，$p=0.01$，则所求概率为

$$P(X \geqslant 2) = 1 - P(X \leqslant 1) = 1 - P(X=0) - P(X=1) = 1 - P_{15}(0) - P_{15}(1)$$

利用 Excel 计算概率值 $P_{15}(1)$ 的方法有以下两种。

## (一) 函数法

在单元格中或工作表上方编辑栏中输入" $= \text{BINOMDIST}(1,15,0.01,0)$ "后回车，选定单元格即出现 $P_{15}(1)$ 的概率为 0.130312(图 2-21)。

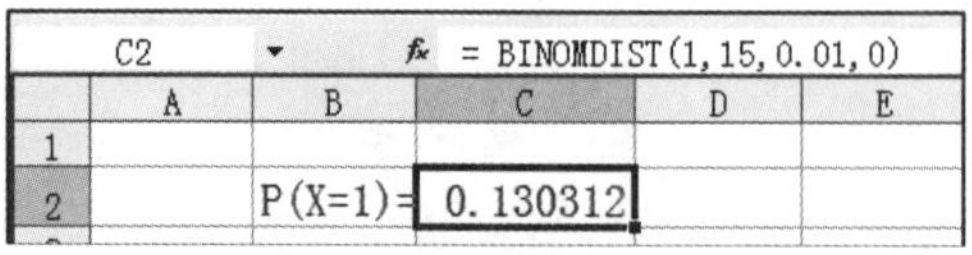

图 2-21　输入函数公式的结果(函数法)

## (二) 菜单法

(1) 选择菜单【插入】→【函数】，在函数对话框中，"函数分类"中选择【统计】→【BINOMDIST】，再单击"确定"(图 2-22)；

(2) 进入【BINOMDIST】对话框，对选项输入适当的值如图 2-23 所示；

(3) 最后单击"确定"，相应单元格中就出现 $P_{15}(1)$ 的概率 0.130312(图 2-21)。

类似地若要求 $P_{15}(0)$ 的概率值，只需直接输入" $= \text{BINOMDIST}(0,15,0.01,0)$ "或利用菜单法，在其第 3 步选项 Number_s 窗口输入 0，即可得概率值 0.860058，则

$$P(X \geqslant 2) = 1 - P_{15}(0) - P_{15}(1) = 1 - 0.860058 - 0.130312 = 0.00963$$

另外，$P(X \geqslant 2) = 1 - P(X \leqslant 1) = 1 - F_{15}(1)$，即也可以通过先求累积概率 $F_{15}(1)$ 来求解。而要求出 $F_{15}(1)$ 的值，只需在单元格上直接输入

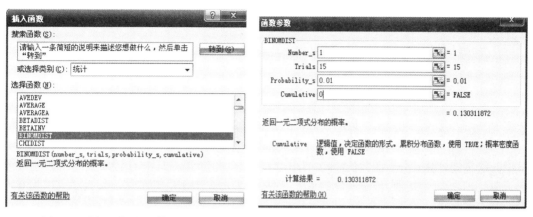

图 2-22　【插入】→【函数】对话框　　　　　图 2-23　【BINOMDIST】对话框

$$\text{“} = \text{BINOMDIST}(1,15,0.01,1)\text{”}$$

回车即可；或利用上述菜单法步骤，在第 3 步的选项 Cumulative 窗口输入：1，即得到累积概率 $F_{15}(1)$ 的值 0.99037，故有

$$P(X \geq 2) = 1 - P(X \leq 1) = 1 - F_{15}(1) = 1 - 0.99037 = 0.00963$$

对于第 3 节例 2-18(2)，Y 表示 80 台机床中同一时刻发生故障的台数，则 Y 服从 $n = 80$、$p = 0.01$ 的二项分布，即

$$Y \sim B(80, 0.01)$$

所求概率为

$$P(Y \geq 4) = 1 - P(Y \leq 3) = 1 - F_{80}(3)$$

利用 Excel，在单元格上直接输入“ $= \text{BINOMDIST}(3,80,0.01,1)$ ”回车或与上述菜单法类似操作可得累积概率 $F_{80}(3) = 0.991341$，故所求概率的精确值为

$$P(Y \geq 4) = 1 - P(Y \leq 3) = 1 - F_{80}(3) = 1 - 0.991341 = 0.00866$$

## 二、用 Excel 计算泊松分布

泊松分布通常用于预测一段时间内事件发生的次数 X 的概率分布模型，比如一分钟内通过收费站的汽车的数量等。在 Excel 中，我们用 POISSON 函数去计算泊松分布的概率值和累积概率值。其格式为

$$\text{POISSON}(x, \text{mean}, \text{cumulative})$$

其中，x 为事件数；mean 为期望值即参数 $\lambda$；cumulative 为一逻辑值，如果取为 1 或 TRUE，则计算累积概率值 $P(X \leq x)$；如果取为 0 或 FALSE，则计算概率值 $P(X = x)$。

即对服从参数为 $\lambda$ 的泊松分布的概率值 $P(X = k)$ 和累积概率值 $P(X \leq k)$，有

$$P(X = k) = \text{POISSON}(k, \lambda, 0) ; \quad P(X \leq k) = \text{POISSON}(k, \lambda, 1)$$

例如，在第 3 节例 2-18(2) 的泊松近似计算中，Y 近似服从

$$\lambda = np = 80 \times 0.01 = 0.8$$

的泊松分布，则在 Excel 中，利用 POISSON(3,0.8,1) 就可得到累积概率 $P(Y \leq 3)$ 的值 0.99092，则所求概率为

$$P(Y \geq 4) = 1 - P(Y \leq 3) = 1 - 0.99092 = 0.00908$$

（见本章第 3 节图 2-10）。

# 三、用 Excel 计算正态分布

正态分布 $N(\mu, \sigma^2)$ 是统计学中最重要的概率分布,其应用极为广泛。

## (一) NORMDIST 函数

在 Excel 中,用函数 NORMDIST 计算给定均值 $\mu$ 和标准差 $\sigma$ 的正态分布 $N(\mu, \sigma^2)$ 的分布函数值 $F(x) = P(X \leq x)$ 和概率密度函数值 $f(x)$。其格式为

$$\text{NORMDIST}(x, \text{mean}, \text{standard\_dev}, \text{cumulative})$$

其中,x 为需要计算其分布的数值;mean 为正态分布的均值 $\mu$;standard_dev 为正态分布的标准差 $\sigma$;cumulative 为一逻辑值,指明函数的形式,如果取为 1 或 TRUE,则计算 $F(x)$;如果取为 0 或 FALSE,计算密度 $f(x)$。

即对正态分布 $N(\mu, \sigma^2)$ 的分布函数值 $F(x)$ 和密度函数值 $f(x)$,有

$$F(x) = \text{NORMDIST}(x, \mu, \sigma, 1); \quad f(x) = \text{NORMDIST}(x, \mu, \sigma, 0)$$

说明:如果 mean = 0 且 standard_dev = 1,函数 NORMDIST 将计算标准正态分布 $N(0,1)$ 的分布函数 $\Phi(x)$ 和密度 $\varphi(x)$。

例如,在第 3 节例 2-22 的 (1) 中,已知某种药片的片重 $X$ 服从正态分布 $N(150, 5^2)$,即均值 $\mu = 150$,标准差 $\sigma = 5$,应求概率为

$$P(140 \leq X \leq 155) = F(155) - F(140)$$

在 Excel 中,由函数 " = NORMDIST(155, 150, 5, 1)" 得到(累积)分布函数 $F(155)$ 的值是 0.841345,同样由 " = NORMDIST(140, 150, 5, 1)" 得到 $F(140)$ 的值等于 0.02275,故

$$P(140 \leq X \leq 155) = F(155) - F(140) = 0.841345 - 0.02275 = 0.81859$$

(见本章第 3 节图 2-16)。

## (二) NORMSDIST 函数

函数 NORMSDIST 是用于计算标准正态分布 $N(0,1)$ 的(累积)分布函数 $\Phi(x)$ 的值,该分布的均值为 0,标准差为 1,该函数的计算可代替附表 3 的标准正态分布表。其格式为

$$\text{NORMSDIST}(z)$$

其中,z 为需要计算其分布的数值。

即对标准正态分布 $N(0,1)$ 的分布函数 $\Phi(x)$,有

$$\Phi(x) = \text{NORMSDIST}(x)$$

例如,设 $Z \sim$ 标准正态分布 $N(0,1)$,则由 NORMSDIST$(2) = 0.97724994$ 可得 $\Phi(2)$,由 NORMSDIST$(-2) = 0.02275006$ 可得 $\Phi(-2)$,故

$$P(-2 \leq Z \leq 2) = \Phi(2) - \Phi(-2) = 0.97724994 - 0.02275006 = 0.95449988$$

## (三) NORMSINV 函数

函数 NORMSINV 用于计算标准正态分布 $N(0,1)$ 的(累积)分布函数的逆函数 $\Phi^{-1}(p)$。即已知概率值 $\Phi(x) = p$,由 NORMSINV$(p)$ 就可以得到 $x(= \Phi^{-1}(p))$ 的值,该 $x$ 就是对应于 $p = 1 - \alpha$ 的标准正态分布 $N(0,1)$ 临界值 $Z_{1-\alpha}$,可以代替附表 3。函数 NORMSINV 的格式为

$$\text{NORMSINV}(\text{probability})$$

其中,probability:标准正态分布的概率值 $p$。

则对标准正态分布 $N(0,1)$ 的临界值 $Z_\alpha$,有

$$Z_\alpha = \text{NORMSINV}(1 - \alpha)$$

例如,对例 2-22(2),因已求得 $\Phi(5/\sigma) = 0.9$,则在 Excel 单元格中输入

$$\text{``} = \text{NORMSINV}(0.9)\text{''}$$

得到 1.281551，即 $5/\sigma = 1.281551$，故 $\sigma = 5/1.281551 = 3.901522$（见本章第 3 节图 2-17）。

## 四、用 Excel 计算指数分布

指数分布常用来作为"寿命"的概率分布模型。在 Excel 中，函数 EXPONDIST 用于计算指数分布的（累积）分布函数值 $F(x)$ 和概率密度函数值 $f(x)$。其格式为

$$\text{EXPONDIST}(x,lambda,cumulative)$$

其中，x 为需要计算其分布的数值；lambda 为指数分布的参数值 $\lambda$；cumulative 为一逻辑值，指定函数形式，若取为 1 或 TRUE，将计算 $F(x)$；若取为 0 或 FALSE，则计算密度 $f(x)$。

即对指数分布的分布函数值 $F(x)$ 和密度函数值 $f(x)$，有

$$F(x) = \text{EXPONDIST}(x,\lambda,1)；\quad f(x) = \text{EXPONDIST}(x,\lambda,0)$$

例如，在第 3 节例 2-23 中，对服从指数分布的灯泡使用寿命 $X$，已求得 $\lambda = 1/1000 = 0.001$。在 Excel 中，由函数" = EXPONDIST(1000,0.001,1)"可得分布函数 $F(1000) = P(X \leqslant 1000)$ 的概率值 0.632121，则所求的概率为

$$P(X > 1000) = 1 - P(X \leqslant 1000) = 1 - F(1000) = 1 - 0.632121 = 0.367879$$

（见本章第 3 节图 2-20）。

# 本 章 小 结

## (一) 随机事件及关系

| 名目 | 内容 |
|---|---|
| 概念 | （随机）试验、样本空间 $\Omega$、基本事件（样本点）$\omega$、（随机）事件、事件的发生、必然事件 $\Omega$、不可能事件 $\varnothing$ |
| 事件间关系 | 包含 $B \supset A$、相等 $A = B$ |
| | 对立事件 $\bar{A}$：$A\bar{A} = \varnothing$，$A + \bar{A} = \Omega$ |
| | 互不相容：$AB = \varnothing$ |
| | 相互独立：$P(AB) = P(A)P(B)$ |
| 事件间运算 | 和（或并）：$A + B$（或 $A \cup B$） |
| | 积（或交）：$AB$（或 $A \cap B$） |
| | 差：$A - B$ |
| 运算规则 | 交换律：$A + B = B + A$；$AB = BA$ |
| | 结合律：$(A + B) + C = A + (B + C)$；$(AB)C = A(BC)$ |
| | 分配律：$(A + B)C = AB + BC$；$A + (BC) = (A + B)(A + C)$ |
| | 德·摩根对偶律：$\overline{A + B} = \bar{A}\bar{B}$，$\overline{AB} = \bar{A} + \bar{B}$ |
| | 差积转换律：$A - B = A\bar{B} = A - AB$ |

## (二) 概率的定义

| 类型 | 定义公式 |
|---|---|
| 古典概率 | $P(A) = \dfrac{m}{n} = \dfrac{A \text{ 所含的基本事件数}}{\text{基本事件总数}}$ |
| 统计概率 | $P(A) = p \left( \approx f_n(A) = \dfrac{n_A}{n} \right)$ |

| 类型 | 定义公式 |
|------|----------|
| 公理化定义<br>（基本性质） | 对样本空间中任意事件 $A$ 对应的一个实数 $P(A)$，满足<br>公理1(非负性)：$0 \leqslant P(A) \leqslant 1$<br>公理2(规范性)：$P(\Omega)=1,P(\varnothing)=0$<br>公理3(可列可加性)：若 $A_1,A_2,\cdots,A_n,\cdots$，两两互不相容，<br>$P(A_1+A_2+\cdots+A_n+\cdots)=P(A_1)+P(A_2)+\cdots+P(A_n)+\cdots$<br>则称 $P(A)$ 为随机事件 $A$ 的概率 |

## （三）概率的计算公式

| 名称 | 计算公式 |
|------|----------|
| 加法公式 | $P(A+B)=P(A)+P(B)-P(AB)$<br>若 $A$、$B$ 互不相容$(AB=\varnothing)$：$P(A+B)=P(A)+P(B)$ |
| 对立事件公式 | $P(A)=1-P(\bar{A})$；$P(\bar{A})=1-P(A)$ |
| 事件之差公式 | $P(A-B)=P(A)-P(AB)$<br>若 $B \subset A,P(A-B)=P(A)-P(B)$ |
| 条件概率公式 | $P(B\vert A)=\dfrac{P(AB)}{P(A)}(P(A)>0)$ |
| 乘法公式 | 若 $P(A)>0,P(AB)=P(A)P(B\vert A)$<br>若 $P(B)>0,P(AB)=P(B)P(A\vert B)$ |
| 独立事件公式 | $A$、$B$ 相互独立：$P(AB)=P(A)P(B)$<br>$A_1,A_2,\cdots,A_n$ 相互独立：$P(A_1A_2\cdots A_n)=P(A_1)P(A_2)\cdots P(A_n)$ |

## （四）随机变量及分布

| 名称 | 定义 | 性质 |
|------|------|------|
| 分布函数 | $F(x)=P(X \leqslant x),\quad -\infty<x<+\infty$ | 1. $0 \leqslant F(x) \leqslant 1$<br>2. $P(a<X \leqslant b)=F(b)-F(a)$ |
| 离散型：分布律 | $P(X=x_k)=p_k,\quad k=1,2,\cdots$<br>或<br><table><tr><td>$X$</td><td>$x_1$</td><td>$x_2$</td><td>$\cdots$</td><td>$x_k$</td><td>$\cdots$</td></tr><tr><td>$P$</td><td>$p_1$</td><td>$p_2$</td><td>$\cdots$</td><td>$p_k$</td><td>$\cdots$</td></tr></table> | 1. $p_k \geqslant 0,k=1,2,\cdots$<br>2. $\displaystyle\sum_{k=1}^{\infty}p_k=1$ |
| 连续型：密度函数 $f(x)$ | 对任意 $a<b$ 有<br>$$P(a<X \leqslant b)=\int_a^b f(x)\,\mathrm{d}x$$<br>或对 $X$ 的分布函数<br>$$F(x)=\int_{-\infty}^x f(t)\,\mathrm{d}t,-\infty<x<+\infty$$ | 1. $f(x) \geqslant 0$<br>2. $\displaystyle\int_{-\infty}^{+\infty}f(x)\,\mathrm{d}x=1$<br>3. $X$ 的分布函数 $F(x)$ 连续<br>4. $X$ 的密度：$f(x)=F'(x)$<br>5. 对常数 $a,P(X=a)=0$ |

## （五）随机变量的数字特征

| 类型 | 定义 | 性质 | 备注 |
|---|---|---|---|
| 数学期望 $E(X)$ | 离散型 $E(X)=\sum_{k=1}^{+\infty}x_kp_k$<br>连续型 $E(X)=\int_{-\infty}^{+\infty}xf(x)\,\mathrm{d}x$ | 1. $E(C)=C$（$C$ 为常数）<br>2. $E(CX)=C\cdot E(X)$<br>3. $E(X\pm Y)=E(X)\pm E(Y)$ | 描述随机变量所有可能取值的平均水平 |
| 方差 $D(X)$ | $D(X)=E\left[(X-E(X))^2\right]$ | 1. $D(C)=0$（$C$ 为常数）<br>2. $D(CX)=C^2\cdot D(X)$<br>3. 若 $X$、$Y$ 相互独立,则<br>$\quad D(X\pm Y)=D(X)+D(Y)$<br>4. $D(X)=E(X^2)-(E(X))^2$ | 描述随机变量取值相对于均值的平均离散程度 |
| 标准差 $(X)$ | $\sigma(X)=\sqrt{D(X)}$<br>$=\sqrt{E\left[(X-E(X))^2\right]}$ | | |

## （六）常用分布及其数字特征

| 分布名称 | 概率分布（或密度函数） | 数学期望 | 方差 |
|---|---|---|---|
| 二项分布 $B(n,p)$ | $P(X=k)=\mathrm{C}_n^kp^kq^{n-k}$,　$k=0,1,\cdots,n$ | $np$ | $npq$ |
| 泊松分布 $P(\lambda)$ | $P(X=k)=\dfrac{\lambda^k}{k!}\mathrm{e}^{-\lambda}$,　$k=0,1,2,\cdots$ | $\lambda$ | $\lambda$ |
| 均匀分布 $U(a,b)$ | $f(x)=\begin{cases}\dfrac{1}{b-a},& a\leqslant x\leqslant b\\0,& 其他\end{cases}$ | $\dfrac{a+b}{2}$ | $\dfrac{(b-a)^2}{12}$ |
| 正态分布 $N(\mu,\sigma^2)$ | $f(x)=\dfrac{1}{\sqrt{2\pi}\,\sigma}\mathrm{e}^{-\frac{(x-\mu)^2}{2\sigma^2}}$,　$-\infty<x<+\infty$ | $\mu$ | $\sigma^2$ |
| 标准正态分布 $N(0,1)$ | $\varphi(x)=\dfrac{1}{\sqrt{2\pi}}\mathrm{e}^{-\frac{x^2}{2}}$,　$-\infty<x<+\infty$ | $0$ | $1$ |
| 指数分布 $E(\lambda)$ | $f(x)=\begin{cases}\lambda\mathrm{e}^{-\lambda x},& x\geqslant 0,\\0,& x<0\end{cases}$　$(\lambda>0)$ | $\dfrac{1}{\lambda}$ | $\dfrac{1}{\lambda^2}$ |

## 目 标 检 测

### 一、名词解释

随机试验(试验)、样本空间、随机事件(事件)、古典概型、随机变量、概率分布、数学期望、方差。

### 二、填空题

1. 若 $P(A)=0.3,P(B)=0.6$,则

  (1) 若 $A$、$B$ 独立,则 $P(A+B)=$ _____ ,$P(B-A)=$ _____ ;

  (2) 若 $A$ 和 $B$ 互不相容,则 $P(A+B)=$ _____ ,$P(B-A)=$ _____ ;

  (3) 若 $A\subset B$,则 $P(A+B)=$ _____ ,$P(B-A)=$ _____ 。

2. 已知 $X$ 服从二项分布 $B(n,p)$,且 $E(X)=6$,$D(X)=4.2$,则 $n=$ _____ ,$p=$ _____ 。

3. 设随机变量 $X$ 的密度函数为 $f(x)$,则

$P(a\leqslant X\leqslant b)=$ _____ ,$\int_{-\infty}^{+\infty}f(x)\,\mathrm{d}x=$ _____ 。

4. 设 $X$、$Y$ 相互独立,且 $D(X)=6$,$D(Y)=3$,则 $D(2X-Y)=$ _____ 。

5. 设 $X\sim N(\mu,\sigma^2)$,对常数 $a,b$ 有:$E(aX+b)=$ _____ ;$D(aX+b)=$ _____ 。

### 三、单选题

1. 正态分布有两个参数 $\mu$ 与 $\sigma$,（　　）,相应的正态曲线的形状越扁平。

  A. $\mu$ 越大　　　　　　　　B. $\mu$ 越小

  C. $\sigma$ 越大　　　　　　　　D. $\sigma$ 越小

2. 下列说法正确的是（　　）。

  A. 任一事件的概率总在 $(0,1)$

  B. 不可能事件的概率不一定为 0

  C. 必然事件的概率一定为 1

D. 以上均不对

3. 甲、乙两人独立地向目标射击,射中目标的概率分别为:0.7、0.8,两人中恰好有一人射中目标的概率为(    )。

   A. 0.56              B. 0.44

   C. 0.38              D. 0.5

4. 某人打靶的命中率为0.8,现独立地射击5次,则5次中有2次命中的概率为(    )。

   A. $0.8^2 \times 0.2^3$          B. $0.8^2$

   C. $\dfrac{2}{5} \times 0.8^2$              D. $C_5^2 \times 0.8^2 \times 0.2^3$

5. 设 $X \sim N(0,1)$,$\Phi(x)$ 为 $X$ 的分布函数,则 $P(|X| \leq 3) = ($    $)$。

   A. $\Phi(3)$              B. $2\Phi(3)$

   C. $\Phi(3) + \Phi(-3)$          D. $2\Phi(3) - 1$

**四、应用分析题**

1. 设 $\Omega = \{1,2,3,4,5,6,7\}$,$A = \{2,3,4\}$,$B = \{3,4,5\}$。试求下列事件:(1) $\overline{AB}$;(2) $\overline{A} + B$。

2. 在一标准英语词典共有55个由两个不同字母组成的单词,现从26个英文字母中任取两个字母来排成一个字母对,求它恰是上述字典中的单词的概率。

3. 五个身高不同的人随机站成一排,问恰好按身高顺序排列的概率是多少?

4. 甲、乙、丙三人各自独立地去破译一密码,他们能译出该密码的概率分别是1/5,2/3,1/4,求该密码被破译的概率。

5. 电路由电池 A 与两个并联的电池 B、C 串联而成,设电池 A、B、C 是否损坏相互独立,且它们损坏的概率依次为 0.3,0.2,0.2,求电路发生间断的概率。

6. 在某地供应的某种药品中,甲、乙两药厂的产品各占 65%、35%,且甲、乙两厂的该药品合格率分别为 90%、80%,现用 $A_1$、$A_2$ 分别表示甲、乙两药厂的产品,$B$ 表示合格品,试求:$P(A_1)$、$P(A_2)$、$P(B|A_1)$、$P(B|A_2)$ 和 $P(A_1B)$。

7. 已知离散型随机变量 $X$ 的概率分布为

| $X$ | 0 | 1 | 2 | 3 |
|---|---|---|---|---|
| $P$ | 0.4 | $C$ | $2C$ | $3C$ |

   试求:(1) $C$ 值;(2) 累积概率 $P(X \leq 2)$;

   (3) $X$ 的数学期望 $E(X)$。

8. 设连续型随机变量 $X$ 的密度函数为

$$f(x) = \begin{cases} Cx, & 0 \leq x \leq 1 \\ 0, & \text{其他} \end{cases}$$

   试求:(1) 常数 $C$;(2) $P(0.3 < X < 1.5)$;(3) 数学期望 $E(X)$。

9. 某药治某病的治愈率为 80%,今用该药治病 20 例。试求:

   (1) 有人未治愈的概率;

   (2) 恰有 2 例未治愈的概率;

   (3) 20 人中治愈人数的概率分布。

   (4) 20 人中已治愈的平均人数。

10. 已知 $X \sim N(1.5, 2^2)$,试求:(1) $P(2 < X \leq 2.5)$;

    (2) $P(X < 5)$;(3) $P(|X - 1.5| > 2)$;(4) $E(X)$;

    (5) $D(3X + 6)$。

11. 某高校男生身高(单位:cm)$X$ 服从正态分布 $N(173, 5^2)$,现任选一名男生,试求

    (1) 该男生身高在 170~178 的概率;

    (2) 该男生身高超过 182 的概率;

    (3) 该高校男生的平均身高值。

**五、上机实训题**

1. 对应用分析题中第9题的(1)和(2)问题用 Excel 中的统计函数来求解。

2. 对应用分析题中第11题(1)和(2)的概率计算问题用 Excel 中的统计函数来求解。

（尹　勤）

# 第3章 抽样分布

## 学习目标

**知识目标**

1. 理解总体、样本、统计量等数理统计的基本概念。
2. 了解$\chi^2$分布、$t$分布、$F$分布的性质及其与常用统计量的抽样分布间的联系。
3. 掌握查表求$\chi^2$分布、$t$分布、$F$分布的临界值(分位数)。

**技能目标**

掌握用 Excel 计算$\chi^2$分布、$t$分布、$F$分布的概率和临界值(分位数)。

统计研究的目的在于探索说明总体的数量特征即统计规律性。如果我们掌握的统计数据是研究对象的全体即总体的全面调查资料,则可直接计算总体的特征指标(如总体的均值、方差、标准差、总体率等)等来描述总体的相应数量特征和规律。但现实情况比较复杂,有些现象的范围很广,不可能也没有必要对总体中的每个个体都进行一一测定。这就需要从总体中抽取部分个体进行调查,再利用从样本中所获得的信息来估计和推断总体的数量特征即统计规律性,这称为统计推断(statistical inference)。

案例 3-1

要检验一批灯泡的使用寿命,由于测试是破坏性的,不可能对每一只灯泡进行测试。只能抽取一部分灯泡做测试,据此来推断该批灯泡的平均使用寿命。

案例 3-2

某公司研制了一种治疗冠心病的新药,现要考察该新药对冠心病患者治疗的有效率是多少。显然不可能对所有的冠心病患者用该药进行一一治疗,而只能抽取一部分冠心病患者作为样本进行临床治疗,进而根据该药对该部分冠心病患者治疗有效的比例来推断该药对全体冠心病患者治疗的有效率。

上列案例表明,当总体的个体数很多时,或者总体的范围难以确定时,或者对于破坏性试验,我们只能从中抽取一部分个体进行调查,以此来推断所研究的总体的状况和规律,即进行由样本的部分信息来推断总体的统计规律性的统计推断。统计推断是统计研究的基本内容,包括抽样分布、参数估计和假设检验等内容。本章我们首先介绍一些数理统计的基本概念,再介绍有关抽样分布等知识。

# 第 1 节　总体、样本和统计量

## 一、总体与样本

总体(population)是统计所要研究对象的全体,是根据研究目的确定的、具有共同性质的观察单元的全体。组成总体的每个观察单元称为个体(individual),个体是统计研究中最基本的单位。总体的参数(parameter)是指总体的数字特征即总体指标,一般用小写的希腊字母如$\mu$、$\sigma$等来表示。例如,调查某地在校大学生的身高,该地所有在校大学生的身高值就构成总体,而该地每一个在校大学生的身高就是个体,该地所有在校大学生的平均身高值即总体均值就是总体的一个重要参数。在该调查中,我们能够做到对该地区所有在校大学生的身高值进行调查,这种总体明确规定了空间、时间、人群范围内有限个观察单元,称为有限总体(finite population)。但是如果我们要调查某条河流的污染情况,我们不可能把这条河流的水全部取来进行检测,这种总体即观察单元的全体数只是理论上存在的,因而可视为"无限",称为无限总体(infinite population)。有时我们还将个体数相当多的有限总体作为无限总体来处理。

在实际应用中,由于种种微小的偶然因素的影响,每个个体不尽相同而具有随机性,但有确定的概率分布,因此研究对象的数量指标就是一个随机变量 $X$,总体是这个随机变量 $X$ 可能取值的全体,就可用随机变量 $X$ 来代表总体,例如,服从正态分布的总体称为正态总体;个体则是随机变量的一个可能取值。

在概率论研究中,我们总是已知总体(即随机变量)所服从的分布及其参数,研究随机试验出现各种结果可能性的大小。而在实际问题中,随机试验的总体情况包括参数往往是未知的,反而需要通过研究对其进行估计推断。此时我们一般采用抽样的方法:从总体中抽取部分个体进行观察试验,得到抽样数据,再应用概率论原理,对总体情况作出估计推断。

**定义 3-1** 为推断总体的有关统计特征,从总体中随机抽取的部分个体称为样本(sample);抽取过程称为抽样(sampling);样本中所含个体的个数称为样本容量(sample size),一般用 $n$ 表示。

对于一个样本,当 $n \geq 30$ 时,称为大样本,否则称为小样本。本书以后所讨论的抽样均指简单随机抽样(simple random sampling),即总体中每个个体被抽取的可能性是均等的,而且每抽取一个个体时总体分布不变,由此得到的样本都是简单随机样本。例如,在研究某地在校大学生的身高时,随机抽取该地区在校大学生 50 名来进行调查,分别测其身高,这 50 名在校大学生的身高就构成一个样本,样本容量就是 50。

在总体 $X$ 中抽取 $n$ 个个体得到一个样本容量是 $n$ 的样本,用 $X_1, X_2, \cdots, X_n$ 表示,由于 $X_1, X_2, \cdots, X_n$ 是从总体 $X$ 中随机抽取的可能结果,因而是 $n$ 个随机变量;而在一次抽样后,则是一组具体的数值,称为一组样本值,记为 $x_1, x_2, \cdots, x_n$,样本值就是表示样本的随机变量的取值。由于抽样是简单随机抽样,则样本 $X_1, X_2, \cdots, X_n$ 应具有:

(1) 独立性: $X_1, X_2, \cdots, X_n$ 相互独立;

(2) 代表性: $X_1, X_2, \cdots, X_n$ 与总体 $X$ 具有相同的概率分布;

即表示样本的随机变量 $X_1, X_2, \cdots, X_n$ 是独立同分布的。

## 二、统 计 量

样本是总体的代表与反映,是对总体进行统计推断的基本依据。但在抽取样本后,一般不直接利用样本进行估计推断,而是对样本进行处理,即针对不同问题构造样本的不同函数来进行统计处理。

**定义 3-2** 我们将样本 $X_1, X_2, \cdots, X_n$ 的不含任何未知参数的函数 $\varphi(X_1, X_2, \cdots, X_n)$ 称为统计量(statistic)。

根据定义,统计量完全依赖于样本,不应含有分布的任何未知参数。例如,对总体 $X$ 的一个样本 $X_1, X_2, \cdots, X_n$,若当总体均值 $\mu$ 未知,而总体方差 $\sigma^2$ 已知时,$\dfrac{1}{\sigma^2} \sum\limits_{i=1}^{n} X_i^2$ 是统计量,而 $\sum\limits_{i=1}^{n} (X_i - \mu)^2$ 因为含有未知参数 $\mu$ 就不是统计量。

设 $X_1, X_2, \cdots, X_n$ 是总体 $X$ 的一个样本,则常用的样本统计量主要有样本均值(mean)：$\bar{X} = \dfrac{1}{n} \sum\limits_{i=1}^{n} X_i$；

样本方差(variance)：$S^2 = \dfrac{1}{n-1} \sum\limits_{i=1}^{n} (X_i - \bar{X})^2 = \dfrac{1}{n-1} \Big( \sum\limits_{i=1}^{n} X_i^2 - n(\bar{X})^2 \Big)$；

样本标准差(standard deviation)：$S = \sqrt{S^2} = \sqrt{\dfrac{1}{n-1} \sum\limits_{i=1}^{n} (X_i - \bar{X})^2}$；

样本变异系数(coefficient of variation)：$\mathrm{CV} = \dfrac{S}{|\bar{X}|} \times 100\%$；

样本标准误 (standard error)：$S_x = \dfrac{S}{\sqrt{n}}$。

它们分别刻画了样本的位置(集中)特征和离散(变异)特征,并可分别用于估计总体的均值 $\mu$、方差 $\sigma^2$、标准差 $\sigma$、变异系数 CV 和标准误。

由于样本是随机变量,故统计量也是随机变量。当泛指一次抽样结果时,样本 $X_1, X_2, \cdots, X_n$ 是 $n$ 个随机变量,则样本均值 $\bar{X}$ 与样本方差 $S^2$ 等也都是随机变量;当特指一次具体的抽样结果时,样本值 $x_1, x_2, \cdots, x_n$ 是 $n$ 个具体的数值,从而其样本均值 $\bar{x}$ 与样本方差 $s^2$：

$$\bar{x} = \dfrac{1}{n} \sum_{i=1}^{n} x_i , \qquad s^2 = \dfrac{1}{n-1} \sum_{i=1}^{n} (x_i - \bar{x})^2$$

等也都是具体的数值,这即我们在第 1 章第 2 节中介绍的样本均值、样本方差等,其特征意义也相同。如标准差反映了每个样本数据偏离其样本均值的绝对偏差,变异系数反映了样本数据偏离其样本均值的相对偏差,而标准误是用来衡量以样本均值来推断估计总体均值时的平均误差。

后面在不引起混淆的情况下,我们对样本和统计量赋予双重意义:泛指时为随机变量,特指时为相应数值。

对于总体、参数与样本、统计量等数理统计的基本概念,我们可以通过图 3-1 来理解它们之间的关系。

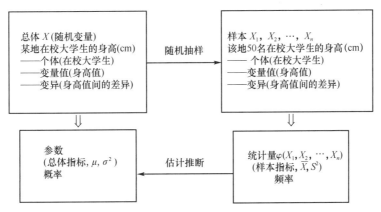

图 3-1　总体、参数与样本、统计量等基本概念之间的关系图

---

**知识链接**　　　　　G. H. 盖洛普与民意测验统计

G. H. 盖洛普(George Horace Gallup, 1901～1984),美国舆论统计学家和民意测验统计的创始人。1935 年于新泽西州的普林斯顿创立美国舆论研究所,正式举办各种全国性民意调查。

1936 年,当时非常流行的《文摘》杂志给美国选民邮寄了 1000 万份总统选举预测的调查表,其收回的 240 万份问卷结果表明，共和党总统候选人兰登（A. Landon）将获得 57% 的选票而获胜，而民主党总统候选人罗斯福（F. D. Roosevelt）只获得 43% 的选票。从 1916 年以来，《文摘》杂志在每次总统选举前都正确预测了总统选举的获胜者。而刚刚成立的盖洛普的研究所仅仅从美国选民随机抽取了 2000 名选民，根据年龄、性别、教育程度、职业、经济收入、宗教信仰等标准，在全国各地区按比例选择测验对象，派调查员亲自去调查访问，根据统计测验结果进行分析，其抽样预测结果表明罗斯福将获得 54% 的选票并获胜。真实的选举结果是罗斯福获得了压倒多数的 62% 的选票，而兰登仅获得 38% 的选票。虽然盖洛普的预测也有误差，但其总的趋势表明盖洛普民意测验的正确性。

1936 年对总统候选人的正确预测，为盖洛普和他的研究所赢得了威望，并成为美国甚至世界上最负盛名的民意调查机构。自从 1936 年以来，盖洛普在进行每四年一届的总统选举预测中，总是用 1000~2000 人的样本代表近 2 亿的成年选民进行快速预测，除了在 1948 年错报外，其余各次的预测结果都是正确的，而且平均误差在 2% 之内。盖洛普也逐渐成了民意测验的代名词了。

# 第 2 节　抽样分布

抽样分布（sampling distribution）是指统计量作为随机变量所服从的概率分布。抽样分布是统计推断的基础。这里我们主要讨论与常用统计量样本均值与样本方差相关的常用抽样分布。在大多数情形，统计量服从正态分布或以正态分布为渐近分布，所以正态分布是最常用的抽样分布。此外，本节将介绍的 $\chi^2$ 分布、$t$ 分布、$F$ 分布等抽样分布也起着重要作用。

## 一、样本均值的分布

设从总体 $X$ 中随机抽取一个样本 $X_1, X_2, \cdots, X_n$，则 $X_1, X_2, \cdots, X_n$ 是 $n$ 个相互独立且服从与总体相同的分布。由于正态分布是最常见的分布之一，故我们先考虑在总体 $X$ 服从正态分布 $N(\mu, \sigma^2)$ 时，样本均值 $\overline{X}$ 的抽样分布。

**定理 3-1**　设 $X_1, X_2, \cdots, X_n$ 是来自正态总体 $N(\mu, \sigma^2)$ 的样本，则对其样本均值 $\overline{X}$ 有

$$\overline{X} = \frac{1}{n} \sum_{i=1}^{n} X_i \sim N\left(\mu, \frac{\sigma^2}{n}\right)$$

即样本均值 $\overline{X}$ 的抽样分布仍为正态分布，且

$$E(\overline{X}) = \mu, \quad D(\overline{X}) = \frac{\sigma^2}{n}$$

（证明略）。

样本均值 $\overline{X}$ 的标准差为 $\dfrac{\sigma}{\sqrt{n}}$，称为标准误（standard error），记为

$$\sigma(\overline{X}) = \frac{\sigma}{\sqrt{n}}$$

将样本均值 $\overline{X}$ 标准化后，定理结果即化为

$$Z = \frac{\overline{X} - \mu}{\sigma(\overline{X})} = \frac{\overline{X} - \mu}{\sigma / \sqrt{n}} \sim N(0,1)$$

当总体的分布不是正态分布和近似正态分布时，只要抽样个数 $n$ 比较大时，由中心极限定理知，样本均值 $\overline{X}$ 的渐近分布仍为正态分布 $N\left(\mu, \dfrac{\sigma^2}{n}\right)$，这即下面的结论。

**定理 3-2**(中心极限定理)　若总体 $X$ 的均值 $\mu$ 和方差 $\sigma^2$ 有限,则当样本容量 $n$ 充分大时,不管总体服从什么分布,其样本均值 $\overline{X}$ 近似服从均值是 $\mu$、方差为 $\dfrac{\sigma}{\sqrt{n}}$ 的正态分布,即

$$\overline{X} = \frac{1}{n}\sum_{i=1}^{n} X_i \sim N\left(\mu, \frac{\sigma^2}{n}\right)\ (近似)$$

(证明略)。

上述定理表明若用样本均值 $\overline{X}$ 去估计总体均值 $\mu$ 时,平均而言是没有偏差(无偏性),而且当 $n$ 越来越大时,$\overline{X}$ 的离散程度越来越小,即用 $\overline{X}$ 估计 $\mu$ 越来越准确。实际计算时,当总分布未知时,对大样本情形($n \geq 30$),就可以应用上述定理。

**例 3-1**　从均值 $\mu = 18$ 和方差 $\sigma^2 = 16$ 的总体中随机抽取一样本容量为 64 的样本,求其样本均值 $\overline{X}$ 落在 17 到 19 之间的概率。

**解**　因为样本容量 $n = 64 (>30)$ 为大样本情形,则由中心极限定理,不论总体是何分布,样本均值 $\overline{X}$ 近似服从均值是 $\mu = 18$、方差是

$$\frac{\sigma^2}{n} = \frac{16}{64} = \frac{1}{4}$$

的正态分布,即

$$\overline{X} \sim N(18, 1/4)\ (近似)$$

故所求概率为

$$P(17 \leqslant \overline{X} \leqslant 19) = F(19) - F(17) = \Phi\left(\frac{19-18}{1/2}\right) - \Phi\left(\frac{17-18}{1/2}\right)$$
$$= \Phi(2) - \Phi(-2) = 2\Phi(2) - 1 = 0.9545$$

**定义 3-3**　对于标准正态随机变量 $X$ 和给定的 $\alpha(0 < \alpha < 1)$,我们称满足

$$P(X > Z_\alpha) = \int_{Z_\alpha}^{+\infty} \frac{1}{\sqrt{2\pi}} e^{-\frac{x^2}{2}} dx = \alpha$$

的点 $Z_\alpha$ 为标准正态分布的上侧 $\alpha$ 分位数(upside $\alpha$ quantile)或临界值(critical value)(图 3-2)。

对于给定的 $\alpha$,由临界值定义公式得

$$P(X > Z_\alpha) = 1 - P(X \leqslant Z_\alpha)$$
$$= 1 - \Phi(Z_\alpha) = \alpha$$

从而

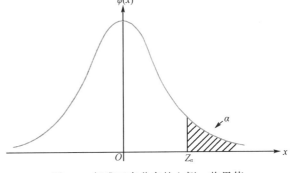

图 3-2　标准正态分布的上侧 $\alpha$ 临界值

$$\Phi(Z_\alpha) = 1 - \alpha$$

查附表 3 即可以得到临界值 $Z_\alpha$ 之值。

例如,给定 $\alpha = 0.05$,计算得

$$\Phi(Z_{0.05}) = 1 - 0.05 = 0.95$$

查书后附表 3 中概率为 0.95 的临界值,即得 $Z_{0.05} = 1.645$。

Excel 软件应用

在 Excel 单元格中输入“$=$NORMSINV(0.95)”可得 $Z_{0.05}$ 的临界值 1.64485(图 3-3)。详见第 2 章第 4 节。

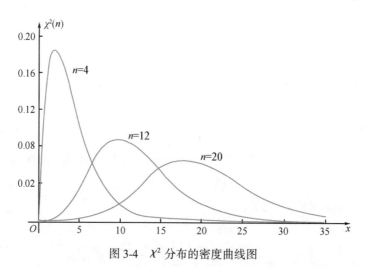

图 3-3　$Z_{0.05}$的 Excel 计算结果

## 二、$\chi^2$ 分布

对于样本方差

$$S^2 = \frac{1}{n-1}\sum_{i=1}^{n}(X_i - \bar{X})^2$$

的抽样分布,当总体服从正态分布 $N(\mu, \sigma^2)$ 时,有下面结论。

**定理 3-3**　设 $X_1, X_2, \cdots, X_n$ 是来自正态总体 $N(\mu, \sigma^2)$ 的样本,则对于其样本方差 $S^2$,有

$$\frac{(n-1)S^2}{\sigma^2} \sim \chi^2(n-1)$$

而且样本均值 $\bar{X}$ 与样本方差 $S^2$ 相互独立。

（证明略）。

我们将所服从的分布 $\chi^2(n-1)$ 称为自由度是 $(n-1)$ 的 $\chi^2$（卡方）分布（chi-square distribution）,并将服从 $\chi^2$（卡方）分布的随机变量记为 $\chi^2$。

**定义 3-4**　设随机变量 $X_1, X_2, \cdots, X_n$ 相互独立,且都服从标准正态分布 $N(0,1)$,则称

$$\chi^2 = X_1^2 + X_2^2 + \cdots + X_n^2$$

服从 $\chi^2(n)$ 分布,并记为 $\chi^2 \sim \chi^2(n)$。其中 $n$ 称为自由度（degree of freedom, df）,表示相互独立的标准正态变量的个数。

$\chi^2(n)$ 分布密度函数较为复杂,此处从略。$\chi^2(n)$ 分布的图形如图 3-4 所示。

图 3-4　$\chi^2$ 分布的密度曲线图

从图 3-4 中可看到,$\chi^2(n)$ 分布是不对称偏态分布,而且只在第一象限取值,并随 $n$ 的增大逐渐趋于对称。实际上当 $n \to \infty$ 时,$\chi^2$ 分布的极限分布为正态分布。

对服从 $\chi^2(n)$ 分布的 $\chi^2$,其均值和方差分别为

$$E(X^2)=n,\quad D(X^2)=2n$$

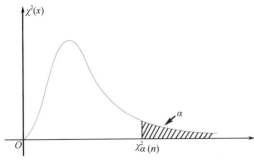

图 3-5　$X^2$ 分布的上侧 $\alpha$ 临界值

**定义 3-5**　对于给定的 $\alpha(0<\alpha<1)$，我们称满足

$$P(X^2>X_\alpha^2(n))=\alpha \text{ 或 } \int_{X_\alpha^2(n)}^{+\infty}f(x)\,\mathrm{d}x=\alpha$$

的点 $X_\alpha^2(n)$ 称为 $X^2$ 分布的上侧 $\alpha$ 分位数或临界值(图 3-5)。

对于不同的自由度 $n$ 和 $\alpha$，附表 5 中编制的 $X^2$ 分布表列出了相应的 $X_\alpha^2(n)$ 的值，可用于有关 $X^2$ 分布的概率计算问题。

例如，$\alpha=0.05$，$n=10$ 时，查附表5($X^2$ 分布表)得 $X_{0.05}^2(10)=18.307$。

Excel 软件应用

在 Excel 单元格中输入"=CHIINV(0.05,10)"可得 $X_{0.05}^2(10)$ 临界值 18.30704(图 3-6)。详见本章第 3 节。

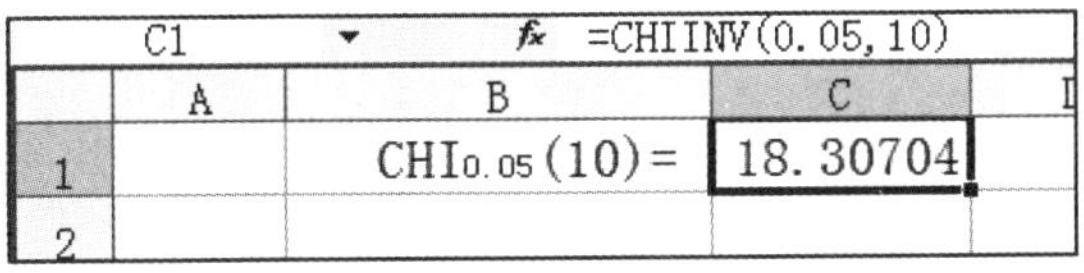

| C1 | | $f_x$ | =CHIINV(0.05,10) | |
|---|---|---|---|---|
| | A | B | C | D |
| 1 | | CHI$_{0.05}(10)=$ | 18.30704 | |
| 2 | | | | |

图 3-6　$X_{0.05}^2(10)$ 的 Excel 计算结果

对 $X^2$ 分布，当自由度 $n$ 很大时，有

$$\sqrt{2X^2}\sim N(\sqrt{2n-1},1)\text{（近似）}$$

故附表 5 中编制的 $X_\alpha^2(n)$ 表仅列出 $n\leq45$ 相应的值，对 $n>45$ 有

$$X_\alpha^2(n)\approx\frac{1}{2}(Z_\alpha+\sqrt{2n-1})^2$$

式中 $Z_\alpha$ 是标准正态分布 $N(0,1)$ 的上侧 $\alpha$ 临界值，满足 $P(Z>Z_\alpha)=\alpha$，其值可由标准正态分布临界值表(附表 4)查得。

例如，$\alpha=0.05$，$n=50$ 时，有

$$X_{0.05}^2(50)\approx\frac{1}{2}(Z_{0.05}+\sqrt{2\times50-1})^2=\frac{1}{2}(1.64+\sqrt{99})^2=67.163$$

Excel 软件应用

在 Excel 单元格中输入"=CHIINV(0.05,50)"可得 $X_{0.05}^2(50)$ 临界值(精确值)67.5048065。详见本章第 3 节。

## 三、$t$ 分布

前面我们讨论了总体方差已知时，样本均值的抽样分布。但在实际应用中，总体的方差(及标准差)往往是未知的，此时需用样本方差 $S^2$ 代替总体方差 $\sigma^2$，或用样本标准差 $S$ 代替总体标准差 $\sigma$，对此，有下面结论。

**定理 3-4**　设 $X_1,X_2,\cdots,X_n$ 是来自正态总体 $N(\mu,\sigma^2)$ 的样本，$\overline{X}$ 与 $S^2$ 分别是样本均值与样本方差，则

$$\frac{\overline{X}-\mu}{S/\sqrt{n}}\sim t(n-1)$$

(证明略)。

我们将所服从的分布 $t(n-1)$ 称为自由度是 $(n-1)$ 的 $t$ 分布($t$ distribution)或学生分布

（student distribution），并将服从 $t$ 分布的随机变量记为 $T$（或 $t$）。

**定义 3-6** 设随机变量 $X$ 服从标准正态分布 $N(0,1)$，$Y$ 服从 $\chi^2(n)$ 分布，且 $X$ 与 $Y$ 相互独立，则有

$$T = \frac{X}{\sqrt{Y/n}}$$

服从自由度为 $n$ 的 $t$ 分布，记为 $T \sim t(n)$。

$t$ 分布密度函数较为复杂，此处从略。其 $t$ 分布密度曲线图形如图 3-7 所示。

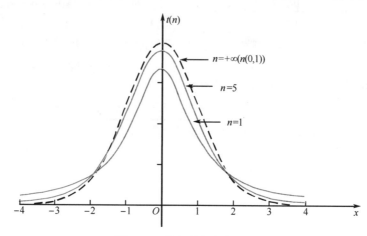

图 3-7　$t$ 分布的密度曲线图

从图 3-7 中可看到，$t$ 分布的密度曲线与标准正态曲线类似，是关于 $Y$ 轴对称的"钟形"曲线，均值是 0，而且随着自由度 $n$ 的逐渐增大，$t(n)$ 逐渐接近于标准正态分布 $N(0,1)$ 的图形。

实际上可以证明，当 $n \to \infty$ 时，$t(n)$ 的极限分布为标准正态分布 $N(0,1)$。因此，对大样本情形 $n \geq 30$，$t$ 分布可用标准正态分布近似。

在研究两个正态总体均值的统计推断时，我们需要考察分别来自两个正态总体的样本均值之差的分布。对此，我们有下面的结论。

**定理 3-5** 设 $X_1, \cdots, X_{n_1}$ 和 $Y_1, \cdots, Y_{n_2}$ 分别是来自同方差的正态总体 $X \sim N(\mu_1, \sigma^2)$ 和 $Y \sim N(\mu_2, \sigma^2)$ 的两个相互独立样本，其样本均值和样本方差分别为 $\bar{X}$、$\bar{Y}$ 和 $S_x^2$、$S_y^2$，则

$$\frac{(\bar{X} - \bar{Y}) - (\mu_1 - \mu_2)}{S\sqrt{\dfrac{1}{n_1} + \dfrac{1}{n_2}}} \sim t(n_1 + n_2 - 2)$$

其中

$$S^2 = \frac{(n_1 - 1)S_x^2 + (n_2 - 1)S_y^2}{n_1 + n_2 - 2}$$

$$S_x^2 = \frac{1}{n_1 - 1}\sum_{i=1}^{n_1}(X_i - \bar{X})^2, \quad S_y^2 = \frac{1}{n_2 - 1}\sum_{i=1}^{n_2}(Y_i - \bar{Y})^2$$

（证明略）。

**定义 3-7** 对于给定的 $\alpha(0 < \alpha < 1)$，我们称满足

$$P(t(n) > t_\alpha(n)) = \alpha \text{ 或 } \int_{t_\alpha(n)}^{+\infty} f(x)\,\mathrm{d}x = \alpha$$

的点 $t_\alpha(n)$ 为 $t(n)$ 分布的上侧 $\alpha$ 分位数或临界值（图 3-8）。

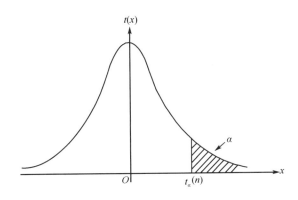

图 3-8　$t$ 分布的上侧 $\alpha$ 临界值

为方便有关 $t$ 分布的计算,附表 6 中编制了 $t$ 分布表,对于自由度 $n(n \leqslant 45)$ 和较小的 $\alpha$ 值,列出了相应的 $t_\alpha(n)$ 的值。对较大的 $\alpha$ 值,可由 $t$ 分布的对称性得

$$t_\alpha(n) = -t_{1-\alpha}(n)$$

而当 $n>45$ 时,$t_\alpha(n)$ 可用标准正态分布 $N(0,1)$ 的临界值 $Z_\alpha$ 来近似:

$$t_\alpha(n) \approx Z_\alpha$$

例如,对 $\alpha = 0.05, n = 10$ 时,直接查 $t$ 分布表(附表 6)得 $t_{0.05}(10) = 1.812$。

对 $\alpha = 0.95, n = 10$ 时,$t_{0.95}(10) =$

$t_{1-0.05}(10) = -t_{0.05}(10) = -1.812$。

对 $\alpha = 0.05, n = 50$ 时,$t_{0.05}(50) \approx Z_{0.05} = 1.64$。

Excel 软件应用

在 Excel 单元格中输入"= TINV(0.10, 10)"可得 $t_{0.05}(10)$ 临界值 1.81246;输入"= TINV(0.10, 50)"可得 $t_{0.05}(50)$ 临界值 1.67591(图 3-9)。详见本章第 3 节。

| C1 | | $f_x$ | =TINV(0.1, 10) | |
|---|---|---|---|---|
| | A | B | C | D |
| 1 | | $T_{0.05}(10) =$ | 1.81246 | |
| 2 | | $T_{0.05}(50) =$ | 1.67591 | |

图 3-9　$t_{0.05}(10)$ 等的 Excel 计算结果

# 四、$F$ 分 布

在将要介绍的假设检验、方差分析等重要章节中,我们需要考虑分别来自正态总体的两个样本方差比的分布,对此,我们有下面的结论。

**定理 3-6**　设 $X_1, \cdots, X_{n_1}$ 与 $Y_1, \cdots, Y_{n_2}$ 是分别来自正态 $N(\mu_1, \sigma_1^2)$ 和 $N(\mu_2, \sigma_2^2)$ 的两个相互独立样本,$S_x^2$、$S_y^2$ 分别是它们的样本方差:

$$S_x^2 = \frac{1}{n_1 - 1} \sum_{i=1}^{n_1} (X_i - \bar{X})^2, \quad \bar{X} = \frac{1}{n_1} \sum_{i=1}^{n_1} X_i$$

$$S_y^2 = \frac{1}{n_2 - 1} \sum_{i=1}^{n_2} (Y_i - \bar{Y})^2, \quad \bar{Y} = \frac{1}{n_2} \sum_{i=1}^{n_2} Y_i$$

则

$$F = \frac{S_x^2 / \sigma_1^2}{S_y^2 / \sigma_2^2} \sim F(n_1 - 1, n_2 - 1)$$

(证明略)。

我们将所服从的分布 $F(n_1-1, n_2-1)$ 称为自由度是 $(n_1-1, n_2-1)$ 的 $F$ 分布($F$ distribution),并将服从 $F$ 分布的随机变量记为 $F$。

**定义 3-8**　设随机变量 $X_1 \sim \chi^2(n_1), X_2 \sim \chi^2(n_2)$,且 $X_1$ 与 $X_2$ 相互独立,则称

$$F = \frac{X_1 / n_1}{X_2 / n_2}$$

服从 $F(n_1, n_2)$ 分布,并记为 $F \sim F(n_1, n_2)$。其中 $n_1, n_2$ 分别称为 $F$ 分布的第一(分子)自由度、第二(分母)自由度。

$F$ 分布密度函数较为复杂,此处从略。$F$ 分布的密度曲线图形如图 3-10 所示。

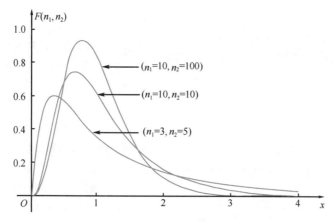

图 3-10  $F$ 分布的密度曲线图

从图 3-10 中可看到，$F$ 分布的密度曲线随自由度 $(n_1,n_2)$ 的取值不同而对应相应曲线，且只在第一象限取值。注意，$F$ 分布总是不对称的正偏态分布，而且不以正态分布为其极限分布。

**定义 3-9**  对于给定的 $\alpha(0<\alpha<1)$，我们称满足

$$P(F>F_\alpha(n_1,n_2))=\alpha \ \text{或} \int_{F_\alpha(n_1,n_2)}^{+\infty} f(x)\,\mathrm{d}x=\alpha$$

的点 $F_\alpha(n_1,n_2)$ 为 $F(n_1,n_2)$ 分布的上侧 $\alpha$ 分位数或临界值（图 3-11）。

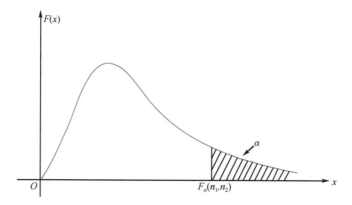

图 3-11  $F$ 分布的上侧 $\alpha$ 临界值

利用附表 7 中 $F(n_1,n_2)$ 分布表，我们就可得到对于常用的 $\alpha(\alpha=0.10,0.05,\cdots)$ 和不同自由度 $(n_1,n_2)$ 的相应 $F_\alpha(n_1,n_2)$ 值。

**注意**  $F$ 分布中的两个自由度 $n_1$ 与 $n_2$ 不可倒置。实际上，对于 $F$ 分布，我们有下面的结论。

**定理 3-7**  如果随机变量 $X\sim F(n_1,n_2)$，则有

$$1/X\sim F(n_2,n_1)$$

（证明略）。

利用该性质，我们有

$$F_{1-\alpha}(n_1,n_2)=\frac{1}{F_\alpha(n_2,n_1)}$$

由此，我们就可以利用 $F$ 分布表中对应于 $\alpha=0.10,0.05,0.025,\cdots$ 的 $F$ 分布的上侧 $\alpha$ 临界值

$F_\alpha(n_1,n_2)$ 来得到相应于 $\alpha=0.90,0.95,0.975,\cdots$ 的 $F$ 分布的上侧 $\alpha$ 临界值。

例如,查表得 $F_{0.05}(10,5)=4.74$,$F_{0.05}(5,10)=3.33$。而

$$F_{0.95}(10,5)=F_{1-0.05}(10,5)=\frac{1}{F_{0.05}(5,10)}=\frac{1}{3.33}=0.30$$

**Excel 软件应用**

在 Excel 单元格中输入"$=\mathrm{FINV}(0.05,10,5)$"可得 $F_{0.05}(10,5)$ 临界值 4.735063;输入"$=\mathrm{FINV}(0.95,10,5)$"可得 $F_{0.95}(10,5)$ 临界值 0.300676(图 3-12)。详见本章第 3 节。

| C1 | ▼ | $f_x$　$=\mathrm{FINV}(0.05,\,10,\,5)$ | |
|---|---|---|---|
| | A | B | C |
| 1 | | $\mathrm{F}_{0.05}(10,5)=$ | 4.735063 |
| 2 | | $\mathrm{F}_{0.95}(10,5)=$ | 0.300676 |

图 3-12　$F_{0.05}(10,5)$ 等的 Excel 计算结果

---

**知识链接**　　　　　　戈塞特与 $t$ 分布

W. S. 戈塞特(Willia Sealy Gosset,1876~1937)是小样本统计理论和方法的开创者,推断统计学的先驱。他在牛津大学攻读化学和数学,毕业后在酿酒厂担任酿造化学技师,从事统计和实验工作。

1905 年,戈塞特利用酒厂里大量的小样本数据发表了第一篇论文《误差法则在酿酒过程中的应用》。经过多年的潜心研究,戈塞特终于在 1908 年以"Student"的笔名在《生物统计学》杂志发表了著名论文《均值的可能误差》,提出了一种统计量的抽样分布——$t$ 分布,引入了小样本估计。该论文开创了小样本统计理论的先河,为研究样本分布理论奠定了重要基础,被统计学家誉为统计推断理论发展史上的里程碑。而 $t$ 分布又被称为"Student(学生)分布"。

戈塞特在 1907~1937 年发表了 22 篇统计学论文,引入了均值、方差、方差分析、样本等概率统计的一些基本概念和术语,研究与建立了相关系数的抽样分布、泊松分布应用中的样本误差问题等,被现代数理统计学的主要奠基人 R. A. 费希尔誉为"统计学中的法拉第"。

---

# 第 3 节　用 Excel 进行 $\chi^2$、$t$、$F$ 分布的计算

## 一、用 Excel 计算 $\chi^2$ 分布

### (一)CHIDIST 函数

在 Excel 中 CHIDIST 函数用于计算 $\chi^2$ 分布的单侧(尾)概率值 $P(\chi^2>x)=\alpha$。其格式为

$$\mathrm{CHIDIST}(\,\mathrm{X},\mathrm{Deg\_freedom})$$

其中,X 为用来计算 $\chi^2$ 分布的数值;Deg_freedom 为 $\chi^2$ 分布的自由度 $n$。

即对 $\chi^2(n)$ 分布单侧概率值 $P(\chi^2>x)$,有

$$P(\chi^2(n)>x)=\mathrm{CHIDIST}(x,n)$$

例如,已知随机变量 $\chi^2\sim\chi^2(10)$,试求 $P(\chi^2>25)$ 的概率值。

则在 Excel 中,在单元格中输入函数"$=\mathrm{CHIDIST}(25,10)$"或用菜单法(图 3-13)即可得到所求值 0.0053455。即 $P(\chi^2>25)=0.0053455$。

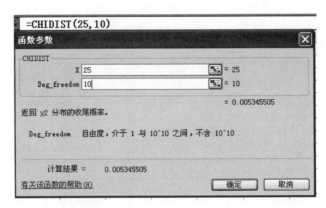

图 3-13　CHIDIST 函数对话框

### (二) CHIINV 函数

CHIINV 函数用于计算$\chi^2$分布的上侧$\alpha$临界值$\chi^2_\alpha(n)$,也就是计算单侧概率的 CHIDIST 函数的逆函数。该函数的计算可代替书后所附的$\chi^2$分布表(附表5)。其格式为

$$CHIINV(Probability, Deg\_freedom)$$

其中,Probability 为$\chi^2$分布的单侧概率$\alpha$;Deg_freedom 为$\chi^2$分布的自由度$n$。

即对$\chi^2$分布的上侧$\alpha$临界值$\chi^2_\alpha(n)$,有

$$\chi^2_\alpha(n) = CHIINV(\alpha, n)$$

例如,对$\alpha = 0.05, n = 50$时,要求$\chi^2_{0.05}(50)$的值。则在 Excel 中,在单元格中输入函数"=CHIINV(0.05,50)"或用菜单法(图 3-14)即可得其值为 67.5048。

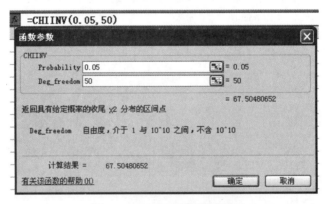

图 3-14　CHIINV 函数对话框

## 二、用 Excel 计算 t 分布

### (一) TDIST 函数

在 Excel 中 TDIST 函数用于计算 t 分布的单侧概率值$P(t>x) = \alpha$和双侧概率值$P(|t|>x) = \alpha$。使用此函数可以代替 t 分布的临界值表(附表6)。其格式为

$$TDIST(X, Deg\_freedom, Tails)$$

其中,X 为用来计算 t 分布的数值;Deg_freedom 为 t 分布的自由度$n$;Tails 为指明计算的概率值是单侧还是双侧的,若 Tails=1 计算单侧概率值$\alpha = P(t>x)$;若 Tails=2,则计算双侧概率值$\alpha = P(|t|>x)$。

即对 $t(n)$ 分布的单侧概率值 $P(t>x)$ 和双侧概率值 $P(|t|>x)$, 有

$$P(t(n)>x) = \text{TDIST}(x,n,1); \quad P(|t(n)|>x) = \text{TDIST}(x,n,2)$$

例如, 要计算 $P(|t(60)|>2)$ 的概率值, 则在 Excel 中, 在单元格中输入函数 "= TDIST(2, 60, 2)" 或用菜单法(图 3-15)即可得其值 0.050033。即

$$P(|t(60)|>2) = 0.050033$$

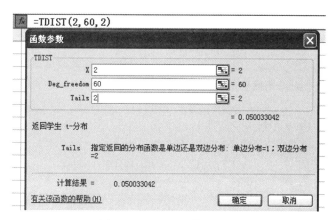

图 3-15 TDIST 函数对话框

## (二) TINV 函数

TINV 函数用于计算 $t$ 分布的满足

$$P(|t|>t_{\alpha/2}(n)) = \alpha \ (即 P(t>t_{\alpha/2}(n)) = \alpha/2)$$

的双侧 $\alpha$ 临界值 $t_{\alpha/2}(n)$, 也就是计算双侧概率值函数 $\text{TDIST}(\alpha,n,2)$ 的逆函数, 即如果 $\alpha = \text{TDIST}(x,n,2)$, 则 $\text{TINV}(\alpha,n) = x$。该函数的计算可代替 $t$ 分布表(附表 6)。其格式为

$$\text{TINV}(\text{Probability}, \text{Deg\_freedom})$$

其中, Probability 为对应于 $t$ 分布的双侧概率值; Deg_freedom 为 $t$ 分布的自由度 $n$。

注意, 函数 $\text{TINV}(\alpha,n)$ 的值是 $t_{\alpha/2}(n)$, 如果需要计算 $t$ 分布的上侧 $\alpha$ 临界值 $t_{\alpha}(n)$, 应由 "= TINV(2α,n)" 得到, 即有

$$t_{\alpha/2}(n) = \text{TINV}(\alpha,n); \quad t_{\alpha}(n) = \text{TINV}(2\alpha,n)$$

例如, 要求 $t_{0.05/2}(10)$ 的值。则在 Excel 中, 在单元格中输入函数 "= TINV(0.05, 10)" 或用菜单法(图 3-16)即可得其值为 2.228139。而要求 $t_{0.05}(10)$ 的值, 则输入 "= TINV(0.10, 10)" 即可得其值为 1.81246(图 3-9)。

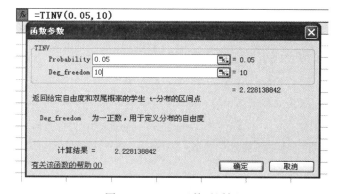

图 3-16 TINV 函数对话框

# 三、用 Excel 计算 $F$ 分布

## (一) FDIST 函数

在 Excel 中 FDIST 函数用于计算 $F$ 分布的单侧概率值 $\alpha = P(F>x)$。其格式为

$$FDIST(X, Deg\_freedom1, Deg\_freedom2)$$

其中,X 为用来计算 $F$ 分布单侧概率的数值;Deg_freedom1 为 $F$ 分布的第一(分子)自由度 $n_1$;Deg_freedom2 为 $F$ 分布的第二(分母)自由度 $n_2$。

说明:如果参数 Deg_freedom1 或 Deg_freedom2 不是整数,将被截尾取整。

即对 $F(n_1, n_2)$ 分布的单侧概率值 $P(F(n_1, n_2)>x)$,有

$$P(F(n_1, n_2)>x) = FDIST(x, n_1, n_2)$$

例如,对于 $F \sim F(10, 5)$,需求 $P(F>0.3)$ 的值,则在 Excel 中,在单元格中输入函数 " = FDIST(0.3, 10, 5)" 或用菜单法(图 3-17)得 0.950303,故

$$P(F(10, 5)>0.3) = 0.950303$$

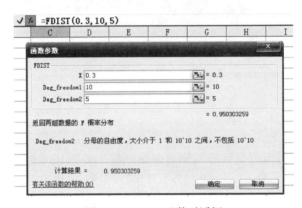

图 3-17　FDIST 函数对话框

## (二) FINV 函数

FINV 函数用于计算 $F$ 分布的上侧 $\alpha$ 临界值 $F_\alpha(n_1, n_2)$,也就是计算单侧概率的 FDIST 函数的逆函数,即如果 $\alpha = FDIST(x, n_1, n_2)$,则 $FINV(\alpha, n_1, n_2) = x$。FINV 函数的计算可代替书后所附的 $F$ 分布表(附表 7)。其格式为

$$FINV(Probability, deg\_freedom1, deg\_freedom2)$$

其中,Probability 为对应于 $F$ 分布的单侧概率值;Deg_freedom1 为 $F$ 分布的第一(分子)自由度 $n_1$;Deg_freedom2 为 $F$ 分布的第二(分母)自由度 $n_2$。

说明:如果 Deg_freedom1 或 Deg_freedom2 不是整数,将被截尾取整。

即对 $F$ 分布的上侧 $\alpha$ 临界值 $F_\alpha(n_1, n_2)$,有

$$F_\alpha(n_1, n_2) = FINV(\alpha, n_1, n_2)$$

例如,对 $\alpha = 0.05$,$F_{0.05}(10, 5)$ 可由单元格输入 " = FINV(0.05, 10, 5)" 或用菜单法(图 3-18)得其值为 4.735063。而 $F_{0.05}(5, 10)$ 则由单元格输入 " = FINV(0.05, 5, 10)" 得其值为 3.325837。

另外,$F_{0.95}(10, 5)$ 可由单元格输入 " = FINV(0.95, 10, 5)" 直接求得,其值为 0.300676(见本章第 2 节图 3-12)。

最后,我们给出 Excel 中常用连续型分布统计函数的简明意义对照表(表 3-1),供查阅。

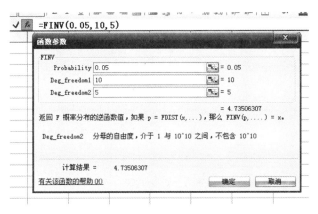

图 3-18　FINV 函数对话框

**表 3-1　Excel 中常用连续型分布统计函数的意义**

| 分布 | Excel 统计函数 | 对应概率值 | Excel 统计函数 | 对应临界值 |
|------|---------------|-----------|---------------|-----------|
| 正态分布 $N(\mu,\sigma^2)$ | NORMDIST$(x,\mu,\sigma,0)$ <br> NORMDIST$(x,\mu,\sigma,1)$ | 正态密度 $f(x)$ <br> $P(X \leqslant x) = F(x)$ | NORMINV$(p,\mu,\sigma)$ | $X_{1-p} = F^{-1}(1-p)$ |
| 标准正态分布 $N(0,1)$ | NORMSDIST$(x)$ | $P(Z \leqslant x) = \Phi(x)$ | NORMSINV$(p)$ | $Z_{1-p} = \Phi^{-1}(1-p)$ |
| $\chi^2$ 分布 $\chi^2(n)$ | CHIDIST$(x,n)$ | $P(\chi^2(n) > x)$ | CHIINV$(\alpha,n)$ | $\chi^2_\alpha(n)$ |
| $t$ 分布 | TDIST$(x,n,1)$ | $P(t(n) > x)$ | TINV$(\alpha,n)$ | $t_{\alpha/2}(n)$ |
| $t(n)$ | TDIST$(x,n,2)$ | $P(|t(n)| > x)$ | TINV$(2\alpha,n)$ | $t_\alpha(n)$ |
| $F$ 分布 <br> $F(n_1,n_2)$ | FDIST$(x,n_1,n_2)$ | $P(F(n_1,n_2) > x)$ | FINV$(\alpha,n_1,n_2)$ | $F_\alpha(n_1,n_2)$ |

# 本 章 小 结

## (一) 数理统计的基本概念

| 名称 | 定义 | 意义 |
|------|------|------|
| 总体 $X$ | 研究对象的全体 $X$ | 利用随机变量 $X$ 的性质来研究总体 |
| 样本 $X_1, X_2, \cdots, X_n$ | $X_1, X_2, \cdots, X_n$ 满足: <br> 1.(独立性)相互独立 <br> 2.(代表性)与总体 $X$ 同分布 | 样本是从总体中随机抽取部分个体组成, 用于推断总体有关统计特征 |
| 统计量 $\varphi(X_1, X_2, \cdots, X_n)$ | 样本 $X_1, X_2, \cdots, X_n$ 的不含任何未知 参数的函数 | 对样本所含信息进行加工提炼,用于估计 推断总体参数 |

## (二) 常用统计量

| 名称 | 定义 | 意义 |
|------|------|------|
| 样本均值 $\bar{X}$ | $\bar{X} = \dfrac{1}{n}\sum\limits_{i=1}^{n} X_i$ | 刻画样本的位置(集中)特征,反映样本观察值的平均 水平 |
| 样本方差 $S^2$ | $S^2 = \dfrac{1}{n-1}\sum\limits_{i=1}^{n}(X_i - \bar{X})^2$ <br> $= \dfrac{1}{n-1}\Big(\sum\limits_{i=1}^{n} X_i^2 - n(\bar{X})^2\Big)$ | 刻画样本的离散特征,反映样本观察值偏离样本均值的 分散程度 |

| 名称 | 定义 | 意义 |
|---|---|---|
| 样本标准差 $S$ | $S = \sqrt{S^2}$ | 刻画样本观察值偏离样本均值的绝对偏差,且与取值数据的量纲一致 |
| 变异系数 CV | $CV = \dfrac{S}{\mid \bar{X} \mid} \times 100\%$ | 刻画样本观察值偏离样本均值的相对偏差,可用于比较不同均值样本相对变异程度 |
| 标准误 $S_{\bar{x}}$ | $S_{\bar{x}} = \dfrac{S}{\sqrt{n}}$ | 用来衡量以样本均值来推断估计总体均值时的平均误差 |

## (三)统计三大常用分布

| 名称 | 定义 | 性质 |
|---|---|---|
| $\chi^2$ 分布 $\chi^2(n)$ | 设 $X_1, X_2, \cdots, X_n$ 相互独立,均服从 $N(0,1)$,则 $\chi^2 = \sum_{i=1}^{n} X_i^2 \sim \chi^2(n)$,其中 $n$ 为 $\chi^2$ 分布的自由度 | 1. $X \sim \chi^2(n)$,则 $E(X)=n, D(X)=2n$<br>2. $X \sim \chi^2(n_1), Y \sim \chi^2(n_2)$ 且 $X$ 与 $Y$ 独立,则 $X+Y \sim \chi^2(n_1+n_2)$ |
| $t$ 分布 $t(n)$ | 设 $X \sim N(0,1), Y \sim \chi^2(n)$,且 $X$ 与 $Y$ 相互独立,则 $T = \dfrac{X}{\sqrt{Y/n}} \sim t(n)$,其中 $n$ 为 $\chi^2$ 分布的自由度 | 1. $t_{1-\alpha}(n) = -t_\alpha(n)$<br>2. 当 $n \to \infty$ 时,$t(n)$ 的极限分布就是标准正态分布 $N(0,1)$ |
| $F$ 分布 $F(n_1, n_2)$ | 设 $X_1 \sim \chi^2(n_1), X_2 \sim \chi^2(n_2)$,且 $X_1$ 与 $X_2$ 独立,则 $F = \dfrac{X_1/n_1}{X_2/n_2} \sim F(n_1, n_2)$,其中 $n_1, n_2$ 为 $\chi^2$ 分布的自由度 | 1. 设 $T \sim t(n)$,则 $T^2 \sim F(1,n)$<br>2. 设 $F \sim F(n_1, n_2)$,则 $1/F \sim F(n_2, n_1)$<br>3. $F_{1-\alpha}(n_1, n_2) = \dfrac{1}{F_\alpha(n_2, n_1)}$ |

## (四)正态总体的抽样分布

| 总体 | 类型 | 抽样分布 | 说明 |
|---|---|---|---|
| 单个正态总体 | 样本均值 $\bar{X}$ 的抽样分布 | $\bar{X} \sim N\left(\mu, \dfrac{\sigma^2}{n}\right)$ | $\bar{X}$ 作为正态变量的线性组合仍服从正态分布 |
| | | $Z = \dfrac{\bar{X} - \mu}{\sigma/\sqrt{n}} \sim N(0,1)$ | $\bar{X}$ 的标准化变量服从标准正态分布 |
| | | $T = \dfrac{\bar{X} - \mu}{S/\sqrt{n}} \sim t(n-1)$ | 将 $\dfrac{\bar{X} - \mu}{\sigma/\sqrt{n}}$ 中的 $\sigma$ 换成 $S$,相应分布由 $N(0,1)$ 修正为 $t(n-1)$ |
| | 样本方差 $S^2$ 相关抽样分布 | $\chi^2 = \dfrac{(n-1)S^2}{\sigma^2} \sim \chi^2(n-1)$ | $S^2$ 与 $\bar{X}$ 还是相互独立的 |
| 两个正态总体 | 样本方差之比的抽样分布 | $F = \dfrac{S_x^2/\sigma_1^2}{S_y^2/\sigma_2^2} \sim F(n_1-1, n_2-1)$ | 用于两个总体方差的统计推断 |
| | 样本均值之差的抽样分布 | 当 $\sigma_1^2 = \sigma_2^2$ 时,<br>$T = \dfrac{(\bar{X} - \bar{Y}) - (\mu_1 - \mu_2)}{S\sqrt{\dfrac{1}{n_1} + \dfrac{1}{n_2}}} \sim t(\mathrm{df})$<br>$\mathrm{df} = n_1 + n_2 - 2$ | 用于两个总体均值的统计推断,其中 $S^2 = \dfrac{(n-1)S_x^2 + (m-1)S_y^2}{n_1 + n_2 - 2}$ |

# 目标检测

## 一、名词解释

总体、样本、参数、统计量、统计推断、抽样。

## 二、填空题

1. 已知总体 $X \sim N(\mu, \sigma^2)$，其中 $\mu$ 未知，$\sigma^2 = \sigma_0^2$ 为已知参数，$X_1, X_2, \cdots, X_n$ 是从总体抽取的一组样本，则下列各式中属于统计量的是_____。

(1) $\sum_{i=1}^{n} (X_i - \sigma_0)^2$；

(2) $\sum_{i=1}^{n} (X_i - \mu)$；

(3) $\sum_{i=1}^{n} (X_i - \bar{X})^2$；

(4) $\frac{1}{n}(X_1^2 + X_2^2 + \cdots + X_n^2)$；

(5) $\mu^2 + \frac{1}{3}(X_1 + X_2 + X_3)$；

(6) $\frac{1}{\sigma_0^2} \sum_{i=1}^{n} X_i^2$。

2. 设总体 $X \sim N(\mu, \sigma^2)$，其中，$\mu, \sigma^2$ 为已知数，$X_1, X_2, \cdots, X_n$ 是来自 $X$ 的一个样本，$\bar{X}, S^2$ 分别是样本均值和样本方差，且相互独立，则样本均值 $\bar{X} \sim$ _____分布，而统计量 $\frac{\bar{X} - \mu}{\sigma/\sqrt{n}} \sim$ _____分布，统计量 $\frac{\bar{X} - \mu}{S/\sqrt{n}} \sim$ _____分布，统计量 $\frac{(n-1)S^2}{\sigma^2} \sim$ _____分布。

3. 设 $X_1, X_2, \cdots, X_{20}$ 是来自 $N(10, 1)$ 的简单样本，$\bar{X}$ 是容量为 20 的样本均值，则 $\bar{X}$ 服从_____分布，$E(\bar{X}) =$ _____，$D(\bar{X}) =$ _____；$P(\bar{X} > 10) =$ _____。

## 三、单选题

1. 关于随机抽样，下列哪一项说法是正确的（    ）。

A. 抽样时应使得总体的每一个个体都有同等的机会被抽取

B. 研究者在抽样时应精心挑选个体，以使样本更能代表总体

C. 随机抽样即随意抽取个体

D. 为确保样本具有更好的代表性，样本量应比较大

2. 抽样的目的是（    ）。

A. 研究样本统计量

B. 由样本信息推断总体的统计规律

C. 研究典型案例研究误差

D. 研究总体统计量

3. 参数是指（    ）。

A. 参与个体数

B. 总体的统计指标

C. 样本的统计指标

D. 样本的总和

## 四、应用分析题

1. 查表求下列各临界值：

(1) $\chi_{0.99}^2(10), \chi_{0.90}^2(12), \chi_{0.05}^2(16)$；

(2) $t_{0.90}(4), t_{0.01}(10), t_{0.025}(60)$；

(3) $F_{0.01}(10,9), F_{0.90}(28,2), F_{0.95}(10,8)$。

2. 求以下各分布的临界值

(1) $P(\chi^2(21) > \lambda) = 0.025$；

(2) $P(\chi^2(21) < \lambda) = 0.025$；

(3) $P(t(4) > \lambda) = 0.99$；

(4) $P(|t(4)| < \lambda) = 0.99$；

(5) $P(t(4) < \lambda) = 0.1$；

(6) $P(\chi^2(15) < \lambda) = 0.95$。

3. 在总体 $N(52, 6.3^2)$ 中随机地抽取一个容量为 36 的样本，求样本平均值 $\bar{X}$ 落在 50.8 到 53.8 之间的概率。

## 五、上机实训题

对应用分析题第 1 题的临界值利用 Excel 软件中的统计函数来计算其结果。

（高祖新　焦建利）

# 第4章  参 数 估 计

## 学 习 目 标

**知识目标**

　　1. 理解点估计、区间估计的概念；总体率的区间估计运算。

　　2. 了解估计量的判别标准。

　　3. 掌握参数点估计的矩估计法；正态总体的均值和方差的区间估计运算。

**技能目标**

　　1. 了解用 Excel 求正态总体方差的置信区间。

　　2. 掌握用 Excel 求正态总体均值的置信区间。

　　在医药生产与科研中，有时总体的分布类型已知，但总体分布中经常含有未知参数。为了获取总体的未知参数，我们往往需要通过样本观测值来统计推断总体中的未知参数，这类问题我们称为参数估计，如下列案例所示。

案例 4-1

　　已知某批工人的血铅值服从正态分布 $N(\mu, \sigma^2)$，其中 $\mu, \sigma^2$ 分别是正态总体的未知均值和方差。现对其中任选的 7 名铅作业工人进行血铅值检测，测得其血铅值为（单位：$\mu$mol/L）：

$$0.91, 0.87, 2.13, 0.97, 1.64, 1.21, 2.08$$

　　**问题**　能否根据该组样本观测值来推断总体的均值 $\mu$ 和方差 $\sigma^2$。

　　参数估计（parameter estimation）是统计推断的基本问题之一，它是当总体的分布形式已知，但其所含参数的真值未知时，根据样本提供的信息，构造样本的函数即统计量，来对总体未知参数所作的估计或推断。用来估计总体参数的样本统计量称为估计量（estimate）。参数估计可分为点估计和区间估计两类，下面我们分别进行讨论。

# 第 1 节　点　估　计

## 一、点　估　计

　　参数的点估计（point estimate）就是直接用一个样本估计量

$$\hat{\theta} = \hat{\theta}(X_1, X_2, \cdots, X_n)$$

对总体未知参数 $\theta$ 所作的一个数值点的估计。注意：估计量作为样本统计量是一个随机变量。而对应于样本的一组具体取值 $x_1, x_2, \cdots, x_n$，估计量 $\hat{\theta}$ 的相应取值 $\hat{\theta}(x_1, x_2, \cdots, x_n)$ 称为总体参数 $\theta$ 的一个估计值（estimate value）。同一个估计量，当样本取不同值时所得到的估计值往往是不相同的。以后在不致混淆的情况下，估计量 $\hat{\theta} = \hat{\theta}(X_1, X_2, \cdots, X_n)$ 与估计值 $\hat{\theta}(x_1, x_2, \cdots, x_n)$ 都称为 $\theta$ 的估计，并都简记为 $\hat{\theta}$。

　　用于求参数点估计的方法有矩估计法、最大似然估计法、顺序统计量估计法和最小二乘法等。这里我们只介绍最常用的矩估计法，最小二乘法将在相关与回归分析一章（第 7 章）中介绍。

　　矩估计法是由英国统计学家 K. 皮尔逊（Karl Pearson）于 1894 年提出的。在统计学中，矩（moment）是以均值为基础而定义的数字特征，其中均值是一阶矩，方差是二阶中心矩。矩估计法（method of moment estimate）即用样本矩作为相应总体矩的估计，用样本矩的函数作为相应总体矩的函数的估计。

根据矩估计法,样本均值 $\overline{X}$ 是总体均值 $\mu$ 的点估计量,样本方差 $S^2$ 是总体方差 $\sigma^2$ 的点估计量,样本标准差 $S$ 是总体标准差 $\sigma$ 的点估计量,即有

$$\hat{\mu} = \overline{X} = \frac{1}{n} \sum_{i=1}^{n} X_i, \quad \hat{\sigma}^2 = S^2 = \frac{1}{n-1} \sum_{i=1}^{n} (X_i - \overline{X})^2, \quad \hat{\sigma} = S = \sqrt{\frac{1}{n-1} \sum_{i=1}^{n} (X_i - \overline{X})^2}$$

**案例 4-1(续)**

对案例 4-1 的血铅值检测问题,试求 $\mu$、$\sigma^2$ 的点估计值。

**解** 由血铅值实测值计算得

$$样本均值 \ \overline{X} = 1.401, \quad 样本方差 \ S^2 = 0.299$$

故 $\mu$ 的点估计值是 $\hat{\mu} = \overline{X} = 1.401$,$\sigma^2$ 的点估计值是 $\hat{\sigma}^2 = S^2 = 0.299$。

**例 4-1** 已知某药品的质量指标 $X$ 服从指数分布,其密度为

$$f(x) = \begin{cases} \lambda e^{-\lambda x}, & x \geqslant 0 \\ 0, & x < 0 \end{cases}$$

试用矩估计法求未知参数 $\lambda$ 的点估计量。

**解** 先求 $X$ 的总体均值

$$\mu = E(X) = \int_{-\infty}^{+\infty} x f(x, \lambda) \, dx = \int_{0}^{+\infty} x \lambda e^{-\lambda x} \, dx = \frac{1}{\lambda}$$

则

$$\lambda = \frac{1}{E(X)} = \frac{1}{\mu}$$

是总体均值 $\mu$ 的函数,故用样本均值 $\overline{X}$ 替代总体均值 $\mu$ 即可得 $\lambda$ 的矩估计量: $\hat{\lambda} = \frac{1}{\hat{\mu}} = \frac{1}{\overline{X}}$

## 二、估计量的判别标准

为了估计同一总体参数,不同的估计法可以得到不同的估计量,由此产生了如何评判估计量是否优良的判别标准问题。

### (一) 无偏性

**定义 4-1** 设 $\hat{\theta}$ 是未知参数 $\theta$ 的估计量,如果 $E(\hat{\theta}) = \theta$,则称 $\hat{\theta}$ 为 $\theta$ 的无偏估计量(unbiased estimate)。

同一个估计量对于不同的样本有不同的估计值,无偏性则表示无偏估计量的所有可能估计值的均值等于被估计参数的真值,即平均而言,估计是无偏的。

**例 4-2** 设 $X_1, X_2, \cdots, X_n$ 是来自总体 $X$ 的一个样本,证明样本均值 $\overline{X} = \frac{1}{n} \sum_{i=1}^{n} X_i$ 是总体均值 $\mu$ 的无偏估计量。

**证明** 利用数学期望的性质,有

$$E(\overline{X}) = E\left(\frac{1}{n} \sum_{i=1}^{n} X_i\right) = \frac{1}{n} E\left(\sum_{i=1}^{n} X_i\right) = \frac{1}{n} \sum_{i=1}^{n} E(X_i) = \frac{1}{n} \sum_{i=1}^{n} E(X) = E(X) = \mu$$

即 $\overline{X}$ 是总体均值 $\mu$ 的无偏估计量。

我们还可以证明:样本方差 $S^2$ 是总体方差 $\sigma^2$ 的无偏估计量。

## (二) 有效性

在实际应用中,我们不仅希望估计量是无偏的,更希望估计量 $\hat{\theta}$ 与被估计的总体参数 $\theta$ 间的偏差尽可能小,通常用均方误差(mean square error)

$$E\left[(\hat{\theta}-\theta)^2\right]$$

来表示估计量偏差的大小,当估计量 $\hat{\theta}$ 是总体参数 $\theta$ 的无偏估计,即 $E(\hat{\theta})=\theta$ 时,

$$E\left[(\hat{\theta}-\theta)^2\right]=E\left[(\hat{\theta}-E(\hat{\theta}))^2\right]=D(\hat{\theta})$$

此时方差 $D(\hat{\theta})$ 越小,估计量 $\hat{\theta}$ 的可能值就越可能集中在被估计的总体参数 $\theta$ 的附近,对总体参数的估计和推断也就越有效。

**定义 4-2** 设 $\hat{\theta}_1$、$\hat{\theta}_2$ 为总体的未知参数 $\theta$ 的两个无偏估计量,若

$$D(\hat{\theta}_1)<D(\hat{\theta}_2)$$

则称 $\hat{\theta}_1$ 比 $\hat{\theta}_2$ 有效(effective)。

**例 4-3** 设 $X_1,X_2,\cdots,X_n$ 是来自总体 $X$ 的一个样本,证明样本均值

$$\bar{X}=\frac{1}{n}\sum_{i=1}^{n}X_i$$

比总体均值 $\mu$ 的另一无偏估计量 $X_1$ 有效。

**证明** 由于 $X_1$ 与总体 $X$ 服从同一分布,则

$$E(X_1)=\mu,\quad D(X_1)=\sigma^2$$

即 $X_1$ 是 $\mu$ 的无偏估计量。

再由前面例 4-1 知,$\bar{X}$ 也是 $\mu$ 的无偏估计量,而由第 3 章定理 3.1 知

$$D(\bar{X})=\frac{\sigma^2}{n}$$

故只要 $n>1$,就有

$$D(\bar{X})=\frac{\sigma^2}{n}<D(X_1)=\sigma^2$$

因此,$\bar{X}$ 比 $X_1$ 有效。

---

**知识链接** **J. 格朗特与统计学的兴起**

英国统计学家、人口统计学的创立者、政治算术学派的创始人之一 J. 格朗特(John Graunt,1620~1672)出生于英国伦敦,先后做过服饰店主、伦敦政府职员、伦敦市参议员和大学音乐教授等。他从小未受过任何正规教育,但他善于积累知识,自学成才,在生命统计、保险统计和经济统计等方面作出了重大贡献,被誉为"哥伦布般伟大的统计学家"。

格朗特通过对人口出生、死亡率、年龄构成、性比例等的研究,发现了某些现象的统计规律性,第一个提出了人口统计中的性比例,并试图确立人口的期望寿命,编制了第一个死亡率统计表,奠定了人口统计学的基础。他还发现了生命运动中的大数法则——大数守恒定律,运用了推算和预测等多种统计方法。1662 年,他出版的《关于死亡公报的自然和政治观察》是描述统计的开山之作,在统计发展史上具有划时代的意义。而因此书的出版,国王查理二世立即亲自推荐他为刚成立的英国皇家学会会员。

# 第2节 区间估计

点估计是用一个估计量明确估计总体参数,在实际中使用较广,但是由于样本的随机性,由样本

算得的点估计通常不恰好是所要估计的参数真值,而且无法知道它与真值的误差及估计的可靠性。

案例 4-2

设某药厂生产的某种药片直径 $X$ 是一随机变量,服从方差为 $0.8^2$ 的正态分布。现从某日生产的药片中随机抽取 9 片,测得其直径分别为(单位:mm)

$$14.1,14.7,14.7,14.4,14.6,14.5,14.5,14.8,14.2$$

由样本观测值计算得 $\overline{X}=14.5$,则可求得 $\mu$ 的点估计是

$$\hat{\mu}=\overline{X}=14.5$$

**问题** 用矩估计法可以很简单求得总体未知参数 $\theta$ 的估计值 $\hat{\theta}$,但 $\hat{\theta}$ 的精确性和可靠性无从得知。如何估计参数 $\theta$ 所在的范围以及这个范围包含参数 $\theta$ 的可靠程度呢?

为解决上述问题,本节将介绍另一种应用更广泛的参数估计法——参数的区间估计(interval estimate),就是用区间形式估计出未知参数 $\theta$ 所在范围,以及该区间包含参数 $\theta$ 真值的概率,同时解决了参数估计的精度和可靠度问题。

## 一、区间估计的概念

**定义 4-3** 设 $\theta$ 是总体 $X$ 的一个待估计参数,现由样本观测值 $x_1,x_2,\cdots,x_n$ 确定两个统计量

$$\hat{\theta}_1(x_1,x_2,\cdots,x_n) \text{和} \hat{\theta}_2(x_1,x_2,\cdots,x_n)$$

如果对于给定的 $\alpha(0<\alpha<1)$,有

$$P(\hat{\theta}_1<\theta<\hat{\theta}_2)=1-\alpha$$

则称 $(\hat{\theta}_1,\hat{\theta}_2)$ 为 $\theta$ 的置信度为 $(1-\alpha)$(或 $100(1-\alpha)\%$)的置信区间(confidence interval),区间端点 $\hat{\theta}_1,\hat{\theta}_2$ 分别称为置信下限(confidence lower limit)、置信上限(confidence upper limit),$\alpha$ 称为显著性水平(significance level),$(1-\alpha)$ 则称为置信度或置信水平(confidence level)。

置信度 $(1-\alpha)$ 表示区间估计的可靠程度,即置信区间 $(\hat{\theta}_1,\hat{\theta}_2)$ 包含参数 $\theta$ 的真值的可能性(概率)。置信度是 $(1-\alpha)$ 的置信区间 $(\hat{\theta}_1,\hat{\theta}_2)$ 表示以概率 $(1-\alpha)$ 包含未知参数 $\theta$ 真值的随机区间,其直观意义是:当反复抽样多次时(样本容量都相同),将得到多个具体的置信区间,其中有的区间包含参数 $\theta$ 的真值,有的则不包含。平均而言,包含 $\theta$ 真值的区间约占 $100(1-\alpha)\%$。

例如,通常 $\alpha$ 取 $0.05$,此时置信度为 $(1-\alpha)$ 即 $0.95$,由此作的区间中,100 次同样抽样中大约有 95 个区间包含 $\theta$ 真值,约有 5 个区间不包含 $\theta$ 真值。

## 二、正态总体均值的区间估计

正态总体均值的置信区间有两种情形:一是正态总体的方差 $\sigma^2$ 已知,另一是 $\sigma^2$ 未知。

### (一)方差已知时总体均值的区间估计

设总体 $X$ 服从正态分布 $N(\mu,\sigma^2)$,$X_1,X_2,\cdots,X_n$ 是来自正态总体 $X$ 的一个样本。考察总体均值 $\mu$ 的无偏估计——样本均值 $\overline{X}=\dfrac{1}{n}\sum_{i=1}^{n}X_i$,由第 3 章定理 3-1 知

$$\overline{X}\sim N\left(\mu,\frac{\sigma^2}{n}\right)$$

当总体方差 $\sigma^2$ 已知时,建立置信区间的统计量为 $Z$ 统计量:

$$Z=\frac{\overline{X}-\mu}{\sigma/\sqrt{n}}\sim N(0,1)$$

对于给定的置信度 $1-\alpha$，查标准正态分布临界值表（附表4），得到临界值 $Z_{\alpha/2}$，使得（图4-1）

$$P\left(\left|\frac{\overline{X}-\mu}{\sigma/\sqrt{n}}\right| < Z_{\alpha/2}\right) = 1-\alpha$$

即

$$P\left(-Z_{\alpha/2} < \frac{\overline{X}-\mu}{\sigma/\sqrt{n}} < Z_{\alpha/2}\right) = P\left(\overline{X}-Z_{\alpha/2}\frac{\sigma}{\sqrt{n}} < \mu < \overline{X}+Z_{\alpha/2}\frac{\sigma}{\sqrt{n}}\right) = 1-\alpha$$

故总体均值 $\mu$ 的 $100(1-\alpha)\%$ 置信区间为

$$\left(\overline{X}-Z_{\alpha/2}\frac{\sigma}{\sqrt{n}},\ \overline{X}+Z_{\alpha/2}\frac{\sigma}{\sqrt{n}}\right)$$

也可简记为 $\overline{X}\pm Z_{\alpha/2}\dfrac{\sigma}{\sqrt{n}}$。

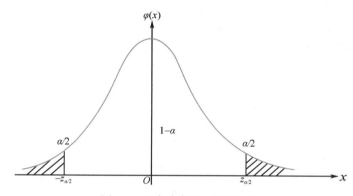

图 4-1　正态分布的双侧临界值

案例 4-2（续一）

考察案例4-2，对其随机抽取的9片药片的直径数据，试求该药片直径的均值 $\mu$ 的 95% 置信区间。

**解**　对药片直径 $X$，已知 $X$ 服从 $N(\mu,0.8^2)$。由样本观测值计算得 $\overline{X}=14.5$。

对于 $1-\alpha=0.95$，则 $\alpha=0.05$，查标准正态分布表（附表4）得临界值：$Z_{\alpha/2}=Z_{0.025}=1.96$。

又已知 $\sigma=0.8, n=9$，故

$$\overline{X}\pm Z_{\alpha/2}\frac{\sigma}{\sqrt{n}}=14.5\pm1.96\frac{0.8}{\sqrt{9}}=14.5\pm0.52$$

所以，该药片直径的均值 $\mu$ 的 95% 置信区间为 $(13.98,15.02)$。

Excel 软件应用

对于案例4-2建立 Excel 数据集，在选定的单元格中分别输入"=AVERAGE(A1:A9)"和"=CONFIDANCE(0.05,0.8,9)"，即可分别得到样本均值14.5和置信区域0.522657，由此就可得到置信区间上下限：样本均值±置信区域。故所求置信区间为 14.5±0.522657，即 (13.97734, 15.02266)（图4-2）。详见本章第3节。

对非正态总体，当样本容量 $n$ 足够大时，由中心极限定理（第3章定理3-2）知，样本均值 $\overline{X}$ 近似服从正态分布 $N\left(\mu,\dfrac{\sigma^2}{n}\right)$，此时非正态总体均值的 $100(1-\alpha)\%$ 置信区间仍然为

$$\left(\overline{X}-Z_{\alpha/2}\frac{\sigma}{\sqrt{n}},\ \overline{X}+Z_{\alpha/2}\frac{\sigma}{\sqrt{n}}\right)$$

| | A | B | C | D | E | | F |
|---|---|---|---|---|---|---|---|
| | | | G12 | | *fx* | | |
| | | | 计算指标 | 计算公式 | | | 计算结果 |
| 1 | 14.1 | | | | | | |
| 2 | 14.7 | | 样本均值 | = AVERAGE（A1:A9） | | | 14.5 |
| 3 | 14.7 | | 置信区域 | = CONFIDENCE（0.05，0.8，9） | | | 0.522657 |
| 4 | 14.4 | | 置信下限 | = F2-F3 | | | 13.97734 |
| 5 | 14.6 | | 置信上限 | = F2+F3 | | | 15.02266 |
| 6 | 14.5 | | | | | | |
| 7 | 14.5 | | | | | | |
| 8 | 14.8 | | | | | | |
| 9 | 14.2 | | | | | | |

图 4-2　案例 4-2 的 Excel 结果图示

实际应用时，$n \geqslant 30$ 时即可认为样本容量足够大。

### （二）方差未知时总体均值的区间估计

由于总体方差 $\sigma^2$ 未知，用 $\sigma^2$ 的无偏估计量——样本方差 $S^2$ 代替 $\sigma^2$，得到 $T$ 统计量：

$$T = \frac{\overline{X} - \mu}{S/\sqrt{n}}$$

由第 3 章定理 3-4 知

$$T = \frac{\overline{X} - \mu}{S/\sqrt{n}} \sim t(n-1)$$

对于给定的置信度（$1-\alpha$）及自由度（$n-1$），查 $t$ 分布表（附表 6），得到临界值 $t_{\alpha/2}(n-1)$，使得

$$P(|T| < t_{\alpha/2}(n-1)) = 1-\alpha \text{（图 4-3）}$$

即

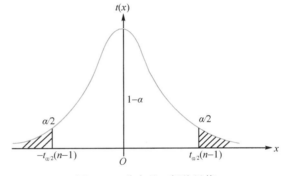

图 4-3　$t$ 分布的双侧临界值

$$P\left( \left| \frac{\overline{x} - \mu}{S/\sqrt{n}} \right| < t_{\alpha/2}(n-1) \right) = 1-\alpha$$

所以

$$P(-t_{\alpha/2} < T < t_{\alpha/2}) = P\left( -t_{\alpha/2} < \frac{\overline{X} - \mu}{S/\sqrt{n}} < t_{\alpha/2} \right)$$

$$= P\left( \overline{X} - t_{\alpha/2} \frac{S}{\sqrt{n}} < \mu < \overline{X} + t_{\alpha/2} \frac{S}{\sqrt{n}} \right) = 1 - \alpha$$

故总体均值 $\mu$ 的 $100(1-\alpha)\%$ 置信区间为

$$\left( \overline{X} - t_{\alpha/2} \frac{S}{\sqrt{n}}, \overline{X} + t_{\alpha/2} \frac{S}{\sqrt{n}} \right)$$

也可简记为 $\overline{X} \pm t_{\alpha/2} \dfrac{S}{\sqrt{n}}$。

**例 4-4**　设某地区儿童每 100ml 血所含钙量服从正态分布，现随机抽取 12 名儿童，得其每 100ml 血所含钙量的实测数据为（单位：μg）

$$54.8, 72.3, 53.6, 64.7, 43.6, 58.3, 63.0, 49.6, 66.2, 52.5, 61.2, 69.9$$

试求该地区儿童的每 100ml 血平均含钙量的 90% 置信区间。

**解**　由实测数据的计算可得到

$$\overline{X} = \frac{1}{n}\sum_{i=1}^{n} X_i = 59.14, \quad S^2 = \frac{1}{n-1}\left(\sum_{i=1}^{n} X_i^2 - n\overline{X}^2\right) = 74.15, \quad S = \sqrt{S^2} = 8.61$$

又对于 $1-\alpha = 0.90, \alpha = 0.1$，而自由度 $df = n-1 = 11$，查 $t$ 分布表（附表6）得临界值：$t_{\alpha/2}(n-1) = t_{0.05}(11) = 1.796$。

则

$$\overline{X} \pm t_{\alpha/2}\frac{S}{\sqrt{n}} = 59.14 \pm 1.796 \times \frac{8.61}{\sqrt{12}} = 59.14 \pm 4.46$$

故所求平均含钙量的 90% 置信区间为 $(54.68, 63.60)$。

*Excel 软件应用*

对例 4-4 建立 Excel 数据集，在菜单中选取【工具】→【数据分析】→【描述统计】，由【描述统计】计算结果中的平均和置信度(90%)，就可得到置信区间上下限：平均±置信度(90%)，故所求平均含钙量的 90% 置信区间为 $59.14167 \pm 4.464305$，即 $(54.67736, 63.60597)$（图4-4）。详见本章第3节。

| | A | B | C | D | E | F | G |
|---|---|---|---|---|---|---|---|
| | G3 | | $f_x$ | =D3-D18 | | | |
| 1 | 含钙量 | | 含钙量 | | | | |
| 2 | 54.8 | | | | | | |
| 3 | 72.3 | | 平均 | 59.14167 | | 置信下限 | 54.67736 |
| 4 | 53.6 | | 标准误差 | 2.485853 | | 置信上限 | 63.60597 |
| 5 | 64.7 | | 中位数 | 59.75 | | | |
| 6 | 43.6 | | 众数 | #N/A | | | |
| 7 | 58.3 | | 标准差 | 8.611246 | | | |
| 8 | 63 | | 方差 | 74.15356 | | | |
| 9 | 49.6 | | 峰度 | -0.68259 | | | |
| 10 | 66.2 | | 偏度 | -0.18029 | | | |
| 11 | 52.5 | | 区域 | 28.7 | | | |
| 12 | 61.2 | | 最小值 | 43.6 | | | |
| 13 | 69.9 | | 最大值 | 72.3 | | | |
| 14 | | | 求和 | 709.7 | | | |
| 15 | | | 观测数 | 12 | | | |
| 16 | | | 最大(1) | 72.3 | | | |
| 17 | | | 最小(1) | 43.6 | | | |
| 18 | | | 置信度(90.0%) | 4.464305 | | | |
| 19 | | | | | | | |

图 4-4　例 4-4 的 Excel 结果图示

当 $n$ 足够大时即大样本情形（$n \geqslant 30$），由于 $t$ 分布接近于标准正态分布，故总体均值的 $100 \cdot (1-\alpha)\%$ 置信区间也可以由下列公式近似得到

$$\left(\overline{X} - Z_{\alpha/2}\frac{S}{\sqrt{n}}, \overline{X} + Z_{\alpha/2}\frac{S}{\sqrt{n}}\right)$$

对非正态总体而方差 $\sigma^2$ 未知时，可以证明，只要样本容量 $n$ 充分大（$n \geqslant 30$），近似有

$$Z = \frac{\overline{X} - \mu}{S/\sqrt{n}} \sim N(0,1)$$

由此即可得到非正态总体均值的 $100(1-\alpha)\%$ 置信区间

$$\left(\overline{X} - Z_{\alpha/2}\frac{S}{\sqrt{n}}, \overline{X} + Z_{\alpha/2}\frac{S}{\sqrt{n}}\right)$$

也可简记为 $\overline{X} \pm Z_{\alpha/2}\frac{S}{\sqrt{n}}$。

**例 4-5**　对某地 144 名健康男子血清胆固醇进行测定，所得数据样本均值为 $\overline{X} = 181.46$，样本标准差 $S = 32.82$。试求该地区健康男子血清胆固醇的 95% 置信区间。

**解**　已知 $\bar{X}=181.46, S=32.82$，又 $n=144$ 是大样本情形。

对于 $1-\alpha=0.95, \alpha=0.05$，查 $N(0,1)$ 临界值表（附表 4）得临界值：$Z_{\alpha/2}=Z_{0.025}=1.96$。

则所求置信区间是

$$\bar{X} \pm Z_{\alpha/2} \frac{S}{\sqrt{n}}=181.46 \pm 1.96 \times \frac{32.82}{\sqrt{144}}=181.46 \pm 5.36$$

所以该地区健康男子血清胆固醇的 95% 置信区间是（176.10,186.82）。

## 三、正态总体方差的区间估计

设总体 $X \sim N(\mu, \sigma^2)$，参数 $\mu$ 与 $\sigma^2$ 未知，$X_1, X_2, \cdots, X_n$ 是来自正态总体 $X$ 的一个样本。而方差 $\sigma^2$ 的无偏估计为样本方差

$$S^2=\frac{1}{n-1} \sum_{i=1}^{n}\left(X_i-\bar{X}\right)^2$$

且由第 3 章定理 3-3 知

$$\chi^2=\frac{(n-1) S^2}{\sigma^2} \sim \chi^2(n-1)$$

对于给定的置信度 $1-\alpha$ 及自由度 $(n-1)$，查 $\chi^2$ 分布表（附表 5），由 $\chi^2$ 分布曲线形状的非对称性，可得到两个临界值：$\chi^2_{1-\alpha/2}(n-1)$ 和 $\chi^2_{\alpha/2}(n-1)$，使得（图 4-5）

$$P\left(\chi^2_{1-\alpha/2}<\frac{(n-1) S^2}{\sigma^2}<\chi^2_{\alpha/2}\right)=1-\alpha$$

即

$$P\left(\frac{(n-1) S^2}{\chi^2_{\alpha/2}}<\sigma^2<\frac{(n-1) S^2}{\chi^2_{1-\alpha/2}}\right)=1-\alpha$$

故总体方差 $\sigma^2$ 的 $100(1-\alpha)\%$ 置信区间是

$$\left(\frac{(n-1) S^2}{\chi^2_{\alpha/2}}, \frac{(n-1) S^2}{\chi^2_{1-\alpha/2}}\right)$$

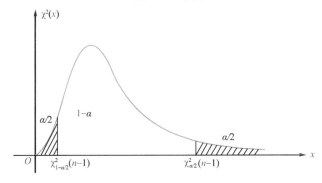

图 4-5　$\chi^2$ 分布的双侧临界值

**例 4-6**　设某生物的寿命服从正态分布，今观察其一组样本的寿命数据为（单位:h）

1050,1100,1080,1120,1200,1250,1040,1130,1300,1200,1270,1300

试估计该生物寿命的总体方差的 90% 置信区间。

**解**　由样本数据计算得 $S^2=9127.27$，而 $n=12$。

对于 $1-\alpha=0.90$，则 $\alpha=0.10, n-1=11$，查 $\chi^2$ 分布表（附表 5），得临界值

$$\chi^2_{\alpha/2}(n-1)=\chi^2_{0.05}(11)=19.675, \quad \chi^2_{1-\alpha/2}(n-1)=\chi^2_{0.95}(11)=4.575$$

则

$$\left(\frac{(n-1)S^2}{\chi^2_{\alpha/2}},\frac{(n-1)S^2}{\chi^2_{1-\alpha/2}}\right)=\left(\frac{11\times 9127.27}{19.675},\frac{11\times 9127.27}{4.575}\right)$$

故总体方差 $\sigma^2$ 的 90% 置信区间是(5102. 92,21945. 34)。

对于大样本情形($n\geqslant 30$),由于样本标准差 $S$ 近似服从正态分布 $N\left(\sigma,\frac{\sigma^2}{2n}\right)$,故总体标准差 $\sigma$ 的 $100(1-\alpha)\%$ 置信区间近似为

$$\left(S-Z_{\alpha/2}\frac{S}{\sqrt{2n}},S+Z_{\alpha/2}\frac{S}{\sqrt{2n}}\right)$$

也可简记为 $S\pm Z_{\alpha/2}\frac{S}{\sqrt{2n}}$。

Excel 软件应用

在 Excel 中,根据总体方差的 $100(1-\alpha)\%$ 置信区间公式,构造所求方差置信区间的工作表。即在 Excel 中建立例 4-6 的数据集,再输入如图 4-6 所示的各项指标公式的内容。由图中结果知,所求总体方差 $\sigma^2$ 的 90% 置信区间是

(5102. 89,21946. 25)

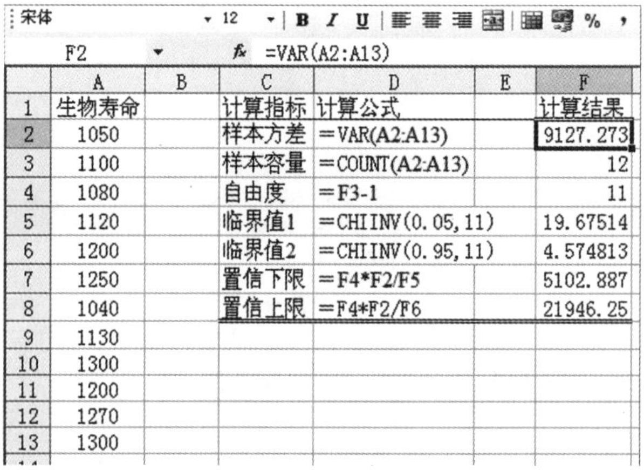

| | A | B | C | D | E | F |
|---|---|---|---|---|---|---|
| 1 | 生物寿命 | | 计算指标 | 计算公式 | | 计算结果 |
| 2 | 1050 | | 样本方差 | =VAR(A2:A13) | | 9127. 273 |
| 3 | 1100 | | 样本容量 | =COUNT(A2:A13) | | 12 |
| 4 | 1080 | | 自由度 | =F3-1 | | 11 |
| 5 | 1120 | | 临界值1 | =CHIINV(0. 05, 11) | | 19. 67514 |
| 6 | 1200 | | 临界值2 | =CHIINV(0. 95, 11) | | 4. 574813 |
| 7 | 1250 | | 置信下限 | =F4*F2/F5 | | 5102. 887 |
| 8 | 1040 | | 置信上限 | =F4*F2/F6 | | 21946. 25 |
| 9 | 1130 | | | | | |
| 10 | 1300 | | | | | |
| 11 | 1200 | | | | | |
| 12 | 1270 | | | | | |
| 13 | 1300 | | | | | |

图 4-6　例 4-6 的 Excel 结果图示

**例 4-7**　现对某地区 90 名正常成年女性测得其红细胞数($10^{12}$/L)的均值为 4. 18、标准差为 0. 29。试分别求出该地正常成年女性红细胞数总体均值、总体标准差的 95% 置信区间。

**解**　已知 $\overline{X}=4.18$,$S=0.29$,而 $n=90$ 是大样本,故用大样本情形的置信区间公式来求。

对于 $1-\alpha=0.95$,$\alpha=0.05$,查 $N(0,1)$ 临界值表(附表 4),得临界值:$Z_{\alpha/2}=Z_{0.025}=1.96$。

所求总体均值的 95% 置信区间为

$$\overline{X}\pm Z_{\alpha/2}\frac{S}{\sqrt{n}}=4.18\pm 1.96\times\frac{0.29}{\sqrt{90}}=4.18\pm 0.06,\text{即}(4.12,4.24)$$

所求总体标准差 $\sigma$ 的 95% 置信区间近似为

$$S\pm Z_{\alpha/2}\frac{S}{\sqrt{2n}}=0.29\pm 1.96\ \frac{0.29}{\sqrt{180}}=0.29\pm 0.042,\text{即}(0.248,0.332)$$

故该地正常成年女性红细胞数总体均值 95% 置信区间为(4. 12,4. 24);总体标准差的 95% 置信区间为(0. 248,0. 332)。

## 四、总体率的区间估计

总体率（population rate）$P$ 是指总体中具有某种特征的个体占总体全部个体的比例。如果总体容量为 $N$，具有某种特征的个体数为 $M$，则 $P = \dfrac{M}{N}$。例如，全部药品中合格品的比例、某地区人群中某种病的发病率等。

样本率（sample rate）$p$ 是指在随机抽样得到的样本中具有该特征的个体占样本全部个体的比例。如果样本容量为 $n$，其中具有某种特征的个体数为 $m$ 个，则 $p = \dfrac{m}{n}$。

在实际应用中，总体率通常是未知的。由于样本率 $p$ 是总体率 $P$ 的无偏估计量，所以一般需利用随机抽样得到的样本率 $p$，来估计总体率 $P$。

### （一）大样本情形总体率的区间估计（正态近似法）

根据棣莫弗-拉普拉斯中心极限定理，对于大样本情形（$n \geqslant 30$ 且 $np > 5$ 和 $n(1-p) > 5$ 都成立时），对样本率 $p$ 近似有

$$p \sim N\left(P, \frac{P(1-P)}{n}\right)$$

当 $n$ 充分大时，由于总体率 $P$ 是未知的，我们用样本率 $p$ 代替 $P$ 来计算 $p$ 的总体标准差

$$\sigma(p) = \sqrt{\frac{P(1-P)}{n}} \approx \sqrt{\frac{p(1-p)}{n}}$$

则

$$Z = \frac{p-P}{\sqrt{\dfrac{p(1-p)}{n}}} \sim N(0,1) \quad (\text{近似})$$

对于给定的置信度 $1-\alpha$，查标准正态分布临界值表（附表4），得到临界值 $Z_{\alpha/2}$，使得

$$P\left(-Z_{\alpha/2} < \frac{p-P}{\sqrt{\dfrac{p(1-p)}{n}}} < Z_{\alpha/2}\right) = 1-\alpha$$

即

$$P\left(p - Z_{\alpha/2}\sqrt{\frac{p(1-p)}{n}} < P < p + Z_{\alpha/2}\sqrt{\frac{p(1-p)}{n}}\right) = 1-\alpha$$

故大样本情形总体率 $P$ 的 $100(1-\alpha)\%$ 置信区间是

$$\left(p - Z_{\alpha/2}\sqrt{\frac{p(1-p)}{n}}, \, p + Z_{\alpha/2}\sqrt{\frac{p(1-p)}{n}}\right)$$

也可简记为 $p \pm Z_{\alpha/2}\sqrt{\dfrac{p(1-p)}{n}}$。

**例 4-8** 从一批药品中随机抽取 300 个，其中测得一级品 81 个。试求这批药品的一级品率的 95% 置信区间。

**解** 显然，该题属于大样本情形时总体率即一级品率的置信区间问题。

由题意，样本一级品率 $p = \dfrac{81}{300} = 0.27$，对置信度 $1-\alpha = 0.95$，$\alpha = 0.05$，查 $N(0,1)$ 临界值表（附表4），得到临界值

$$Z_{\alpha/2} = Z_{0.025} = 1.96$$

则

$$p \pm Z_{\alpha/2}\sqrt{\frac{p(1-p)}{n}} = 0.27 \pm 1.96\sqrt{\frac{0.27 \times (1-0.27)}{300}} = 0.27 \pm 0.05$$

即这批药品的一级品率的95%置信区间为$(0.22, 0.32)$。

### (二) 小样本情形总体率的区间估计(查表法)

当样本容量$n$不够大时,不宜用上述正态近似法,而应用查表法。

当具有某种特性的个体的总体率为$P$时,在总体中随机抽取$n$个个体,其中具有该特性的个体数$m$作为随机变量服从二项分布,为求总体率$P$的置信区间,可根据二项分布的分布函数进行精确计算。实际应用时,人们已将计算结果制成二项分布$P$的置信区间(附表8),只要给定$1-\alpha, n, m$,就可从表中查得总体率$P$的$(1-\alpha)100\%$置信区间。

**例4-9** 给10只同品系的动物分别注射某种药物,结果有4只死亡。试求总体死亡率的95%置信区间。

**解** 因为$n = 10, m = 4, 1-\alpha = 0.95$,查附表8得$1-\alpha = 0.95$的置信区间上、下限分别为0.738和0.122,故所求总体死亡率$P$的95%的置信区间为$(0.122, 0.738)$。

---

**知识链接**　　　　　K. 皮尔逊——现代统计学的创立者

K. 皮尔逊(Karl Pearson, 1857~1936),英国著名统计学家和生物学家,现代统计学的奠基人。

K. 皮尔逊首先探求处理数据方法,首创了频数分布表与图;提出了多种概率分布曲线及其表达式,推进了次数分布曲线理论的发展和应用。1900年,他独立地重新发现了卡方($\chi^2$)分布,提出了有名的卡方($\chi^2$)检验法;他还提出和研究了复相关、偏相关、相关比等概念和方法,不仅发展了高尔顿的相关和回归理论,并为之建立了数学基础;同时他还提出了似然函数、矩估计方法,推导出概差并编制了各种概差计算表。统计学上的一些术语,如"总体""众数""标准差""变差系数"等都出自K. 皮尔逊。

同时他还不断运用统计方法对生物学、遗传学、优生学作出新的贡献,并把生物统计方法提炼成为一般处理统计资料的通用方法,发展了统计方法论,被誉为"现代统计学之父"。

---

# 第3节　用 Excel 求参数的置信区间

## 一、用 Excel 求正态总体均值的置信区间

### (一) 用 Excel 求方差已知时总体均值的置信区间

总体方差$\sigma^2$已知时,求总体均值$\mu$的$100(1-\alpha)\%$的置信区间公式为

$$\bar{x} \pm Z_{\alpha/2}\frac{\sigma}{\sqrt{n}}, \quad 即 \left(\bar{x} - Z_{\alpha/2}\frac{\sigma}{\sqrt{n}}, \bar{x} + Z_{\alpha/2}\frac{\sigma}{\sqrt{n}}\right)$$

在 Excel 中,利用样本均值函数 AVERAGE 和置信区域函数 CONFIDENCE 就可以分别得到$\bar{x}$和$Z_{\alpha/2}\dfrac{\sigma}{\sqrt{n}}$的值,由此即可得到置信区间的上、下限。

统计函数 AVERAGE 用于计算样本均值(算术平均值)$\bar{x}$,其格式为

$$AVERAGE(number1, number2, \cdots)$$

其中,number1,number2,…是要计算均值的$1 \sim 30$个参数。参数可以是具体数字,或者是涉及数字的名称、数据范围或引用。

统计函数 CONFIDENCE 用于计算样本均值任意一侧的区域大小 $Z_{\alpha/2}\dfrac{\sigma}{\sqrt{n}}$,其格式为

$$\text{CONFIDENCE}(\text{Alpha},\text{St\_dev},\text{Size})$$

其中,Alpha 为显著水平 $\alpha$,对应的置信度等于 $100\times(1-\alpha)\%$;St\_dev 为数据区域的总体标准差 $\sigma$,假设为已知;Size 为样本容量 $n$。

现以下例的求解来说明已知方差 $\sigma^2$ 时,用 Excel 构造总体均值的置信区间的具体步骤。

*案例 4-2( 续二)*

对案例 4-2 的药片直径 $X$ 数据,试用 Excel 求解该药片直径 $X$ 的均值的 95% 置信区间。

**Excel 求解**　参见前面第 2 节例 4-2(续一) 的图 4-2。为构造案例 4-2 所求的置信区间可在图 4-2 的工作表中输入下列内容:

A 列输入样本数据；　C 列输入指标名称；　D 列输入计算公式

即在 A 列建立案例 4-2 的 Excel 数据集,在 C 列选定的单元格中分别输入" = AVERAGE( A1 : A9)"和" = CONFIDANCE(0.05,0.8,9)",即可分别得到样本均值 14.5 和置信区域 0.522657,由此就可得到置信上、下限:样本均值±置信区域。故所求置信区间为 14.5±0.522657,即可得到所求药片直径均值的 95% 置信区间为( 13.97734,15.02266)。

说明:在图 4-2 中,F 列为 D 列的计算显示结果,当输入完公式后,回车即显示出 F 列结果,这里只是为了看清公式,才给出了 D 列的公式形成。

## (二) 用 Excel 求方差未知时总体均值的置信区间

总体方差 $\sigma^2$ 未知时,求总体均值 $\mu$ 的 $100(1-\alpha)\%$ 的置信区间公式为

$$\bar{x}\pm t_{\alpha/2}(n-1)\frac{S}{\sqrt{n}}\quad\text{即}\quad\left(\bar{x}-t_{\alpha/2}(n-1)\frac{S}{\sqrt{n}},\quad \bar{x}+t_{\alpha/2}(n-1)\frac{S}{\sqrt{n}}\right)$$

在 Excel 中,利用【工具】→【数据分析】→【描述统计】的计算结果中"平均"和"置信度",就可分别得到 $\bar{x}$ 和 $t_{\alpha/2}(n-1)\dfrac{S}{\sqrt{n}}$ 的值,由此即可得到所求置信区间。

**例 4-4**(续)　对例 4-4 儿童血钙数据,试用 Excel 求解该地区儿童的每 100ml 血平均含钙量的 90% 置信区间。

**Excel 求解**　现以该例的求解来说明求置信区间的具体操作步骤:

(1) 输入数据:将例 4-4 样本数据输入到工作表中的 A2:A13(前面第 2 节例 4-4 的图 4-4)；

(2) 在菜单中选取【工具】→【数据分析】→【描述统计】,点击"确定"；

(3) 当出现【描述统计】对话框后,指定参数如图 4-7 所示,再点击"确定"。

由此即可得到样本数据的描述性统计量结果,如前面第 2 节例 4-4 的图 4-4 所示。

根据描述统计量计算结果中的平均(样本均值)59.142 和置信度(置信区间半径)4.464,就可得到置信上、下限:平均±置信度。故所求

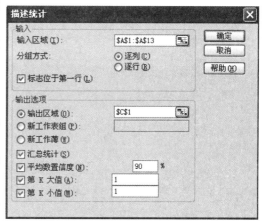

图 4-7 【描述统计】对话框

平均含钙量的 90% 置信区间为 59.14167±4.464305,即( 54.67736,63.60597)(图 4-4)。

## 二、用 Excel 求正态总体方差的置信区间

根据样本数据,求正态总体方差 $\sigma^2$ 的 $100(1-\alpha)\%$ 置信区间公式为

$$\left(\frac{(n-1)S^2}{\chi_{\alpha/2}^2},\frac{(n-1)S^2}{\chi_{1-\alpha/2}^2}\right)$$

其中,$S^2$ 是样本方差,$\chi_{\alpha/2}^2$、$\chi_{1-\alpha/2}^2$ 是 $\chi^2(n-1)$ 分布的双侧临界值。

**例 4-6**(续)  对于例 4-6 的生物寿命数据,如何用 Excel 求解其总体方差的 90% 置信区间?

**Excel 求解**  下面我们通过对该例的求解来说明用 Excel 构造方差 $\sigma^2$ 置信区间的过程。

在 Excel 中,为构造所求方差 $\sigma^2$ 置信区间工作表,首先建立例 4-6 的生物寿命数据集,再输入如本章第 2 节例 4-6 的图 4-6 所示的各项指标公式的内容。

因 $1-\alpha=0.90$,则 $\alpha=0.10$,两个临界值为

$$\chi_{0.1/2}^2(11)=\chi_{0.05}^2(11),\quad \chi_{1-0.1/2}^2(11)=\chi_{0.95}^2(11)$$

可分别由 CHIINV(0.05,11) 和 CHIINV(0.95,11) 计算得到。

如图 4-6 所示,总体方差 $\sigma^2$ 的 90% 置信区间是 (5102.89,21946.25)。

**注意**  在图 4-6 中,F 列为 D 列所显示公式的计算结果,当在 D 列输入完公式后,回车在 D 列即显示出 F 列的计算结果,这里只是为了看清公式,才在 D 列给出具体的公式形式。

# 本 章 小 结

## (一) 点估计法

| 点估计法 | 基本思想 | 估计的优良性 |
|---|---|---|
| 矩估计法 | 用样本矩估计相应的总体矩,从而得到总体未知参数的估计值 $\hat{\mu}=\overline{X}$, $\hat{\sigma}^2=S^2$, $\hat{\sigma}=S$ | 1. 无偏性:$E(\hat{\theta})=\theta$<br>2. 有效性:设 $\hat{\theta}_1$,$\hat{\theta}_2$ 均为 $\theta$ 的无偏估计量,若 $D(\hat{\theta}_1)<D(\hat{\theta}_2)$,则称 $\hat{\theta}_1$ 比 $\hat{\theta}_2$ 有效 |
| 应用 | $\overline{X}$、$S^2$ 分别是 $\mu$、$\sigma^2$ 的无偏估计量 | |

## (二) 区间估计

| 总体分布 | 参数 | 条件 | $100\times(1-\alpha)\%$ 置信区间 |
|---|---|---|---|
| 正态分布 | 均值 $\mu$ | $\sigma^2$ 已知 | $\left(\overline{x}-Z_{\alpha/2}\frac{\sigma}{\sqrt{n}},\overline{x}+Z_{\alpha/2}\frac{\sigma}{\sqrt{n}}\right)$ |
| | | $\sigma^2$ 未知 | $\left(\overline{x}-t_{\alpha/2}(n-1)\frac{S}{\sqrt{n}},\overline{x}+t_{\alpha/2}(n-1)\frac{S}{\sqrt{n}}\right)$ |
| | | $\sigma^2$ 未知大样本 $(n\geq30)$ | $\left(\overline{x}-Z_{\alpha/2}\frac{S}{\sqrt{n}},\overline{x}+Z_{\alpha/2}\frac{S}{\sqrt{n}}\right)$ |
| | 方差 $\sigma^2$ | $\mu$ 未知 | $\left(\frac{(n-1)S^2}{\chi_{\alpha/2}^2},\frac{(n-1)S^2}{\chi_{1-\alpha/2}^2}\right)$ |

| 总体分布 | 参数 | 条件 | $100\times(1-\alpha)\%$ 置信区间 |
|---|---|---|---|
| 二项分布 | 总体率 $P$ | 大样本$(n\geqslant30)$ | $\left(p-Z_{\alpha/2}\sqrt{\dfrac{p(1-p)}{n}},\ p+Z_{\alpha/2}\sqrt{\dfrac{p(1-p)}{n}}\right)$ |
| | | 小样本$(n<30)$ | 查附表 8 |

## 目 标 检 测

**一、名词解释**

参数估计、估计量、点估计、区间估计。

**二、填空题**

1. 估计量的评判标准是_____性和_____性。

2. 总体的数学期望和方差的点估计值分别是_____和_____。

3. 用样本 $X_1,X_2,\cdots,X_n$ 估计总体参数,总体均值的一个无偏估计量是_____,总体方差的无偏估计量是_____。

4. 设总体 $X$ 服从正态分布 $N(\mu,\sigma^2)$,$\mu$ 未知,$X_1$,$X_2,\cdots,X_n$ 是该总体 $X$ 的一个样本,(1)如果 $\sigma^2$ 未知,总体均值 $\mu$ 的 95% 置信区间是_____;(2)如果由经验已知 $\sigma^2$,总体均值 $\mu$ 的 95% 置信区间是_____。

**三、单选题**

1. $\sigma^2$ 已知时,区间 $\overline{X}\pm1.96\dfrac{\sigma}{\sqrt{n}}$ 的含义是(　　)。

  A. 95% 的总体均值在此范围内

  B. 样本均值的 95% 置信区间

  C. 95% 的样本均值在此范围内

  D. 总体均值的 95% 置信区间

2. 样本容量为 $n$,置信度为 $1-\alpha$ 的 $t$ 分布临界值 $\lambda_t$ 是(　　)。

  A. $\lambda_t=t_{1-\alpha/2}(n)$      B. $\lambda_t=t_{\alpha/2}(n-1)$

  C. $\lambda_t=t_{\alpha/2}(n)$       D. $\lambda_t=t_{1-\alpha/2}(n-1)$

**四、应用分析题**

1. 根据下列数据求总体均值和方差的无偏估计:
$$5,-3,2,10,8,6$$

2. 某合成车间的产品在正常情况下,含水量服从 $N(\mu,\sigma^2)$,其中 $\sigma^2=0.25$,现连续测试 9 批,得样本均值为 2,试计算总体均值 $\mu$ 的 99% 置信区间。

3. 从一批片剂中随机抽检 10 片,测定含量,均值为 103mg,标准差为 2.22mg,假定片剂含量服从正态分布,求这批片剂平均含量的 95% 置信区间。

4. 已知来自正态总体的样本值为
$$7.0,8.0,7.8,9.2,6.4$$
试求(1)$\sigma=1.2$ 时,总体均值 $\mu$ 的 90% 置信区间;(2)$\sigma^2$ 未知时总体均值 $\mu$ 的 90% 置信区间。

5. 已知 $n=9,\overline{x}=2,\sum\limits_{i=1}^{9}x_i^2=288$,且总体服从正态分布,试求总体均值 $\mu$ 的 95% 置信区间。

6. 设正态总体的方差已知,问抽取的样本容量 $n$ 应多大,才能使总体均值 $\mu$ 的置信度为 0.95 的置信区间长不大于 $L$。

7. 测得 9 个蓄电池的电容量(单位:A·h)如下:
$$138,139,140,143,141,142,142,137,139$$
设电容量服从正态分布 $N(\mu,\sigma^2)$,求总体方差 $\sigma^2$ 对应的 95% 置信区间。

8. 对某地区随机调查 180 名 20 岁男青年的身高,得均值 167.10cm,标准差 4.90cm,求该地区 20 岁男青年平均身高的 95% 置信区间。

9. 在一指定地区的选民中,随机挑选 300 名选民进行民意测验,结果有 182 人对某个指定的候选人是满意的,求在所有选民中,对该候选人满意率的 95% 置信区间。

10. 从某批灯泡中随机抽查 12 个,其中 4 个是次品,试求该批灯泡次品率的 95% 置信区间。

**五、上机实训题**

1. 对应用分析题第 4 题利用 Excel 软件来计算相应总体均值的 90% 置信区间。

2. 对应用分析题第 7 题的电容量数据利用 Excel 软件来计算总体均值和总体方差的 95% 置信区间。

（高祖新　徐　宁）

# 第5章 假设检验

假设检验是统计推断的另一基本内容。假设检验(test of hypothesis),顾名思义就是先假设后检验,就是事先对总体的参数或分布形式提出一个假设,再利用样本数据信息来判断原假设是否合理,从而决定应接受还是拒绝原假设。

假设检验可以分为两类:一类是总体参数的假设检验,简称参数检验(parametric test);另一类是非参数检验(nonparametric test),主要包括总体分布形式的假设检验、随机变量独立性的假设检验等。这里我们只讨论有关总体参数(均值、方差、总体率)等的参数检验问题。在后面第7章中我们还将讨论有关相关系数的检验、回归方程的显著性检验等假设检验问题。

## 第1节 假设检验的基本概念

### 一、假设检验问题

为考察假设检验问题,我们先来看两个假设检验的案例。

案例 5-1

某药厂用自动包装机包装的葡萄糖质量服从正态分布 $N(\mu, \sigma^2)$,按规定的标准质量为500g,由以往标准知总体方差 $\sigma^2 = 6.5^2$,且保持不变,某日从生产线上随机抽取6袋,称得净重为(单位:g):

$$498, 516, 507, 492, 502, 512$$

**问题** 该日自动包装机包装的葡萄糖平均质量是否还是500g?

案例 5-2

根据国家有关质量标准,某厂生产的某种药品的次品率 $P$ 不得超过 0.6%。现从该厂生产的一批药品中随机抽取150件进行检测,发现其中有2件次品。

**问题** 该批药品的次品率是否已超标?($\alpha = 0.05$)

在案例5-1中,利用其样本值的计算可得其平均质量 $\bar{x} = 504.5(\mathrm{g})$,与标准质量500g相比差4.5g,但该差异究竟是因为自动包装机工作不正常造成的实质性差异,还是纯粹由于随机因素引起的随机误差?显然,该日生产的每袋葡萄糖的平均质量就是总体参数 $\mu$,该案例的问题要回答:$\mu$ 是否等于500? 即 $\mu = \mu_0$,像这样要回答总体参数是否等于某个数值的问题就是一个假设检验问题。

在假设检验中,通常将所要进行检验的假设称为原假设(或零假设null hypothesis),用 $H_0$ 表示;而将原假设的对立面称为备择假设(或对立假设alternative hypothesis),用 $H_1$ 表示。

例如,对案例 5-1,有原假设 $H_0:\mu=500$;备择假设 $H_1:\mu\neq500$。

而案例 5-2 同样也是一个假设检验问题,应检验的原假设 $H_0:P=0.006$;备择假设 $H_1:P>0.006$。

## 二、假设检验的基本思想与方法

假设检验的基本思想就是所谓概率性质的反证法,这即为了检验原假设是否正确,首先假定原假设 $H_0$ 成立,在原假设 $H_0$ 成立的条件下根据抽样理论和样本信息进行推断,如果得到矛盾的结论,就推翻原假设,否则,则接受原假设。这里我们在概率性质的反证法中运用了小概率原理(small probability principle),即小概率事件在一次试验中几乎不可能发生。如果小概率事件在一次试验中发生,即认为导出矛盾,则判断原假设不成立。

例如,对案例 5-1,应检验原假设 $H_0:\mu=500(=\mu_0)$ 是否成立。为此,首先假定原假设 $H_0$ 成立,则总体 $X$ 服从 $N(\mu_0,6.5^2)$,再用样本去检验 $H_0$ 的真伪。由于样本所包含的信息较分散,一般需要构造一个检验统计量去进行判断。案例 5-1 是正态总体均值 $\mu$ 的参数检验问题,在方差 $\sigma^2$ 已知和原假设 $H_0$ 成立下,考虑 $\mu$ 的无偏估计量 $\overline{X}$ 的抽样分布,有

$$\overline{X}\sim N\left(\mu_0,\frac{\sigma^2}{n}\right)$$

故可以取

$$Z=\frac{\overline{X}-\mu_0}{\sigma/\sqrt{n}}\sim N(0,1)$$

作为检验统计量。

对于给定的一个小概率 $\alpha(0<\alpha<1)$,通常取 $\alpha=0.05$,可查正态分布临界值表(附表 4)得到临界值 $Z_{\alpha/2}$,使得

$$P(|Z|>Z_{\alpha/2})=\alpha(\text{对应地,有 }P(Z>Z_{\alpha/2})=\alpha/2)(\text{图 5-1})\text{此时,事件}$$

$$(|Z|>Z_{\alpha/2})=\left(\left|\frac{\overline{X}-\mu_0}{\sigma/\sqrt{n}}\right|>Z_{\alpha/2}\right)$$

是个概率为 $\alpha$ 的小概率事件。对于一次抽样的样本值,计算统计量 $Z$ 的观测值,如果落在上述小概率事件的范围内,则表明小概率事件在一次抽样试验中居然发生了,即可认为导出矛盾而拒绝原假设 $H_0$。

下面我们就可利用上述原理来解决案例 5-1 的问题。

案例 5-1(续)

**解** 应检验

$$\text{原假设 }H_0:\mu=500;\quad\text{备择假设 }H_1:\mu\neq500$$

由题中条件得 $\overline{x}=504.5,\mu_0=500,\sigma^2=6.5^2$。

则检验统计量 $Z$ 的观测值为

$$z=\frac{\overline{x}-\mu_0}{\sigma/\sqrt{n}}=\frac{504.5-500}{6.5/\sqrt{6}}=1.696$$

再由标准正态分布临界值表(附表 4)查得临界值

$$Z_{\alpha/2}=Z_{0.025}=1.96$$

由于 $|z|=1.696<1.96$，即小概率事件在一次抽样试验中没有发生，故没有导出矛盾，所以可接受原假设 $H_0:\mu=500$，即认为该日自动包装机包装的平均质量还是 $500g$。

在假设检验中，我们将事先给定的小概率 $\alpha$ 称为显著性水平（significance level）；将拒绝 $H_0$ 还是接受 $H_0$ 的界限值称为临界值（critical value）；将拒绝原假设 $H_0$ 的区域称为拒绝域（region of rejection），而将接受 $H_0$ 的区域称为接受域（region of acceptance）。

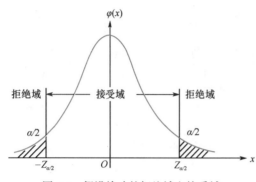

图 5-1　假设检验的拒绝域和接受域

在假设检验中，小概率即显著性水平 $\alpha$ 应该是接近 0 的一个正数。著名统计学家 R. A. 费希尔把 1/20 即 0.05 作为其标准，从此 0.05 或小于 0.05 的概率被认为是小概率。

例如，在案例 5-1 中，检验的显著性水平 $\alpha=0.05$，临界值 $Z_{\alpha/2}=1.96$，拒绝域为（$|Z|>1.96$）。

如图 5-1 所示，如果由样本值所得到的检验统计量的值落在拒绝域中，则认为原假设 $H_0$ 不成立，则拒绝原假设 $H_0$；否则，则接受原假设 $H_0$。

上述通过比较统计量的值与临界值的大小来作出统计判断结论的假设检验方法称为临界值法（critical value method），而在统计论文或专著中还常采用 $P$ 值法。

$P$ 值是指在 $H_0$ 成立时从总体中抽样，抽到现有的样本以及更加极端情况出现的概率值（例如，在案例 5-1 中，$P$ 值 $=P(|Z|>1.696)=0.0898$）。$P$ 值法（$P$ value method）就是根据计算出来的 $P$ 值与显著性水平 $\alpha$ 的比较进行统计判断的假设检验法，即当 $P\leqslant\alpha$ 时拒绝 $H_0$，当 $P>\alpha$ 时接受 $H_0$。$P$ 值的大小由检验统计量的值决定，与显著性水平 $\alpha$ 无关，无须查统计表，但计算要求较高。一般统计软件如 SAS、SPSS、Excel 等都能计算 $P$ 值，故可用 $P$ 值法，而通常的统计教材则采用查统计表的临界值法。

## 三、假设检验的两类错误

由于假设检验是根据小概率原理由样本信息推断总体特征，而抽样的随机性使得假设检验有可能发生以下两类错误（表 5-1）。

第一类错误（typy Ⅰ error）　当原假设 $H_0$ 为真时，拒绝 $H_0$，此类错误又称拒真错误。发生第一类错误的概率就是显著性水平 $\alpha$。

第二类错误（typy Ⅱ error）　当原假设 $H_0$ 为假时，接受 $H_0$，此类错误又称取伪错误。发生第二类错误的概率一般记为 $\beta$。

表 5-1　统计判断所犯两类错误

| 检验结论 | 实际情况 | |
|---|---|---|
| | $H_0$ 为真 | $H_0$ 为假 |
| 接受 $H_0$ | 正确 | 第二类错误（取伪） |
| 拒绝 $H_0$ | 第一类错误（拒真） | 正确 |

我们总希望犯两类错误的概率 $\alpha$、$\beta$ 都很小，但在样本容量 $n$ 确定时，同时使 $\alpha$、$\beta$ 都很小是不可能的。故在实际应用中，通常先限制犯第一类错误的概率 $\alpha$，再适当增加样本容量来减少犯第二类错误的概率 $\beta$。一般选取 $\alpha=0.05$ 或 0.01、0.1。

## 四、假设检验的一般步骤

综上所述，我们可得到进行假设检验的一般步骤：

（1）建立原假设 $H_0$ 和备择假设 $H_1$；

（2）确定检验统计量及其分布，并由给定样本值计算检验统计量的值；

（3）根据显著性水平 $\alpha$，确定拒绝域；

（4）作出统计判断，若统计量的值落在拒绝域内，则拒绝原假设 $H_0$，接受备择假设 $H_1$；否则，就接受原假设 $H_0$。并对原问题给出相应结论。

---

**知识链接**　　　　　　　　　**奈曼与假设检验理论**

J. 奈曼（Jerzy Splawa Neyman，1894~1981）是美国统计学家、现代统计学的奠基人之一。原籍波兰，1938 年起为美国加利福尼亚大学伯克利分校教授、统计研究中心主任。

1925~1927 年，他在伦敦大学师从 K. 皮尔逊，并与英国统计学家、K. 皮尔逊之子 E. 皮尔逊展开了深入的合作研究。奈曼和 E. 皮尔逊利用数学概念和逻辑推理发展了假设检验理论，并于 1928~1934 年发表了多篇重要的相关文献，内容包括两类错误、备择假设、似然比检验、一致最优检验、功效函数、最佳临界域等概念和方法，奠定了假设检验的理论基础。1937 年，发表了有关置信区间估计的理论成果。奈曼和 E. 皮尔逊因区间估计和假设检验的 Neyman-Pearson 理论而一起名垂数理统计发展史。

---

# 第 2 节　单个正态总体参数的假设检验

正态总体 $N(\mu,\sigma^2)$ 中有两个参数：均值 $\mu$ 和方差 $\sigma^2$，有关 $\mu$ 与 $\sigma^2$ 的假设检验问题在实际应用中经常遇到，下面分不同情形对参数 $\mu$ 与 $\sigma^2$ 的假设检验问题加以讨论。

## 一、方差已知，检验正态总体的均值

设样本 $X_1,\cdots,X_n$ 来自正态总体 $N(\mu,\sigma^2)$，方差 $\sigma^2$ 已知，需对总体均值 $\mu$ 进行检验。

### （一）方差已知，检验 $H_0:\mu=\mu_0$；$H_1:\mu\neq\mu_0$（双侧检验）

检验步骤为：

（1）建立原假设 $H_0:\mu=\mu_0$；备择假设 $H_1:\mu\neq\mu_0$；

（2）在 $H_0:\mu=\mu_0$ 成立时，构造检验统计量

$$Z=\frac{\overline{X}-\mu_0}{\sigma/\sqrt{n}}\sim N(0,1)$$

并计算 $Z$ 检验统计量的观测值 $z$；

（3）对于给定的显著性水平 $\alpha$，查 $N(0,1)$ 临界值表（附表4），得到临界值 $Z_{\alpha/2}$，使得

$$P(|Z|>Z_{\alpha/2})=\alpha（对应地，有 P(Z>Z_{\alpha/2})=\alpha/2）（图5-2）$$

（4）统计判断：当 $|z|>Z_{\alpha/2}$ 时，拒绝 $H_0$，接受 $H_1$，即认为 $\mu$ 与 $\mu_0$ 有显著差异；

当 $|z|\leq Z_{\alpha/2}$ 时，接受 $H_0$，认为 $\mu$ 与 $\mu_0$ 无显著差异。

该检验运用服从标准正态分布 $N(0,1)$ 的检验统计量 $Z$，故称为 $Z$ 检验（$Z$ test）或 $U$ 检验（$U$ test）。

在上述检验中，原假设是 $H_0:\mu=\mu_0$，而备择假设 $H_1:\mu\neq\mu_0$ 则等价于 $\mu<\mu_0$ 或 $\mu>\mu_0$，即不论 $\mu<\mu_0$ 还是 $\mu>\mu_0$ 均拒绝原假设 $\mu=$

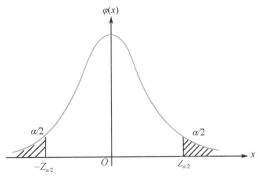

图 5-2　标准正态分布的双侧临界值

$\mu_0$，相应的两个拒绝域为 $\{z < -Z_{\alpha/2}\}$ 和 $\{z > Z_{\alpha/2}\}$，这对应于图 5-2 中的两个拒绝域，分别在分布曲线区域两侧的尾部，每侧占 $\alpha/2$，我们将这种检验称为双侧检验（two-side test）。

**例 5-1** 已知某药厂正常情况下的生产的某药膏含甘草酸量 $X$ 服从 $N(4.5, 0.108^2)$。现随机抽查了 5 支药膏，其甘草酸的含量分别为

$$4.40, 4.25, 4.21, 4.33, 4.46$$

若已知总体方差保持不变。此时药膏的平均甘草酸含量是否有显著变化？（$\alpha = 0.05$）

**解** 应检验 $H_0: \mu = 4.5; H_1: \mu \neq 4.5$。

由题中条件和计算得 $\sigma^2 = 0.108^2, n = 5, \mu_0 = 4.55, \bar{x} = 4.33$。

则检验统计量 $Z$ 的值为

$$z = \frac{\bar{x} - \mu_0}{\sigma/\sqrt{n}} = \frac{4.33 - 4.5}{0.108/\sqrt{5}} = -3.52$$

对于给定的显著性水平 $\alpha = 0.05$，查 $N(0,1)$ 临界值表（附表 4），得到临界值：

$$Z_{\alpha/2} = Z_{0.025} = 1.96$$

因为 $|z| = 3.52 > 1.96$，所以拒绝 $H_0$，而接受 $H_1$，即在 0.05 的显著水平下，认为平均甘草酸含量有显著变化。

**Excel 软件应用** 在 Excel 中，在选定的单元格中输入

"=ZTEST（$\{4.40, 4.25, 4.21, 4.33, 4.46\}, 4.5, 0.108$）"

即可得其概率值 0.999784 > 0.5（图 5-3），即 $1 - P = 0.999784, P = 0.000216$。因 $P = 0.000216 < 0.05$，故拒绝 $H_0$，即认为此药膏的平均含甘草酸量与 4.5 有显著差异。详见本章第 5 节。

| | D1 | ▼ | $f_x$ | =ZTEST({4.4, 4.25, 4.21, 4.33, 4.46}, 4.5, 0.108) | | | |
|---|---|---|---|---|---|---|---|
| | A | B | C | D | E | F | G |
| 1 | | | 1-P= | 0.999784 | | | |
| 2 | | | P= | 0.000216 | | | |

图 5-3 例 5-1 的 Excel 结果

**（二）方差已知，检验 $H_0: \mu = \mu_0; H_1: \mu > \mu_0$（或 $H_1: \mu < \mu_0$）（单侧检验）**

检验步骤为：

（1）建立原假设 $H_0: \mu = \mu_0$；备择假设 $H_1: \mu > \mu_0$（或 $H_1: \mu < \mu_0$）

（2）在 $H_0: \mu = \mu_0$ 成立时，构造检验统计量

$$Z = \frac{\bar{X} - \mu_0}{\sigma/\sqrt{n}} \sim N(0,1)$$

并由样本值计算 $Z$ 检验统计量的值 $z$；

（3）对于给定的显著性水平 $\alpha$，查 $N(0,1)$ 临界值表（附表 4），得到临界值 $Z_\alpha$，使得

$$P(Z > Z_\alpha) = \alpha（图 5-4）（或 P(Z < -Z_\alpha) = \alpha, 图 5-5）$$

（4）统计判断：当 $z > Z_\alpha$ 时，拒绝 $H_0$，接受 $H_1$，即认为 $\mu$ 显著大于 $\mu_0$；

当 $z \leq Z_\alpha$ 时，接受 $H_0$，认为 $\mu$ 不显著大于 $\mu_0$。

（或当 $z < -Z_\alpha$ 时，拒绝 $H_0$，接受 $H_1$，即认为 $\mu$ 显著小于 $\mu_0$；

当 $z \geq -Z_\alpha$ 时，接受 $H_0$，认为 $\mu$ 不显著小于 $\mu_0$）

由于上述检验的拒绝域为 $\{z > Z_\alpha\}$（或 $\{z < -Z_\alpha\}$），这对应于图 5-4（或图 5-5）中分布曲线区域单侧的尾部，我们将这类假设检验称为单侧检验（one-side test）。

显然，单侧检验与双侧检验的主要步骤类似，只是在备择假设、临界值和拒绝域上有差异，

我们用表 5-2 加以比较。

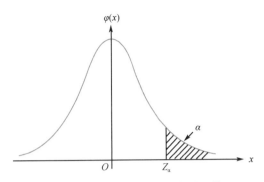

图 5-4　标准正态分布的右侧临界值

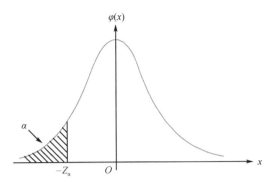

图 5-5　标准正态分布的左侧临界值

表 5-2　双侧检验与单侧检验的差异

| 差异所在 | | 备择假设 | 临界值 | 拒绝域 |
|---|---|---|---|---|
| 双侧检验 | | $H_1:\mu \neq \mu_0$ | $Z_{\alpha/2}$, $-Z_{\alpha/2}$ | $\lvert z \rvert > Z_{\alpha/2}$ |
| 单侧检验 | 左侧检验 | $H_1:\mu < \mu_0$ | $-Z_{\alpha}$ | $z < -Z_{\alpha}$ |
| | 右侧检验 | $H_1:\mu > \mu_0$ | $Z_{\alpha}$ | $z > Z_{\alpha}$ |

为便于应用,这里列出常用显著性水平 $\alpha = 0.05$ 和 0.01 对应的 $N(0,1)$ 临界值,供查阅:

$\alpha = 0.05$ 时,$Z_{\alpha/2} = Z_{0.025} = 1.96$,$Z_{\alpha} = Z_{0.05} = 1.64$;

$\alpha = 0.01$ 时,$Z_{\alpha/2} = Z_{0.005} = 2.58$,$Z_{\alpha} = Z_{0.01} = 2.33$。

**例 5-2**　一药厂生产的药品的某项指标服从正态分布 $N(80,4^2)$。经工艺革新后,其方差保持不变,现随机抽取容量为 30 的一组样本,算得其样本均值为 84。能否认为工艺革新提高了药品该项指标的均值?( $\alpha = 0.01$ )

显然,本例需进行单侧检验。在单侧检验问题中,我们通常将题目中提问所倾向的情形作为备择假设 $H_1$。

**解**　应检验 $H_0:\mu = 80$;$H_1:\mu > 80$。

由题中条件知 $\mu_0 = 80, \sigma^2 = 4^2, n = 30, \bar{x} = 84$。

则检验统计量 $Z$ 的值为

$$z = \frac{\bar{x} - \mu_0}{\sigma/\sqrt{n}} = \frac{84 - 80}{4/\sqrt{30}} = 5.48$$

对于给定的显著性水平 $\alpha = 0.01$,查 $N(0,1)$ 临界值表(附表 4),得到临界值 $Z_{\alpha} = Z_{0.01} = 2.33$。

因为 $z = 5.48 > 2.33$,所以拒绝 $H_0$,接受 $H_1$,即在 0.01 的显著水平下,认为工艺革新显著提高了药品该项指标的均值。

对大样本情形($n \geq 30$),即使方差 $\sigma^2$ 未知,我们只要用 $\sigma^2$ 的无偏估计——样本方差 $S^2$ 来代之,也即在步骤(2)中,用 $S$ 代替统计量 $Z$ 中的 $\sigma$,得到新的检验统计量,并有

$$Z = \frac{\bar{X} - \mu_0}{S/\sqrt{n}} \sim N(0,1)(近似)$$

此时,仍可进行相应的 $Z$ 检验。

**例 5-3**　正常人的脉搏平均为 72(次/min),已知四乙基铅中毒患者的脉搏服从正态分布,现测得 50 例慢性四乙基铅中毒患者的脉搏(次/min)的均值是 65.45,标准差是 5.67。试问四乙基

铅中毒患者与正常人的脉搏有无显著性差异($\alpha = 0.05$)？

**解** 应检验 $H_0: \mu = 72; H_1: \mu \neq 72$。

由题知 $n = 50$ 为大样本情形，又已知 $\bar{x} = 65.45$，$S = 5.67$。

则检验统计量 $Z$ 的值为

$$z = \frac{\bar{x} - \mu_0}{S/\sqrt{n}} = \frac{65.45 - 72}{5.67/\sqrt{50}} = -8.168$$

对于给定的 $\alpha = 0.05$，查 $N(0,1)$ 临界值表(附表 4)，得到临界值：

$$Z_{\alpha/2} = Z_{0.025} = 1.96$$

因为 $|z| = 8.168 > 1.96$，所以拒绝 $H_0$，而接受 $H_1$，即在 0.05 的显著水平下，认为四乙基铅中毒患者与正常人的脉搏有显著性差异。

## 二、方差未知，检验正态总体的均值

设样本 $X_1, \cdots, X_n$ 来自正态总体 $N(\mu, \sigma^2)$，其中 $\sigma^2$ 未知。要检验原假设 $H_0: \mu = \mu_0$ 是否成立。

此时 $Z = \dfrac{\bar{X} - \mu_0}{\sigma/\sqrt{n}}$ 因为含有未知参数 $\sigma$，不能作为 $\mu$ 的检验统计量。由于样本方差

$$S^2 = \frac{1}{n-1} \sum_{i=1}^{n} (X_i - \bar{X})^2$$

是总体方差 $\sigma^2$ 的无偏估计，所以可用 $S$ 代替 $\sigma$，在原假设 $H_0: \mu = \mu_0$ 成立时得到统计量

$$T = \frac{\bar{X} - \mu_0}{S/\sqrt{n}}$$

由抽样分布理论(第 3 章定理 3-4)知

$$T = \frac{\bar{X} - \mu_0}{S/\sqrt{n}} \sim t(n-1)$$

故用 $T$ 代替 $Z$ 作为检验统计量即可。

**(一) 方差未知，检验 $H_0: \mu = \mu_0; H_1: \mu \neq \mu_0$(双侧检验)**

检验步骤为：

(1) 建立原假设 $H_0: \mu = \mu_0$；备择假设 $H_1: \mu \neq \mu_0$。

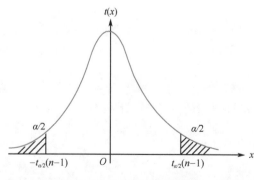

图 5-6 $t$ 分布的双侧临界值

(2) 在 $H_0: \mu = \mu_0$ 成立时，构造检验统计量

$$T = \frac{\bar{X} - \mu_0}{S/\sqrt{n}} \sim t(n-1)$$

并由样本值计算 $T$ 检验统计量的观测值 $t$；

(3) 对于给定的显著性水平 $\alpha$，由 $t$ 分布表(见附表 6)查得临界值 $t_{\alpha/2}(n-1)$，使得(图 5-6)

$$P(|T| > t_{\alpha/2}) = \alpha$$

(4) 当 $|t| > t_{\alpha/2}$ 时，拒绝 $H_0$，接受 $H_1$，即认为 $\mu$ 与 $\mu_0$ 有显著差异；

当 $|t| \leq t_{\alpha/2}$ 时，接受 $H_0$，认为 $\mu$ 与 $\mu_0$ 无显著差异。

上述检验运用服从 $t$ 分布的统计量 $T$,所以称为 $t$ 检验($t$ test)。

在实际应用中,正态总体的方差通常是未知的,故我们常用 $t$ 检验法来进行其均值检验。

*例 5-1(续一)*

在前面例 5-1 中,如果总体方差未知,其他不变。此时药膏的平均甘草酸含量是否仍为 4.5?($\alpha = 0.05$)

**解**　由于总体方差未知,故用 $t$ 检验法来检验总体的均值。

应检验 $H_0 : \mu = 4.5 ; H_1 : \mu \neq 4.5$。

由题中已知:$n = 5, \mu_0 = 4.5$,再由题中样本值计算得 $\bar{x} = 4.33$,

$$S^2 = \frac{1}{n-1} \sum_{i=1}^{n} (x_i - \bar{x})^2 = 0.01065$$

$$S = \sqrt{S^2} = \sqrt{0.01065} = 0.103$$

则检验统计量 $T$ 的值为

$$t = \frac{\bar{x} - \mu_0}{S/\sqrt{n}} = \frac{4.33 - 4.5}{0.103/\sqrt{5}} = -3.69$$

对于给定的 $\alpha = 0.05$ 和自由度 $n-1 = 4$,查 $t$ 分布表(附表 6),得到临界值

$$t_{\alpha/2}(n-1) = t_{0.025}(4) = 2.776$$

因为 $|t| = 3.69 > t_{\alpha/2}(4) = 2.776$,所以拒绝 $H_0$,接受 $H_1$,即认为药膏的平均甘草酸含量与 4.5 有显著差异。

*Excel 软件应用*

对本例,用 Excel 进行其均值 $t$ 检验的方法是根据检验统计量等的公式,建立如图 5-7 所示的检验工作表。其具体步骤详见本章第 5 节。

| | B5 | ▼ | $f_x$ =STDEV(E:E) | | | |
|---|---|---|---|---|---|---|
| | A | B | C | D | E | F |
| 1 | ***t* 检验（已知原始数据）** | | | | 样本数据 | |
| 2 | **计算指标** | **计算结果** | | | 4.4 | |
| 3 | 总体均值 $\mu_0$ | 4.5 | | | 4.25 | |
| 4 | 样本均值 $\bar{x}$ | 4.33 | (=AVERAGE(E:E)) | | 4.21 | |
| 5 | 标准差 $S$ | 0.10319884 | (=STDEV(E:E)) | | 4.33 | |
| 6 | 样本容量 $n$ | 5 | (=COUNT(E:E)) | | 4.46 | |
| 7 | $t$ 值 | 3.68348682 | (=ABS(B4-B3)/B5*B6^0.5) | | | |
| 8 | 自由度 $df$ | 4 | (=B6-1) | | | |
| 9 | $P$ 值（单侧） | 0.0105696 | (=TDIST(B7,B8,1)) | | | |
| 10 | $P$ 值（双侧） | 0.0211392 | (=TDIST(B7,B8,2)) | | | |
| 11 | | | | | | |

图 5-7　例 5-1(续一)进行 $t$ 检验的 Excel 结果

结果分析:因 $|t| = 3.68348682$,$P = 0.0211392$(双侧)$< 0.05$,则拒绝原假设 $H_0$,即认为此时药膏的平均甘草酸含量有显著变化。

**(二)方差未知;检验 $H_0 : \mu = \mu_0 ; H_1 : \mu > \mu_0$（或 $H_1 : \mu < \mu_0$）（单侧检验）**

检验步骤为:

(1)建立原假设 $H_0 : \mu = \mu_0$;备择假设 $H_1 : \mu > \mu_0$(或 $H_1 : \mu < \mu_0$)。

(2)在 $H_0 : \mu = \mu_0$ 成立时,构造检验统计量

$$T = \frac{\overline{X} - \mu_0}{S/\sqrt{n}} \sim t(n-1)$$

由样本值计算 $T$ 检验统计量的观测值 $t$；

（3）对于给定的显著性水平 $\alpha$，查 $t$ 分布表（附表6），得到临界值 $t_\alpha(n-1)$，使得

$$P(T > t_\alpha(n-1)) = \alpha\,(\text{图 5-8})\,(\text{或 } P(T < -t_\alpha(n-1)) = \alpha,\text{图 5-9})$$

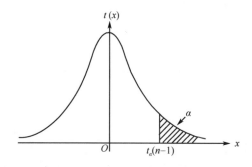

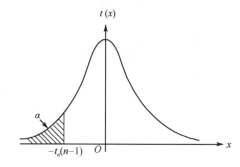

图 5-8　$t$ 分布的右侧临界值　　　　　图 5-9　$t$ 分布的左侧临界值

（4）统计判断：当 $t > t_\alpha(n-1)$ 时，拒绝 $H_0$，接受 $H_1$，即认为 $\mu$ 显著大于 $\mu_0$；

当 $t \leqslant t_\alpha(n-1)$ 时，接受 $H_0$，认为 $\mu$ 不显著大于 $\mu_0$。

（或 当 $t < -t_\alpha(n-1)$ 时，拒绝 $H_0$，接受 $H_1$，即认为 $\mu$ 显著小于 $\mu_0$；

当 $t \geqslant -t_\alpha(n-1)$ 时，接受 $H_0$，认为 $\mu$ 不显著小于 $\mu_0$）

**例 5-4**　某种内服药有使患者血压升高的副作用。已知原来的药使血压升高幅度 $X$ 服从均值为 20 的正态分布，现研制出一种新药，并观测了 10 名服新药的患者血压，记录其血压升高幅度的平均值为 17.4，标准差是 2.2。可否认为新药的副作用显著小于原来的药？（$\alpha = 0.05$）

**解**　由题意，由于总体方差未知，需用 $t$ 检验法，且为单侧检验。

应检验 $H_0:\mu = 20$；$H_1:\mu < 20$。

由题知得：$n = 10$，$\mu_0 = 20$，$\bar{x} = 17.4$，$S = 2.2$。

则检验统计量 $T$ 的值为

$$t = \frac{\bar{x} - \mu_0}{S/\sqrt{n}} = \frac{17.4 - 20}{2.2/\sqrt{10}} = -3.74$$

对于给定的 $\alpha = 0.05$ 和自由度 $n - 1 = 9$，查 $t$ 分布表（附表6），得到临界值

$$-t_\alpha(n-1) = -t_{0.05}(9) = -1.83$$

因为 $t = -3.74 < -t_\alpha(n-1) = -1.83$，故拒绝 $H_0$，接受 $H_1$，即可以认为新药的副作用显著小于原来的药。

$t$ 检验法适用于小样本情形总体方差未知时正态总体均值的检验。当样本容量 $n$ 增大时，$t$ 分布趋近于标准正态分布 $N(0,1)$，故大样本情形（$n \geqslant 30$）时，近似地有

$$Z = \frac{\overline{X} - \mu_0}{S/\sqrt{n}} \sim N(0,1)\,(\text{渐近})$$

此时总体方差未知时正态总体均值的检验一般用近似 $Z$ 检验法即可。

另外，利用中心极限定理原理，大样本情形（$n \geqslant 30$）时非正态总体的均值检验也可用近似 $Z$ 检验法进行。

**例 5-5**　某制药厂生产复合维生素，要求每 50g 维生素中含铁 2400mg，现从某次生产过程中随机抽取 50 份样品，测得铁的平均含量为 2385.5，标准差为 32.8。试问这批产品的平均含铁量

是否合格？（$\alpha = 0.05$）

**解** 依题意，应检验 $H_0 : \mu = 2400$；$H_1 : \mu \neq 2400$。

由于样本容量 $n = 50 > 30$，是大样本情形，故可用近似 $Z$ 检验法。

由题中已知，$n = 50$，$\mu_0 = 2400$，$\bar{x} = 2385.5$，$S = 32.8$。

则检验统计量 $Z$ 的值

$$z = \frac{\bar{x} - \mu_0}{S/\sqrt{n}} = \frac{2385.5 - 2400}{32.8/\sqrt{50}} = -3.155$$

对于给定的 $\alpha = 0.05$，查表得到临界值

$$Z_{\alpha/2} = Z_{0.025} = 1.96$$

因 $|z| = 3.155 > 1.96$，故拒绝 $H_0$，接受 $H_1$，即认为这批产品的平均含铁量不合格。

## 三、检验正态总体的方差

设样本 $X_1, \cdots, X_n$ 来自正态总体 $N(\mu, \sigma^2)$，其中均值 $\mu$、方差 $\sigma^2$ 未知。

为检验正态总体的方差 $\sigma^2$，可考察 $\sigma^2$ 的无偏估计量——样本方差 $S^2$ 及其相关抽样分布，由抽样分布原理知，在原假设 $H_0 : \sigma^2 = \sigma_0^2$ 成立时，统计量

$$\chi^2 = \frac{(n-1)S^2}{\sigma_0^2} \sim \chi^2(n-1)$$

显然，该 $\chi^2$ 统计量可作为检验正态总体方差 $\sigma^2$ 的检验统计量。

**（一）检验 $H_0 : \sigma^2 = \sigma_0^2$；$H_1 : \sigma^2 \neq \sigma_0^2$（双侧检验）**

检验步骤为：

（1）建立原假设 $H_0 : \sigma^2 = \sigma_0^2$，备择假设 $H_1 : \sigma^2 \neq \sigma_0^2$；

（2）在原假设 $H_0 : \sigma^2 = \sigma_0^2$ 成立时，构造检验统计量

$$\chi^2 = \frac{(n-1)S^2}{\sigma_0^2} \sim \chi^2(n-1)$$

由样本值计算 $\chi^2$ 检验统计量的值 $\chi^2$；

（3）对于给定的显著性水平 $\alpha$，由 $\chi^2(n-1)$ 分布表（附表5）查得临界值

$$\chi_{1-\alpha/2}^2(n-1) \text{ 和 } \chi_{\alpha/2}^2(n-1)$$

使得

$$P(\chi^2 < \chi_{1-\alpha/2}^2) = \frac{\alpha}{2} \text{ 且 } P(\chi^2 > \chi_{\alpha/2}^2) = \frac{\alpha}{2}（\text{图 5-10}）$$

（4）统计判断：若 $\chi^2 < \chi_{1-\alpha/2}^2$ 或 $\chi^2 > \chi_{\alpha/2}^2$，则拒绝 $H_0$，认为 $\sigma^2$ 与 $\sigma_0^2$ 有显著差异；

若 $\chi_{1-\alpha/2}^2 \leqslant \chi^2 \leqslant \chi_{\alpha/2}^2$，则接受 $H_0$，认为 $\sigma^2$ 与 $\sigma_0^2$ 无显著差异。

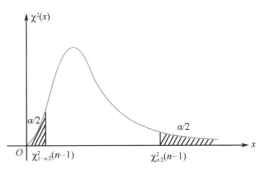

图 5-10 $\chi^2$ 分布的双侧临界值

**（二）检验 $H_0 : \sigma^2 = \sigma_0^2$，$H_1 : \sigma^2 > \sigma_0^2$（或 $H_1 : \sigma^2 < \sigma_0^2$）（单侧检验）**

检验步骤为：

（1）建立原假设 $H_0 : \sigma^2 = \sigma_0^2$，备择假设 $H_1 : \sigma^2 > \sigma_0^2$（或 $H_1 : \sigma^2 < \sigma_0^2$）；

（2）在原假设 $H_0 : \sigma^2 = \sigma_0^2$ 成立时，构造检验统计量

$$\chi^2 = \frac{(n-1)S^2}{\sigma_0^2} \sim \chi^2(n-1)$$

由样本值计算 $\chi^2$ 检验统计量的值 $\chi^2$;

（3）对于给定的 $\alpha$,由 $\chi^2(n-1)$ 分布表（附表5）,查得临界值

$$\chi_\alpha^2(n-1)（或 \chi_{1-\alpha}^2(n-1)）$$

使得

$$P(\chi^2 > \chi_\alpha^2) = \alpha（图5-11）（或 P(\chi^2 < \chi_{1-\alpha}^2) = \alpha,图5-12）$$

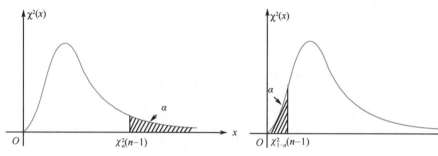

图 5-11 $\chi^2$ 分布的右侧临界值　　　　　图 5-12 $\chi^2$ 分布的左侧临界值

（4）统计判断:若 $\chi^2 > \chi_\alpha^2$,则拒绝 $H_0$,接受 $H_1$,即认为 $\sigma^2$ 显著大于 $\sigma_0^2$;

若 $\chi^2 \leqslant \chi_\alpha^2$,则接受 $H_0$,认为 $\sigma^2$ 不显著大于 $\sigma_0^2$。

（或若 $\chi^2 < \chi_{1-\alpha}^2$,则拒绝 $H_0$,接受 $H_1$,即认为 $\sigma^2$ 显著小于 $\sigma_0^2$;

若 $\chi^2 \geqslant \chi_{1-\alpha}^2$,则接受 $H_0$,认为 $\sigma^2$ 不显著小于 $\sigma_0^2$）

上述检验运用服从 $\chi^2$ 分布的统计量 $\chi^2$,所以称为 $\chi^2$ 检验(chi-square test)。

**例 5-6**　根据长期正常生产的资料可知,某厂生产的维尼纶纤度服从正态分布,其方差为 0.25,现从某日生产的产品中随机抽出 20 根,测得样本方差为 0.43。该日维尼纶纤度的波动与平时有无极显著差异?（$\alpha = 0.01$）

**注意**　凡有关某项指标的波动、精度、变异度、稳定性、离散度等的检验都属于总体方差（或标准差）检验。

**解**　根据题意,应检验 $H_0: \sigma^2 = 0.25; H_1: \sigma^2 \neq 0.25$。

已知:$\sigma_0^2 = 0.25$,$n = 20$,$S^2 = 0.43$。

则 $\chi^2$ 检验统计量的值

$$\chi^2 = \frac{(n-1)S^2}{\sigma_0^2} = \frac{(20-1) \times 0.43}{0.25} = 32.68$$

对于给定的 $\alpha = 0.01$ 和自由度 $n-1 = 19$,由 $\chi^2$ 分布表（附表5）查得临界值

$$\chi_{1-\alpha/2}^2 = \chi_{1-0.01/2}^2 = \chi_{0.995}^2 = 6.844, \quad \chi_{\alpha/2}^2 = \chi_{0.01/2}^2 = \chi_{0.005}^2 = 38.582$$

因为 $6.844 < \chi^2 < 38.582$,故接受 $H_0$,认为 $\sigma^2$ 与 0.25 无极显著差异,也即该日维尼纶纤度的波动与平时无极显著差异。

**知识链接**　　　　　　　　　　**瓦尔德与飞机的钢板强化**

A.瓦尔德(Abraham Wald,1902~1950)是二战(第二次世界大战)时期的统计学家,他发明的一些统计方法在战时被视为军事机密。当瓦尔德被咨询飞机上什么部位应该加强钢板时,他开始研究从战役中返航的军机上受敌军创伤的弹孔位置。他画了飞机的轮廓,并且标示出弹孔的位置。资料累积一

段时间后,几乎把机身各部位都填满了。于是瓦尔德提议,把剩下少数几个没有弹孔的部位补强,因为这些部位被击中的飞机都没有返航! 该案例充分体现了统计学如何成为数据处理的一门艺术,简单的统计方法一旦融入了统计学家的智慧,便显得生动而唯美!

瓦尔德是著名的美籍罗马尼亚统计学家,他在统计学中的贡献是多方面的,最重要的是发展了统计决策理论,引进了损失函数、风险函数、极大极小原则和最不利先验分布等重要概念;建立了序贯分析理论,提出了著名的序贯概率比检验法,他还在用数理统计方法处理经济问题中取得了不少成果。

# 第 3 节　两个正态总体参数的假设检验

本节考察两个正态总体参数间差异的假设检验问题。

设总体 $X \sim N(\mu_1, \sigma_1^2)$,总体 $Y \sim N(\mu_2, \sigma_2^2)$,$X$ 与 $Y$ 相互独立,$X_1, \cdots, X_{n_1}$ 与 $Y_1, \cdots, Y_{n_2}$ 是分别来自总体 $X$ 和 $Y$ 的相互独立样本,其样本均值、样本方差分别为 $\overline{X}, S_1^2$ 和 $\overline{Y}, S_2^2$,其中:

$$\overline{X} = \frac{1}{n_1} \sum_{i=1}^{n_1} X_i, \quad S_1^2 = \frac{1}{n_1 - 1} \sum_{i=1}^{n_1} (X_i - \overline{X})^2$$

$$\overline{Y} = \frac{1}{n_2} \sum_{j=1}^{n_2} Y_j, \quad S_2^2 = \frac{1}{n_2 - 1} \sum_{j=1}^{n_2} (Y_j - \overline{Y})^2$$

## 一、两个正态总体方差的检验

方差相等(或无显著差异)的总体称为具有方差齐性的总体,因此检验两个(或多个)总体方差是否相等的检验又称为方差齐性检验(homogeneity test of variance)。

现考察两个总体方差的齐性检验,即检验原假设

$$H_0: \sigma_1^2 = \sigma_2^2$$

是否成立,对此,由抽样分布理论(第 3 章定理 3-7)知

$$F = \frac{S_1^2 / \sigma_1^2}{S_2^2 / \sigma_2^2} \sim F(n_1 - 1, n_2 - 1)$$

在原假设 $H_0: \sigma_1^2 = \sigma_2^2$ 成立时,即可得到检验统计量

$$F = \frac{S_1^2}{S_2^2} \sim F(n_1 - 1, n_2 - 1)$$

由此即可进行两个总体方差的齐性检验。

### (一) 检验 $H_0: \sigma_1^2 = \sigma_2^2$;$H_1: \sigma_1^2 \neq \sigma_2^2$(双侧检验)

检验步骤为:

(1) 建立原假设 $H_0: \sigma_1^2 = \sigma_2^2$,备择假设 $H_1: \sigma_1^2 \neq \sigma_2^2$;

(2) 在原假设 $H_0: \sigma_1^2 = \sigma_2^2$ 成立时,构造检验统计量

$$F = \frac{S_1^2}{S_2^2} \sim F(n_1 - 1, n_2 - 1)$$

并由样本值计算 $F$ 检验统计量的值 $F = \frac{S_1^2}{S_2^2}$(总取 $S_1^2 \geqslant S_2^2$);

(3) 对于给定显著性水平 $\alpha$,由 $F(n_1 - 1, n_2 - 1)$ 分布表(附表 7)查得临界值

$$F_{1-\alpha/2}(n_1 - 1, n_2 - 1) \text{ 和 } F_{\alpha/2}(n_1 - 1, n_2 - 1)$$

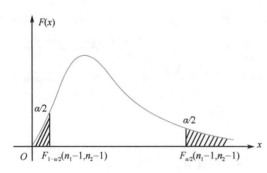

图 5-13　$F$ 分布的双侧临界值

使得

$$P(F<F_{1-\alpha/2})=\frac{\alpha}{2}\text{且}P(F>F_{\alpha/2})=\frac{\alpha}{2}(\text{图 }5\text{-}13)$$

由 $F$ 分布的特性,总有

$$F_{1-\alpha/2}(n_1-1,n_2-1)<1<F_{\alpha/2}(n_1-1,n_2-1)$$

为简化计算,实际处理时,总取较大的样本方差作分子 $S_1^{*2}$,使得

$$F=\frac{S_1^{*2}}{S_2^{*2}}>1$$

此时只需查得右临界值 $F_{\alpha/2}(n_1-1,n_2-1)$ 即可,当

$$F>F_{\alpha/2}(n_1-1,n_2-1)$$

就可拒绝 $H_0$;否则,则接受 $H_0$。

(4)统计判断:当 $F>F_{\alpha/2}$ 时,拒绝 $H_0$,认为 $\sigma_1^2$ 与 $\sigma_2^2$ 有显著差异;

当 $F\leqslant F_{\alpha/2}$ 时,接受 $H_0$,认为 $\sigma_1^2$ 与 $\sigma_2^2$ 无显著差异。

**注意**　在上述检验中,只需查右临界值 $F_{\alpha/2}(n_1-1,n_2-1)$ 就够了,而在书后附表 7 中也只能查到 $F_{\alpha/2}(n_1-1,n_2-1)$ 的值。有时如需计算左临界值 $F_{1-\alpha/2}(n_1-1,n_2-1)$,则可利用下列公式进行:

$$F_{1-\alpha/2}(n_1-1,n_2-1)=\frac{1}{F_{\alpha/2}(n_2-1,n_1-1)}$$

**(二)　检验 $H_0:\sigma_1^2=\sigma_2^2$;$H_1:\sigma_1^2>\sigma_2^2$(单侧检验)**

检验步骤为:

(1)建立原假设 $H_0:\sigma_1^2=\sigma_2^2$,备择假设 $H_1:\sigma_1^2>\sigma_2^2$;

(2)在原假设 $H_0:\sigma_1^2=\sigma_2^2$ 成立时,构造检验统计量

$$F=\frac{S_1^2}{S_2^2}\sim F(n_1-1,n_2-1)$$

由样本值计算 $F$ 检验统计量的值 $F=\dfrac{S_1^2}{S_2^2}$;

(3)对给定的 $\alpha$,由 $F(n_1-1,n_2-1)$ 分布表(附表 7),查得临界值

$$F_\alpha(n_1-1,n_2-1)$$

使得

$$P(F>F_\alpha)=\alpha(\text{图 }5\text{-}14)$$

(4)统计判断:当 $F>F_\alpha$ 时,拒绝 $H_0$,认为 $\sigma_1^2$ 显著大于 $\sigma_2^2$;

当 $F\leqslant F_\alpha$ 时,接受 $H_0$,认为 $\sigma_1^2$ 不显著大于 $\sigma_2^2$。

如果要检验另一单侧检验:$H_0:\sigma_1^2=\sigma_2^2$,$H_1:\sigma_1^2<\sigma_2^2$,只需对换这两个总体的顺序即可化为上述单侧检验:$H_0:\sigma_1^2=\sigma_2^2$,$H_1:\sigma_1^2>\sigma_2^2$。

上述检验运用服从 $F$ 分布的检验统计量 $F$,故称为 $F$ 检验($F$ test)。

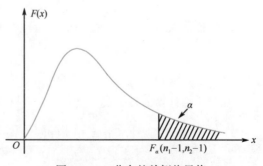

图 5-14　$F$ 分布的单侧临界值

**例 5-7**　用 24 只豚鼠均分成两组做支管灌流试验,记录流速如下(滴数/min):

| | | | | | | | | | | | | |
|---|---|---|---|---|---|---|---|---|---|---|---|---|
| 对照组 $x$ | 46 | 30 | 38 | 48 | 60 | 46 | 26 | 58 | 46 | 48 | 44 | 48 |
| 用药组 $y$ | 54 | 46 | 50 | 52 | 52 | 58 | 64 | 56 | 54 | 54 | 58 | 36 |

假定豚鼠灌流试验的流速服从正态分布,试检验这两组灌流试验流速的方差是否有显著差异?($\alpha=0.05$)

**解**　根据题意,应检验 $H_0:\sigma_1^2=\sigma_2^2, H_1:\sigma_1^2\neq\sigma_2^2$(双侧)。

由题意及数据计算得:$n_1=n_2=12, \bar{x}=44.83, S_1^2=96.33, \bar{y}=52.83, S_2^2=48.33$。

则 $F$ 检验统计量的值:

$$F=\frac{S_1^2}{S_2^2}=\frac{96.33}{48.33}=1.993>1$$

对显著性水平 $\alpha=0.05$,查 $F$ 分布表(附表 7)得

$$F_{\alpha/2}(n_1-1, n_2-1)=F_{0.025}(11,11)\approx 3.45$$

因 $F=1.993<F_{0.025}(11,11)\approx 3.45, P>0.05$,故接受 $H_0$,即认为这两组灌流试验流速的方差无显著性差异。

Excel 软件应用

先建立对应 Excel 数据集,在菜单中选取【工具】→【数据分析】→【$F$ 检验:双样本方差分析】,在对应的对话框中选定参数,即得图 5-15 的输出结果(详见本章第 5 节)。

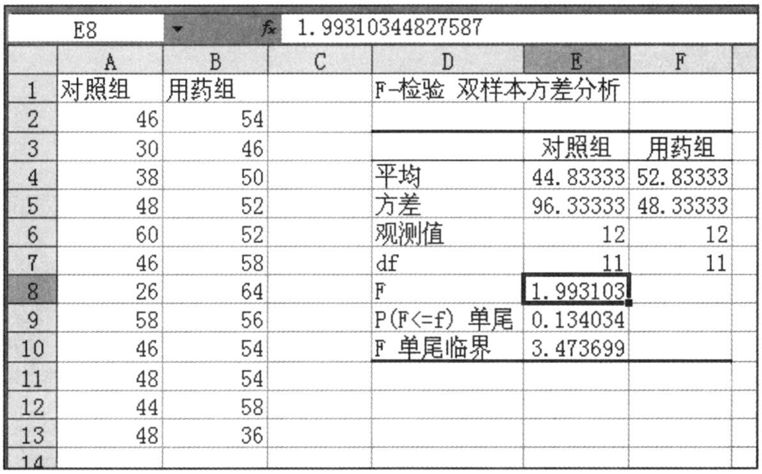
E8　　fx　1.99310344827587

| | A | B | C | D | E | F |
|---|---|---|---|---|---|---|
| 1 | 对照组 | 用药组 | | F-检验 双样本方差分析 | | |
| 2 | 46 | 54 | | | | |
| 3 | 30 | 46 | | | 对照组 | 用药组 |
| 4 | 38 | 50 | | 平均 | 44.83333 | 52.83333 |
| 5 | 48 | 52 | | 方差 | 96.33333 | 48.33333 |
| 6 | 60 | 52 | | 观测值 | 12 | 12 |
| 7 | 46 | 58 | | df | 11 | 11 |
| 8 | 26 | 64 | | F | 1.993103 | |
| 9 | 58 | 56 | | P(F<=f) 单尾 | 0.134034 | |
| 10 | 46 | 54 | | F 单尾临界 | 3.473699 | |
| 11 | 48 | 54 | | | | |
| 12 | 44 | 58 | | | | |
| 13 | 48 | 36 | | | | |
| 14 | | | | | | |

图 5-15　例 5-7 方差齐性检验的 Excel 输出结果

因 $F=1.993103<F_{\alpha/2}=3.473699$,或 $P=0.134034>0.05/2=0.025$,所以接受 $H_0$,即两组数据的总体方差无显著差异,即方差齐性成立。

## 二、方差已知,检验两个正态总体均值的差异

对两个正态总体均值的假设检验,即检验原假设

$$H_0:\mu_1=\mu_2$$

也就是检验 $H_0:\mu_1-\mu_2=0$ 是否成立。

当总体方差 $\sigma_1^2$、$\sigma_2^2$ 已知时,由抽样分布理论知

$$Z = \frac{\overline{X} - \overline{Y} - (\mu_1 - \mu_2)}{\sqrt{\dfrac{\sigma_1^2}{n_1} + \dfrac{\sigma_2^2}{n_2}}} \sim N(0, 1)$$

在原假设 $H_0 : \mu_1 = \mu_2$ 成立时,即得到检验统计量

$$Z = \frac{\overline{X} - \overline{Y}}{\sqrt{\dfrac{\sigma_1^2}{n_1} + \dfrac{\sigma_2^2}{n_2}}} \sim N(0, 1)$$

由此即可用 $Z$ 检验法进行检验。

**(一) 方差已知,检验 $H_0 : \mu_1 = \mu_2$ ; $H_1 : \mu_1 \neq \mu_2$ (双侧检验)**

检验步骤为:

(1) 建立原假设 $H_0 : \mu_1 = \mu_2$ ,备择假设 $H_1 : \mu_1 \neq \mu_2$ ;

(2) 在 $H_0 : \mu_1 = \mu_2$ 成立时,构造检验统计量

$$Z = \frac{\overline{X} - \overline{Y}}{\sqrt{\dfrac{\sigma_1^2}{n_1} + \dfrac{\sigma_2^2}{n_2}}} \sim N(0, 1)$$

并由样本值计算 $Z$ 检验统计量的观测值 $z$ ;

(3) 对于给定的 $\alpha$ ,查 $N(0, 1)$ 临界值表(附表4),得到临界值 $Z_{\alpha/2}$ ,使得

$$P(|Z| > Z_{\alpha/2}) = \alpha$$

(4) 统计判断:当 $|z| > Z_{\alpha/2}$ 时,拒绝 $H_0$ ,接受 $H_1$ ,即认为 $\mu_1$ 与 $\mu_2$ 有显著差异;

当 $|z| \leq Z_{\alpha/2}$ 时,接受 $H_0$ ,认为 $\mu_1$ 与 $\mu_2$ 无显著差异。

**(二) 已知方差,检验 $H_0 : \mu_1 = \mu_2$ ; $H_1 : \mu_1 > \mu_2$ (单侧检验)**

检验步骤为:

(1) 建立原假设 $H_0 : \mu_1 = \mu_2$ ,备择假设 $H_1 : \mu_1 > \mu_2$ ;

(2) 在 $H_0 : \mu_1 = \mu_2$ 成立时,构造检验统计量

$$Z = \frac{\overline{X} - \overline{Y}}{\sqrt{\dfrac{\sigma_1^2}{n_1} + \dfrac{\sigma_2^2}{n_2}}} \sim N(0, 1)$$

并由样本值计算 $Z$ 检验统计量的观测值 $z$ ;

(3) 对于给定的 $\alpha$ ,查 $N(0, 1)$ 表,得到临界值 $Z_{\alpha}$ ,使得 $P(Z > Z_{\alpha}) = \alpha$ ;

(4) 统计判断:当 $z > Z_{\alpha}$ 时,拒绝 $H_0$ ,接受 $H_1$ ,即认为 $\mu_1$ 显著大于 $\mu_2$ ;

当 $z \leq Z_{\alpha}$ 时,接受 $H_0$ ,认为 $\mu_1$ 不显著大于 $\mu_2$ 。

对于另一单侧检验: $H_0 : \mu_1 = \mu_2$ ; $H_1 : \mu_1 < \mu_2$ ,只需对换这两个总体的顺序即可化为上述单侧检验 $H_0 : \mu_1 = \mu_2$ ; $H_1 : \mu_1 > \mu_2$ 情形。

**例 5-8** 设甲、乙两台机床生产同类型产品,其产品重量分别服从方差 $\sigma_1^2 = 70$ 与 $\sigma_2^2 = 90$ 的正态分布。现从甲、乙两台机床生产的产品中分别随机地取出 35 件、45 件样品,测得其平均重量分别为 $\overline{x} = 137(g)$ 、 $\overline{y} = 130(g)$ 。试问这两台机床的产品就重量而言有无显著差异?( $\alpha = 0.01$ )

**解** 设甲机床产品重量 $X \sim N(\mu_1, 70)$ ,乙机床产品重量 $Y \sim N(\mu_2, 90)$ 。

由题意应检验 $H_0 : \mu_1 = \mu_2$ ; $H_1 : \mu_1 \neq \mu_2$ 。

由题中条件知 $n_1 = 35, \overline{x} = 137, \sigma_1^2 = 70, n_2 = 45, \overline{y} = 130, \sigma_2^2 = 90$ 。

则

$$Z = \frac{\bar{x} - \bar{y}}{\sqrt{\dfrac{\sigma_1^2}{n_1} + \dfrac{\sigma_2^2}{n_2}}} = \frac{137 - 130}{\sqrt{\dfrac{70}{35} + \dfrac{90}{45}}} = \frac{7}{\sqrt{4}} = 3.5$$

对 $\alpha = 0.01$，查 $N(0,1)$ 临界值表（附表 4），得到临界值 $Z_{\alpha/2} = Z_{0.005} = 2.58$。

因 $|z| = 3.5 > Z_{\alpha/2} = 2.58$，拒绝 $H_0$，接受 $H_1$，即认为这两台机床的产品就重量而言有显著差异（$\alpha = 0.01$）。

## 三、方差未知，检验两个正态总体均值的差异

在实际应用中，总体方差 $\sigma_1^2$、$\sigma_2^2$ 通常是未知的。

此时对于大样本情形，即两个样本容量 $n_1$、$n_2$ 都足够大（$\geqslant 30$），就可分别用样本方差 $S_1^2$、$S_2^2$ 近似代替未知的 $\sigma_1^2$、$\sigma_2^2$，得检验统计量

$$Z = \frac{\bar{X} - \bar{Y}}{\sqrt{\dfrac{S_1^2}{n_1} + \dfrac{S_2^2}{n_2}}} \sim N(0,1) \quad (近似)$$

由此仍可以用上述 $Z$ 检验法来进行检验。

上述大样本情形的 $Z$ 检验法对于非正态总体的均值比较检验也适用。

对于小样本情形，我们仅考虑 $\sigma_1^2 = \sigma_2^2 = \sigma^2$ 的情形。当 $\sigma_1^2 \neq \sigma_2^2$，检验较为复杂，读者可参考有关参考书，如文献（高祖新，2011；高祖新，韩可勤，2013）。

**（一）方差未知但相等，检验 $H_0: \mu_1 = \mu_2$；$H_1: \mu_1 \neq \mu_2$（双侧检验）**

对于小样本情形，当总体方差 $\sigma_1^2$、$\sigma_2^2$ 未知但相等时（$\sigma_1^2 = \sigma_2^2 = \sigma^2$），为检验两个总体均值的差异，考虑由样本方差 $S_1^2$、$S_2^2$ 得到的样本方差的合并估计（pooled estimator）$S^2$：

$$S^2 = \frac{(n_1 - 1)S_1^2 + (n_2 - 1)S_2^2}{n_1 + n_2 - 2}$$

特别地，当 $n_1 = n_2$ 时，

$$S^2 = \frac{S_1^2 + S_2^2}{2}$$

由抽样分布理论（第 3 章定理 3-5）知，在原假设 $H_0$ 成立时，

$$T = \frac{\bar{X} - \bar{Y}}{S \sqrt{\dfrac{1}{n_1} + \dfrac{1}{n_2}}} \sim t(n_1 + n_2 - 2)$$

由此进行相应的 $t$ 检验即可。

检验步骤为：

（1）建立原假设 $H_0: \mu_1 = \mu_2$，备择假设 $H_1: \mu_1 \neq \mu_2$；

（2）在 $H_0: \mu_1 = \mu_2$ 成立时，构造检验统计量

$$T = \frac{\bar{X} - \bar{Y}}{S \sqrt{\dfrac{1}{n_1} + \dfrac{1}{n_2}}} \sim t(n_1 + n_2 - 2)$$

并由样本值计算 $T$ 检验统计量的观测值 $t$；

（3）对于给定的 $\alpha$，查 $t$ 分布表（附表 6），得到临界值 $t_{\alpha/2}(n_1 + n_2 - 2)$，使得

$$P(|T|>t_{\alpha/2})=\alpha$$

（4）统计判断：当 $|t|>t_{\alpha/2}(n_1+n_2-2)$ 时，拒绝 $H_0$，即认为 $\mu_1$ 与 $\mu_2$ 有显著差异；

当 $|t|\leqslant t_{\alpha/2}(n_1+n_2-2)$ 时，接受 $H_0$，认为 $\mu_1$ 与 $\mu_2$ 无显著差异。

**（二）方差未知但相等，检验 $H_0:\mu_1=\mu_2;H_1:\mu_1>\mu_2$（单侧检验）**

检验步骤为：

（1）建立原假设 $H_0:\mu_1=\mu_2$，备择假设 $H_1:\mu_1>\mu_2$；

（2）在 $H_0:\mu_1=\mu_2$ 成立时，构造检验统计量

$$T=\frac{\overline{X}-\overline{Y}}{S\sqrt{\dfrac{1}{n_1}+\dfrac{1}{n_2}}}\sim t(n_1+n_2-2)$$

并由样本值计算 $T$ 检验统计量的观测值 $t$；

（3）对于给定的 $\alpha$，查 $t$ 分布表（附表6），得到临界值 $t_\alpha(n_1+n_2-2)$，使得

$$P(T>t_\alpha)=\alpha$$

（4）统计判断：当 $t>t_\alpha(n_1+n_2-2)$ 时，拒绝 $H_0$，接受 $H_1$，即认为 $\mu_1$ 显著大于 $\mu_2$；

当 $t\leqslant t_\alpha(n_1+n_2-2)$ 时，接受 $H_0$，认为 $\mu_1$ 不显著大于 $\mu_2$。

**例 5-7**（续一）　在前面例5-7中，已知条件不变，试检验这两组灌流试验流速的均值是否有显著差异？（$\alpha=0.05$）

**解**　由题意，应检验 $H_0:\mu_1=\mu_2;H_1:\mu_1\neq\mu_2$。

由例5-7的解可知这两个总体的方差未知但相等，故可用上述 $t$ 检验法进行检验。

又已知 $n_1=n_2=12,\overline{x}=44.83,S_1^2=96.33,\overline{y}=52.83,S_2^2=48.33$。则

$$S^2=(S_1^2+S_2^2)/2=(96.33+48.33)/2=72.33,\quad S=\sqrt{72.33}=8.505$$

又检验统计量 $t$ 的值

$$t=\frac{\overline{x}-\overline{y}}{S\sqrt{\dfrac{1}{n_1}+\dfrac{1}{n_2}}}=\frac{44.83-52.83}{8.505\sqrt{\dfrac{1}{12}+\dfrac{1}{12}}}=-2.304$$

对给定的 $\alpha=0.05$，查 $t$ 分布表（附表6），得临界值

$$t_{\alpha/2}(n_1+n_2-2)=t_{0.025}(22)=1.717$$

因 $|t|=2.304>t_{0.025}(22)=1.717,P<0.05$，则拒绝 $H_0$，接受 $H_1$，即认为这两组灌流试验流速的均值有显著差异。

Excel 软件应用

对本例 Excel 数据集，在菜单中选取【工具】→【数据分析】→【t-检验：双样本等方差假设】，在其对话框中选定参数，即得图5-16的输出结果（详见本章第5节）。

因 $|t|=|-2.30407|>t_{\alpha/2}=2.073837$，或 $P=0.03104$（双侧）$<0.05$，所以拒绝 $H_0$，认为这两组灌流试验流速的均值有显著差异。

---

**知识链接**　　　**许宝騄——享誉国际的中国统计学家**

中国数学家、统计学家许宝騄（1910~1970）1928年考入燕京大学化学系，次年转入清华大学数学系。1936年派往伦敦大学 Galton 实验室和统计系攻读博士学位，师从 R. A. 费希尔、J. 奈曼等国际著名统计学家，毕业后回国在西南联大任教授。在西南联大，他与数学家华罗庚和陈省身有"数学三杰"的称号。新中国成立后在北京大学任教授，是新中国首批中国科学院院士。

在概率论极限理论研究的方面,许宝騄创造性地提出"完全收敛性"概念;对中心极限定理的研究,改进了克拉美定理和贝莱定理。在数理统计领域,他对 Neyman-Pearson 理论作出了重要的贡献,得到了一些重要的非中心分布,论证了 $F$ 检验在上述理论中的优良性;同时他对多元统计分析研究中导出正态分布样本协方差矩阵特征根的联合分布和极限分布,被公认为多元统计分析的奠基人之一。

著名的施普林格(Springer-Verlag)出版社(德国)刊印《许宝騄全集》后,书评中有这样一句话:许宝騄被公认为在数理统计和概率论方面第一个具有国际声望的中国数学家。许宝騄的相片悬挂在美国斯坦福大学统计系的走廊上,与世界著名的统计学家并列。

| | A | B | C | D | E | F | G |
|---|---|---|---|---|---|---|---|
| | 对照组 | 用药组 | | t-检验: 双样本等方差假设 | | | |
| 1 | | | | | | | |
| 2 | 46 | 54 | | | | | |
| 3 | 30 | 46 | | | 对照组 | 用药组 | |
| 4 | 38 | 50 | | 平均 | 44.83333 | 52.83333 | |
| 5 | 48 | 52 | | 方差 | 96.33333 | 48.33333 | |
| 6 | 60 | 52 | | 观测值 | 12 | 12 | |
| 7 | 46 | 58 | | 合并方差 | 72.33333 | | |
| 8 | 26 | 64 | | 假设平均差 | 0 | | |
| 9 | 58 | 56 | | df | 22 | | |
| 10 | 46 | 54 | | t Stat | -2.30407 | | |
| 11 | 48 | 54 | | P(T<=t) 单尾 | 0.01552 | | |
| 12 | 44 | 58 | | t 单尾临界 | 1.717144 | | |
| 13 | 48 | 36 | | P(T<=t) 双尾 | 0.03104 | | |
| 14 | | | | t 双尾临界 | 2.073873 | | |
| 15 | | | | | | | |

图 5-16  例 5-7(续一)的均值比较检验的 Excel 结果

# 第 4 节  总体率的假设检验

在医药研究和应用中,我们还常遇到有关总体率的检验问题。这里我们只讨论大样本情形的总体率假设检验问题。

设总体率为 $P$,样本率为 $p$,应检验

$$H_0: P = P_0 (已知值); \quad H_1: P \neq P_0$$

对大样本情形 $(n \geqslant 30)$,由抽样分布理论,

$$Z \approx \frac{p-P}{\sqrt{\dfrac{P(1-P)}{n}}} \sim N(0,1)(近似)$$

在原假设 $H_0: P = P_0$ 成立时,得到检验统计量

$$Z \approx \frac{p-P_0}{\sqrt{\dfrac{P_0(1-P_0)}{n}}} \sim N(0,1)(近似)$$

即可进行相应的 $Z$ 检验。

（一）检验 $H_0: P = P_0; H_1: P \neq P_0$（双侧检验）

检验步骤为:

（1）建立原假设 $H_0: P = P_0$,备择假设 $H_1: P \neq P_0$;

（2）在 $H_0:P=P_0$ 成立时，对大样本情形（$n \geqslant 30$），构造检验统计量

$$Z \approx \frac{p-P_0}{\sqrt{\dfrac{P_0(1-P_0)}{n}}} \sim N(0,1) \text{（近似）}$$

并由样本值计算 $Z$ 检验统计量的观测值 $z$；

（3）对于给定的 $\alpha$，查 $N(0,1)$ 表，得到临界值 $Z_{\alpha/2}$，使得 $P(|Z|>Z_{\alpha/2})=\alpha$；

（4）统计判断：当 $|z|>Z_{\alpha/2}$ 时，拒绝 $H_0$，接受 $H_1$，即认为 $P$ 与 $P_0$ 有显著差异；

当 $|z| \leqslant Z_{\alpha/2}$ 时，接受 $H_0$，认为 $P$ 与 $P_0$ 无显著差异。

## （二）检验 $H_0:P=P_0$；$H_1:P>P_0$（或 $H_1:P<P_0$）（单侧检验）

检验步骤为：

（1）建立原假设 $H_0:P=P_0$，备择假设 $H_1:P>P_0$（或 $H_1:P<P_0$）；

（2）对大样本情形，在 $H_0:P=P_0$ 成立时，构造检验统计量

$$Z \approx \frac{p-P_0}{\sqrt{\dfrac{P_0(1-P_0)}{n}}} \sim N(0,1) \text{（近似）}$$

并由样本值计算 $Z$ 检验统计量的观测值 $z$；

（3）对于给定的 $\alpha$，查 $N(0,1)$ 表，得到临界值 $Z_\alpha$，使得

$$P(Z>Z_\alpha)=\alpha \text{（或 } P(Z<-Z_\alpha)=\alpha)$$

（4）统计判断：当 $z>Z_\alpha$ 时，拒绝 $H_0$，接受 $H_1$，即认为 $P$ 显著大于 $P_0$；

当 $z \leqslant Z_\alpha$ 时，接受 $H_0$，认为 $P$ 不显著大于 $P_0$。

（或 当 $z<-Z_\alpha$ 时，拒绝 $H_0$，接受 $H_1$，即认为 $P$ 显著小于 $P_0$；

当 $z \geqslant -Z_\alpha$ 时，接受 $H_0$，认为 $P$ 不显著小于 $P_0$）

下面我们就可以用上述检验法来解决本章开始时所提出的案例 5-2 问题。

案例 5-2

**解** 判别该批药品的次品率是否超标，就是检验其总体的次品率是否超过 $0.6\%$。也即应进行单侧检验

$$H_0:P=0.006; \quad H_1:P>0.006$$

已知：$P_0=0.006$，$n=150$，$m=2$。而样本率

$$p = \frac{m}{n} = \frac{2}{150} = 0.0133$$

则检验统计量 $Z$ 的值

$$z \approx \frac{p-P_0}{\sqrt{\dfrac{P_0(1-P_0)}{n}}} = \frac{0.0133-0.006}{\sqrt{\dfrac{0.006 \times 0.994}{150}}} = \frac{0.0073}{0.0063} = 1.158$$

对于给定的 $\alpha=0.05$，查 $N(0,1)$ 表，得到临界值 $Z_\alpha=Z_{0.05}=1.64$。

因为 $z=1.158<Z_{0.05}=1.64$，故接受 $H_0$，认为该批药品的次品率没有显著超过 $0.6\%$，即该批药品的次品率没有超标。

E. 皮尔逊(Egon Sharpe Pearson, 1895~1980)是 K. 皮尔逊之子,毕业于英国剑桥大学。早期他进入伦敦大学学院,1933 年他的父亲 K. 皮尔逊辞去统计系主任和《生物统计学》杂志主编之后继任其职位。在此期间,他发表了 133 篇统计学论文,最重要的是,他与 J. 奈曼一起作为现代假设检验理论的创立者而载入 20 世纪统计学发展的史册。

R. A. 费希尔认为假设检验是一种可以对某一总体参数形成一种判断的程序;而 Neyman-Pearson 认为假设检验是一种方法,利用这一方法可以在两种可能中作出明确选择,而同时又要控制错误发生的概率,并提出了两个对立假设:$H_0$ 和 $H_1$。此外,Neyman-Pearson 引入了正式的接受/拒绝原则,也引入两类错误的概念,以及假设检验势的概念,并注意到观测数据的成本(取决于样本量)是如何与犯第一类错误或者第二类错误所带来的成本之间进行转换的。

# 第 5 节　用 Excel 进行参数的假设检验

## 一、用 Excel 进行单个正态总体的均值检验

### (一) 单个正态总体均值 $Z$ 检验

对于总体方差 $\sigma^2$ 已知时,进行单个正态总体均值的检验 $H_0: \mu = \mu_0$ 可利用 $Z$ 检验统计量 $Z = \dfrac{\overline{X} - \mu_0}{\sigma/\sqrt{n}}$ 来进行。

在 Excel 中,利用统计函数 ZTEST 就可计算 $Z$ 检验的双侧概率 $P$ 值 $P(|Z| > z)$,其中 $z = \dfrac{\overline{x} - \mu_0}{\sigma/\sqrt{n}}$。其格式为

$$ZTEST(Array, X, Sigma)$$

其中,Array 为用来检验的数组或数据区域;X 为被检验的已知值,即 $\mu_0$;Sigma 为已知的总体标准差 $\sigma$,如果省略,则使用样本标准差 $S$。

**注意**　当样本均值 $\overline{x} < \mu_0$ 时,$z < 0$,此时返回的概率值大于 0.5,是 $1 - P$。

下面我们利用 Excel 再来求解本章例 5-1。

**例 5-1**(续二)　对例 5-1 的药膏含甘草酸量数据,试利用 Excel 来检验其平均甘草酸含量是否为 4.5?($\alpha = 0.05$)

**Excel 求解**　(1)(函数法)应检验 $H_0: \mu = 4.5$。又已知总体标准差 $\sigma = 0.108$,则在 Excel 中,只需在选定的单元格中输入"=ZTEST({4.40, 4.25, 4.21, 4.33, 4.46}, 4.5, 0.108)",回车后即可得其概率值 0.999784 > 0.5(见本章第 2 节图 5-3),即

$$1 - P = 0.999784, \quad P = 0.000216$$

因 $P = 0.000216 < 0.05$,故拒绝 $H_0$,即认为此药膏的平均含甘草酸量与 4.5 有显著差异。

(2)(菜单法)本例也可用菜单法来计算,其主要步骤如下:

1) 输入数据:将例 5-1 样本数据输入到工作表中的 A2:A6(图 5-14);

2) 选定单元格,在菜单中选取【插入】→【函数】,进入"插入函数"对话框,在"选择类别"中选定【统计】→【ZTEST】,点击"确定";

3) 当出现 ZTEST 的"函数参数"对话框后,输入参数如图 5-17 所示,再点击"确定"。

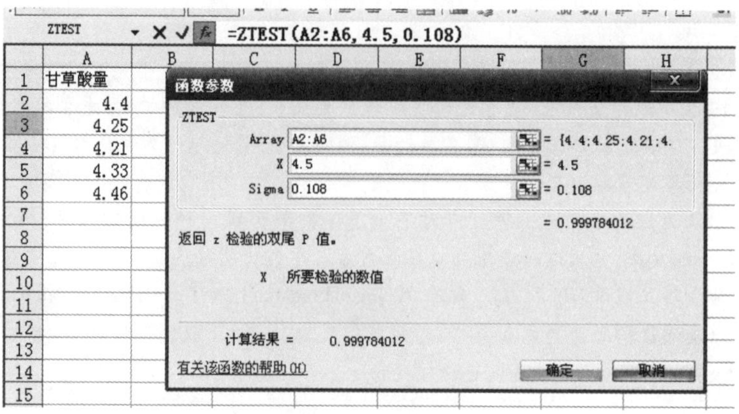

图 5-17  ZTEST 菜单法的 Excel 结果

则在单元格上可得概率值 $0.999784(>0.5)$，即

$$1-P=0.999784, \quad P=0.000216<0.05$$

故拒绝 $H_0$，即认为此药膏的平均含甘草酸量与 4.5 有显著差异。

当总体方差 $\sigma^2$ 未知时，要检验 $H_0:\mu=\mu_0$。对于大样本数据 $(n \geqslant 30)$，只要用样本标准差 $S$ 替代检验统计量 $z$ 中的总体标准差 $\sigma$，上述 $Z$ 检验法可类似进行。而运用 Excel 进行该检验的步骤亦类似，只是在上述计算中不输入总体标准差 $\sigma$ 即可。

### （二）单个正态总体均值 $t$ 检验

当总体方差 $\sigma^2$ 未知时，单个正态总体均值的检验对于大样本 $(n \geqslant 30)$ 问题可归结为上述 $Z$ 检验进行。对于小样本，则必须用 $t$ 检验法进行。

在 Excel 中，可利用函数和输入公式的方法计算 $t$ 检验统计量

$$t=\frac{\overline{X}-\mu_0}{S/\sqrt{n}}$$

和 $P$ 值来进行 $t$ 检验。下面我们结合例 5-1(续一)来运用 Excel 进行计算。

**例 5-1**(续三)  对例 5-1(续一)的药膏含甘草酸量数据问题，即如果总体方差未知，试利用 Excel 来检验此时的平均甘草酸含量是否有显著变化？($\alpha=0.05$)

**Excel 求解**  应检验 $H_0:\mu=4.5$。

用 Excel 进行其均值 $t$ 检验的方法是建立如本章第 2 节图 5-7 所示的检验工作表。其具体步骤为(图 5-7)：

(1)在第 E 列输入样本数据 4.40,4.25,4.21,4.33,4.46；并在 A 列输入相关指标名称；

(2)计算 $t$ 统计量的值和 $P$ 值：

1) 在单元格 B3 中输入总体均值 4.5；

2) 在单元格 B4 中输入" =AVERAGE(E:E)"得样本均值；

3) 在单元格 B5 中输入"=STDEV(E:E)"得样本标准差；

4) 在单元格 B6 中输入"=COUNT(E:E)"得样本容量；

5) 在单元格 B7 中输入" =ABS(B4-B3)/ B5 * B6^0.5"得 $t$ 值；

6) 在单元格 B8 中输入" =B6-1"得自由度；

7) 在单元格 B9 中输入" =TDIST(B7,B8,1)"得单侧 $P$ 值；

8) 在单元格 B10 中输入" =TDIST(B7,B8,2)"得双侧 $P$ 值；

其中 ABS、TDIST 分别是用于计算绝对值、$t$ 分布函数的 Excel 函数。所得结果如本章第 2 节图 5-7 所示。

结果分析：因 $|t| = 3.683$，$P = 0.0211$（双侧）$< 0.05$，则拒绝原假设 $H_0$，即认为此时药膏的平均甘草酸含量 $\mu$ 有显著变化。

**注意**　利用上述函数和公式构造的工作表，每次只要更改相应单元格的总体均值（B3）与原始数据（第 E 列），即可得到对应的结果。

对于单个正态总体方差的检验，利用相应的 Excel 函数和输入公式的方法与上题类似地建立工作表，即可进行相应检验。

## 二、用 Excel 进行两个正态总体的参数检验

### (一) 两个正态总体方差的齐性检验

对检验两个总体方差是否相等的方差齐性检验，即检验 $H_0 : \sigma_1^2 = \sigma_2^2$，可用 $F$ 检验统计量

$$F = \frac{S_1^2}{S_2^2}$$

来进行。

在 Excel 中，采用【工具】→【数据分析】→【F 检验：双样本方差】即可进行两个正态总体方差的齐性检验，下面我们结合例 5-7 来介绍用 Excel 进行方差齐性检验的步骤。

**例 5-7**（续二）　对例 5-7 的豚鼠的两组支管灌流试验数据，试用 Excel 检验这两组灌流试验流速的方差是否有显著差异？（$\alpha = 0.05$）

**Excel 求解**　现列出用 Excel 来进行两组数据方差齐性检验的具体步骤。

首先将两组数据输入表中的 A2：A13 和 B2：B13（参见本章第 3 节图 5-15），则检验步骤为：

(1) 在菜单中选取【工具】→【数据分析】→【F 检验：双样本方差】，点击"确定"；

(2) 对【F 检验：双样本方差】对话框，选定参数如图 5-18 所示；

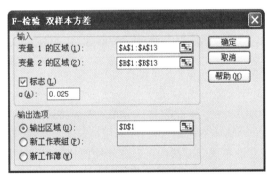

图 5-18　例 5-7 的【F 检验：双样本方差】对话框

**注意**　由于在 Excel 中该检验的结果中只有 $F$ 分布的"单尾临界值"，故这里"$\alpha$"方框内应键入 $\alpha/2 = 0.05/2 = 0.025$ 的值；

(3) 选择"确定"。即可得到如本章第 3 节图 5-15 所示的 $F$ 检验输出结果。

结果分析：如图 5-15 所示，因

$$F = 1.993103 < F_{\alpha/2} = 3.473699 \quad 或 \quad P = 0.134034 > 0.05/2 = 0.025$$

所以接受 $H_0$，即两组数据的总体方差无显著差异，即方差齐性成立。

**（二）两个正态总体均值比较检验**

对两个正态总体均值的比较检验，即检验 $H_0:\mu_1=\mu_2$，也即检验 $H_0:\mu_1-\mu_2=0$ 是否成立。当两组数据的方差齐性成立也即等方差时，可用检验统计量

$$t=\frac{\bar{x}-\bar{y}}{S\sqrt{\frac{1}{n_1}+\frac{1}{n_2}}}$$

来进行检验，其中 $S=\sqrt{\dfrac{(n_1-1)S_1^2+(n_2-1)S_2^2}{n_1+n_2-2}}$。

在 Excel 的数据分析工具中，采用【t-检验：双样本等方差假设】即可进行两个正态总体均值的比较检验，下面我们还是通过例 5-7 的数据来说明两个正态总体均值比较检验的步骤。

**例 5-7**（续三）　对例 5-7 中的两组豚鼠支管灌流试验数据，试用 Excel 来检验用药是否显著影响灌流试验的流速？（$\alpha=0.05$）

**Excel 求解**　因由例 5-7 已知该例中两组数据的方差齐性成立，故可以用【t-检验：双样本等方差假设】来进行两组数据的流速均值是否有显著差异的检验。其具体步骤为：

（1）在菜单中选取【工具】→【数据分析】→【t-检验：双样本等方差假设】，点击"确定"；

（2）对【t-检验：双样本等方差假设】对话框，选定参数如图 5-19 所示；

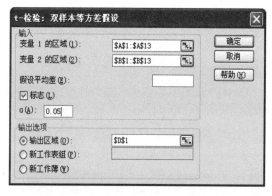

图 5-19　【t-检验：等方差假设】对话框

（3）选择"确定"，即可得到等方差假设 $t$ 检验结果如前面本章第 3 节图 5-16。

结果分析：如本章第 3 节图 5-16 所示，因

$$|t|=|-2.30407|>t_{\alpha/2}=2.073837 \quad \text{或} \quad P=0.03104(\text{双侧})<0.05$$

所以拒绝 $H_0$，认为两组数据的总体均值显著差异，即用药显著影响灌流试验的流速。

对于方差未知且方差齐性不成立的两个正态总体均值比较检验可以用

【t-检验：双样本异方差假设】

来进行。对于总体方差已知的两个正态总体均值比较检验可以用

【z 检验：双样本平均差检验】

来进行。上述检验步骤与前面介绍的【t-检验：双样本等方差假设】类似，这里不再详细介绍。

# 本 章 小 结

## (一) 假设检验的基本思想与步骤

| 名目 | 内容 |
|---|---|
| 基本思想 | 概率性质的反证法 |
| 推断依据 | 小概率原理:小概率事件在一次试验中几乎不可能发生 |
| 两类错误 | 第一类错误(弃真);第二类错误(取伪) |
| 基本步骤 | 1. 建立检验假设:原假设 $H_0$ 和备择假设 $H_1$<br>2. 确定检验统计量及其分布,并根据样本值计算检验统计量的值<br>3. 根据显著性水平 $\alpha$,确定检验临界值,即得拒绝域<br>4. 统计判断:若统计量的值落在拒绝域内,则拒绝原假设 $H_0$;否则,就接受原假设 $H_0$ |

## (二) 单个正态总体均值的假设检验

| 条件 | 检验假设 | | 统计量 | 临界值 | 拒绝域 |
|---|---|---|---|---|---|
| $\sigma^2$ 已知 | $H_0:\mu=\mu_0$ | $H_1:\mu\neq\mu_0$ | $z=\dfrac{\bar{x}-\mu_0}{\sigma/\sqrt{n}}$ | $Z_{\alpha/2}$ | $\|z\|>Z_{\alpha/2}$ |
| | | $H_1:\mu>\mu_0$<br>(或 $H_1:\mu<\mu_0$) | | $Z_\alpha$ | $z>Z_\alpha$<br>(或 $z<-Z_\alpha$) |
| $\sigma^2$ 未知 | $H_0:\mu=\mu_0$ | $H_1:\mu\neq\mu_0$ | $t=\dfrac{\bar{x}-\mu_0}{S/\sqrt{n}}$ | $t_{\alpha/2}$ | $\|t\|>t_{\alpha/2}$ |
| | | $H_1:\mu>\mu_0$<br>(或 $H_1:\mu<\mu_0$) | | $t_\alpha$ | $t>t_\alpha$<br>(或 $t<-t_\alpha$) |
| $\sigma^2$ 未知大样本 ($n\geqslant 30$) | $H_0:\mu=\mu_0$ | $H_1:\mu\neq\mu_0$ | $z=\dfrac{\bar{x}-\mu_0}{S/\sqrt{n}}$ | $Z_{\alpha/2}$ | $\|z\|>Z_{\alpha/2}$ |
| | | $H_1:\mu>\mu_0$<br>(或 $H_1:\mu<\mu_0$) | | $Z_\alpha$ | $z>Z_\alpha$<br>(或 $z<-Z_\alpha$) |

## (三) 正态总体方差的假设检验

| 条件 | 检验假设 | | 统计量 | 临界值 | 拒绝域 |
|---|---|---|---|---|---|
| 单个总体 | $H_0:\mu^2=\sigma_0^2$ | $H_1:\mu^2\neq\sigma_0^2$ | $\chi^2=\dfrac{(n-1)S^2}{\sigma_0^2}$ | $\chi_{1-\alpha/2}^2,\chi_{\alpha/2}^2$ | $\chi^2<\chi_{1-\alpha/2}^2$ 或 $\chi^2>\chi_{\alpha/2}^2$ |
| | | $H_1:\mu^2>\sigma_0^2$<br>(或 $H_1:\mu^2<\sigma_0^2$) | | $\chi_\alpha^2$<br>(或 $\chi_{1-\alpha}^2$) | $\chi^2>\chi_\alpha^2$<br>(或 $\chi^2<\chi_{1-\alpha}^2$) |
| 两个总体 | $H_0:\sigma_1^2=\sigma_2^2$ | $H_1:\sigma_1^2\neq\sigma_2^2$ | $F=\dfrac{S_1^2}{S_2^2}$ | $F_{\alpha/2}$ | $F>F_{\alpha/2}$ |
| | | $H_1:\sigma_1^2>\sigma_2^2$ | $(S_1^2\geqslant S_2^2)$ | $F_\alpha$ | $F>F_\alpha$ |

## (四)两个正态总体的均值比较检验

| 条件 | 检验假设 | | 统计量 | 临界值 | 拒绝域 |
|---|---|---|---|---|---|
| $\sigma_1^2,\sigma_2^2$ 已知 | $H_0:\mu_1=\mu_2$ | $H_1:\mu_1\neq\mu_2$ | $z\approx\dfrac{\bar{x}-\bar{y}}{\sqrt{\dfrac{\sigma_1^2}{n_1}+\dfrac{\sigma_2^2}{n_2}}}$ | $Z_{\alpha/2}$ | $\|z\|>Z_{\alpha/2}$ |
| | | $H_1:\mu_1>\mu_2$<br>(或 $H_1:\mu_1<\mu_2$) | | $Z_\alpha$ | $z>Z_\alpha$<br>(或 $z<-Z_\alpha$) |

续表

| 条件 | 检验假设 | | 统计量 | 临界值 | 拒绝域 |
|---|---|---|---|---|---|
| $\sigma_1^2$、$\sigma_2^2$ 未知 大样本 $(n_1,n_2 \geqslant 30)$ | $H_0:\mu_1=\mu_2$ | $H_1:\mu_1 \neq \mu_2$ | $z \approx \dfrac{\bar{x}-\bar{y}}{\sqrt{\dfrac{S_1^2}{n_1}+\dfrac{S_2^2}{n_2}}}$ | $Z_{\alpha/2}$ | $|z|>Z_{\alpha/2}$ |
| | | $H_1:\mu_1>\mu_2$ (或 $H_1:\mu_1<\mu_2$) | | $Z_\alpha$ | $z>Z_\alpha$ (或 $z<-Z_\alpha$) |
| $\alpha_1^2$、$\alpha_2^2$ 未知 且相等 $\sigma_1^2=\sigma_2^2$ | $H_0:\mu_1=\mu_2$ | $H_1:\mu_1 \neq \mu_2$ | $t=\dfrac{\bar{x}-\bar{y}}{S\sqrt{\dfrac{1}{n_1}+\dfrac{1}{n_2}}}$ | $t_{\alpha/2}$ | $|t|>t_{\alpha/2}$ |
| | | $H_1:\mu_1>\mu_2$ (或 $H_1:\mu_1<\mu_2$) | $\left(S=\sqrt{\dfrac{(n_1-1)S_1^2+(n_2-1)S_2^2}{n_1+n_2-2}}\right)$ | $t_\alpha$ | $t>t_\alpha$ (或 $t<-t_\alpha$) |

## (五) 单个总体率的假设检验(大样本)

| 条件 | 检验假设 | | 统计量 | 临界值 | 拒绝域 |
|---|---|---|---|---|---|
| 大样本 $(n \geqslant 30)$ | $H_0:P=P_0$ | $H_1:P \neq P_0$ | $z \approx \dfrac{p-P_0}{\sqrt{\dfrac{P_0(1-P_0)}{n}}}$ | $Z_{\alpha/2}$ | $|z|>Z_{\alpha/2}$ |
| | | $H_1:P>P_0$ (或 $H_1:P<P_0$) | | $Z_\alpha$ (或 $-Z_\alpha$) | $z>Z_\alpha$ (或 $z<-Z_\alpha$) |
| | | $H_1:P>P_0$ (或 $H_1:P<P_0$) | | $Z_\alpha$ (或 $-Z_\alpha$) | $z>Z_\alpha$ (或 $z<-Z_\alpha$) |

### 目 标 检 测

**一、名词解释**

假设检验、原假设、备择假设、显著性水平、临界值、拒绝域、方差齐性检验。

**二、填空题**

从正态总体 $N(\mu,\sigma^2)$($\mu,\sigma^2$ 未知)中随机抽取容量为 $n$ 的一组样本,其样本均值和标准差分别为 $\bar{x}$,$S$,现要检验假设 $H_0:\mu=2.5$,$H_1:\mu>2.5$,则应该用_____检验法,检验统计量为_____;如取 $\alpha=0.05$,则临界值为_____,拒绝域为_____。

**三、单选题**

1. 在假设检验的问题中,显著性水平 $\alpha$ 的意义是( )。

A. 原假设 $H_0$ 成立,经检验不能拒绝的概率

B. 原假设 $H_0$ 成立,经检验被拒绝的概率

C. 原假设 $H_0$ 不成立,经检验不能拒绝的概率

D. 原假设 $H_0$ 不成立,经检验被拒绝的概率

2. 对大样本情形,总体率 $P$ 的假设检验 $H_0:P=P_0$($P_0$ 已知值)的检验法是( )

A. $Z$ 检验法　　　　B. $t$ 检验法

C. $F$ 检验法　　　　D. 查表法

**四、应用分析题**

1. 已知某药品服从标准差 $\sigma=0.8$ 的正态分布 $N(\mu,\sigma^2)$,现抽取一组样本容量为 9 的样本,其样本均值 $\bar{x}=2$,试检验 $H_0:\mu=3$ 是否成立?($\alpha=0.01$)

2. 某公司生产某种灯管,该公司的经理称,他们产品的平均使用寿命为 3 年。为检验他的说法,随机抽取 5 个灯管,测得灯管寿命数据如下:(单位:年)

$$1.3,4.1,4.8,3.4,2.9$$

已知灯管的使用寿命服从正态分布,试检验他的说法是否正确。($\alpha=0.05$)

3. 某种药液中的某成分含量(%)服从正态分布,现由其 10 个样本观测值算出 $\bar{x}=0.452$,$S=0.037$,试分别检验假设(1) $H_0:\mu=0.5$;(2) $H_0:\sigma^2=0.04^2$ 是否成立。($\alpha=0.10$)

4. 某剂型药物正常的生产过程中,其含碳量服从正态分布 $N(1.408,0.048^2)$,今从某批产品中任取 5 件,测量其含碳量(%)为

$$1.32,1.55,1.36,1.40,1.44$$

据分析,其平均含碳量符合规定的要求,问含碳量的波动是否正常?($\alpha=0.02$)

5. 设有两种玉米的甲、乙两块农业试验区,各分为

10 个小区,各小区的面积相同,除甲区施磷肥外,其他试验条件均相同,试验结果玉米产量(kg)如下:

| 甲区 | 62 | 57 | 65 | 60 | 63 | 58 | 57 | 60 | 60 | 58 |
|------|----|----|----|----|----|----|----|----|----|----|
| 乙区 | | 56 | 59 | 56 | 57 | 58 | 57 | 60 | 55 | 57 | 55 |

设两区玉米产量均服从正态分布,且方差相同,试判别磷肥对玉米产量有无显著性影响。($\alpha = 0.05$)

6. 某制药厂利用两条自动化流水线装药品,现分别从两条流水线上抽取两组样本:$x_1, x_2, \cdots, x_{12}$ 及 $y_1, y_2, \cdots, y_{17}$,并算出 $\bar{x} = 10.6(\text{g})$,$\bar{y} = 9.55(\text{g})$,$S_x^2 = 2.4$,$S_y^2 = 4.7$。假设这两条流水线上装的药品质量都服从正态分布,且相互独立,其总体均值分别为 $\mu_x$、$\mu_y$,试检验 $\mu_x$ 与 $\mu_y$ 是否有显著差异。($\alpha = 0.05$)

7. 已知我国成人乙肝病毒表面抗原平均阳性率为 10%,现随机抽查某地区 100 位成人的血清,其中 23 人为阳性。试检验该地区成人乙肝表面抗原阳性率是否高于全国平均水平。($\alpha = 0.05$)

**五、上机实训题**

1. 某油田在正常情况下日产量服从正态分布 $N(120, 2^2)$,今连续 8 天测得 8 天产量(单位:t)如下:

117,122,108,98,129,119,120,103

试问其平均日产量是否与 120(t)有显著差异($\alpha = 0.05$)?

2. 某医院用新药与常规药物治疗婴幼儿贫血,将 20 名贫血患儿随机等分成两组,分别接受两种药物治疗,测得血红蛋白增加量如下表所示。

| 治疗药物 | 血红蛋白增加量(g/L) | | | | | | | | | |
|------|----|----|----|----|----|----|----|----|----|----|
| 新药组 | 24 | 36 | 25 | 14 | 26 | 34 | 23 | 20 | 15 | 19 |
| 常规药组 | 14 | 18 | 20 | 15 | 22 | 24 | 21 | 25 | 27 | 23 |

试问新药与常规药的疗效有无显著差别?($\alpha = 0.05$)

(尹　勤　徐　伟)

# 第6章 方差分析

在生产实践和科学实验中,我们常会通过试验,观察某一种或多种因素的变化对试验结果的指标是否有显著性影响。例如,在新药开发中,需要研究不同的反应温度、反应时间、催化剂种类、各种辅料的用量及配比对药品的质量和收率的影响是否存在显著性差异。这类问题一般可归结为多($\geq 3$)个正态总体的均值是否有显著差异的检验。

案例 6-1

考察催化剂因素对某药得率的影响,现用 4 种不同的催化剂独立地在相同条件下进行试验,每种催化剂各做 5 次试验,得到的该药得率见表 6-1。

**表 6-1 四种催化剂作用下的得率**

| 催化剂 | 甲 | 乙 | 丙 | 丁 |
|---|---|---|---|---|
| | 85 | 79 | 93 | 75 |
| | 88 | 85 | 90 | 81 |
| 得率(%) | 91 | 82 | 96 | 78 |
| | 87 | 81 | 95 | 82 |
| | 90 | 88 | 96 | 84 |
| 平均得率(%) | 88.2 | 83 | 94 | 80 |

**问题** 如何考察不同的催化剂作用下该药的平均得率是否不同,即催化剂因素对药的得率是否有显著影响?

如何解决上述 4 种不同的催化剂下该药平均得率的比较问题? 我们自然联想到利用第 5 章所讲的两个正态总体的均值比较的 $t$ 检验法来分析问题。但是如果用该 $t$ 检验法进行,则需要进行 $C_4^2 = 6$ 次两两比较检验,不仅其计算过程烦琐,而且其犯第一类错误的概率为 $1-(1-\alpha)^6$,当 $\alpha = 0.05$ 时为 0.265,这是难以接受的。

为此,英国统计学家 R. A. 费希尔在 1923 年最先提出了可同时比较多个正态总体均值是否相等的方差分析法,并首先应用于生物和农业田间试验,以后逐渐在许多科学研究领域得到成功的应用。

本章主要讨论单因素方差分析及无重复试验的双因素方差分析。

# 第1节 单因素方差分析

## 一、方差分析的基本概念

方差分析(analysis of variance,ANOVA)是对试验数据进行多个正态总体均值比较的一种基本统计分析方法,它是对全部样本数据的差异(方差)进行分解,将某种因素下各组数据之间可能存在的因素所造成的系统性误差,与随机抽样所造成的随机误差加以区分比较,以推断该因素对试验结果的影响是否显著。

在试验中,我们将试验结果称为效应(effect),将衡量试验结果的标志称为试验指标(experiment indicator),而将影响试验结果的条件称为因素(factor),将因素在试验中所处的不同状态称为该因素的水平(level)。

方差分析的目的就是探讨不同因素不同水平之间试验指标的差异,从而考察各因素对试验结果是否有显著影响。而只考察一个影响条件即因素的试验称为单因素试验(one factor trial),相应的方差分析称为单因素方差分析(one-way analysis of variance)。在试验中考察多个因素的试验的方差分析称为多因素方差分析(multi-way analysis of variance)。

## 二、方差分析的原理与方差分析表

下面我们结合前面案例 6-1 来介绍方差分析的原理。在案例 6-1 中,试验指标为药的得率,考察的因素是催化剂,4 种不同的催化剂对应于因素的 4 个水平。

由案例 6-1 中的表 6-1 可知,首先因素的每个水平(即每种催化剂)下各次试验的得率有所不同,这些数据的差异可认为是由随机因素引起的随机误差,即每个水平下的该药的得率可以看成来自同一个总体的样本,4 个水平对应于 4 个相互独立的正态总体 $X_i$, $i=1,2,3,4$。由于试验中除了所考虑的催化剂因素外,其他条件都相同,故可认为各总体的方差是相等的,即

$$X_i \sim N(\mu_i, \sigma^2)，\quad i=1,2,3,4$$

其次,不同水平的平均得率也不同,这些平均值的差异到底是由随机因素引起的随机误差,还是因为催化剂的不同而造成的呢? 因 $\mu_i(i=1,2,3,4)$ 代表各水平下的得率对应的总体均值,为此,我们应检验

$$H_0: \mu_1 = \mu_2 = \mu_3 = \mu_4$$

是否成立。如果拒绝 $H_0$,就可认为不同水平(不同的催化剂)下的得率确实有显著差异,即催化剂对该药的得率有显著影响;否则,则认为不同水平(不同的催化剂)下得率的差异只是由随机误差造成的。

因此,我们根据表 6-1 给出的总体的随机样本值来检验各总体均值间有无显著差异。而进行方差分析的前提条件是:

(1)独立性:各总体的样本为相互独立的随机样本;

(2)正态性:各总体服从正态分布;

(3)方差齐性:各总体的方差相等。

一般地,我们设因素 A 有 $k$ 个水平

$$A_1, A_2, \cdots, A_k$$

为考察 A 因素对试验结果是否有显著影响,现对每个水平 $A_j$ 各自独立地进行 $n_j$ 次重复试验$(j=1,2,\cdots,k)$,其试验结果列于表 6-2。

表 6-2　方差分析数据结构表

| 水平(组别) | $A_1$ | $A_2$ | $\cdots$ | $A_k$ |
|---|---|---|---|---|
| | $x_{11}$ | $x_{12}$ | $\cdots$ | $x_{1k}$ |
| 试验结果 | $x_{21}$ | $x_{22}$ | $\cdots$ | $x_{2k}$ |
| $x_{ij}$ | $\vdots$ | $\vdots$ | | $\vdots$ |
| | $x_{n_1 1}$ | $x_{n_2 2}$ | $\cdots$ | $x_{n_k k}$ |
| 平均值$\bar{x}_j$ | $\bar{x}_1$ | $\bar{x}_2$ | $\cdots$ | $\bar{x}_k$ |

其中

$$\bar{x}_j = \frac{1}{n_j} \sum_{i=1}^{n_j} x_{ij}, \quad j = 1, 2, \cdots, k$$

是 $A_j$ 水平下(第 $j$ 组组内)观测值的样本均值，又称组内平均值。

此时，各个水平 $A_j$($j = 1, 2, \cdots, k$)下的样本 $x_{1j}, \cdots, x_{nj}$ 来自具有相同方差 $\sigma^2$，均值分别为 $\mu_j$ ($j = 1, 2, \cdots, k$)的正态总体 $X_j, \mu_j, \sigma^2$ 是未知参数，且不同水平 $A_j$ 下的样本之间相互独立。

单因素方差分析的目的就是考察因素 A 的不同水平对应的试验结果总体 $X_1, X_2, \cdots, X_k$ 的均值是否有显著差异，即需要检验

原假设 $H_0: \mu_1 = \mu_2 = \cdots = \mu_k$；

备择假设 $H_1: \mu_1, \mu_2, \cdots, \mu_k$ 不全相等。

与所有假设检验一样，方差分析也要在原假设 $H_0$ 成立时，构造适当的检验统计量，再进行统计推断。为此，我们考察总离差平方和(sum of square of total deviations)或总变差(total deviations)：

$$S_T = \sum_{j=1}^{k} \sum_{i=1}^{n_j} (x_{ij} - \bar{x})^2$$

其中

$$\bar{x} = \frac{1}{n} \sum_{j=1}^{k} \sum_{i=1}^{n_j} x_{ij}, \quad n = \sum_{j=1}^{k} n_j$$

它是全体数据 $x_{ij}$ 与总均值 $\bar{x}$ 之间的离差平方和，反映了全部数据总的变异程度。如果原假设 $H_0$ 成立，各组数据可看成是来自同一个正态总体的同一组样本观察值，而 $S_T$ 是这组全体样本数据的样本方差的 $n-1$ 倍，只表示由随机因素引起的差异；如果 $H_0$ 不成立，则 $S_T$ 除了包含由随机因素引起的差异外，还将包含因素 A 的各个不同水平作用所引起的差异。

为此我们对总离差平方和 $S_T$ 进行分解，有

$$S_T = \sum_{j=1}^{k} \sum_{i=1}^{n_j} (x_{ij} - \bar{x})^2 = \sum_{j=1}^{k} \sum_{i=1}^{n_j} [(x_{ij} - \bar{x}_{\cdot j}) + (\bar{x}_{\cdot j} - \bar{x})]^2$$

$$= \sum_{j=1}^{k} \sum_{i=1}^{n_j} [(x_{ij} - \bar{x}_{\cdot j})^2 + 2(x_{ij} - \bar{x}_{\cdot j})(\bar{x}_{\cdot j} - \bar{x}) + (\bar{x}_{\cdot j} - \bar{x})^2]$$

$$= \sum_{j=1}^{k} \sum_{i=1}^{n_j} (x_{ij} - \bar{x}_{\cdot j})^2 + \sum_{j=1}^{k} 2(\bar{x}_{\cdot j} - \bar{x}) \sum_{i=1}^{n_j} (x_{ij} - \bar{x}_{\cdot j}) + \sum_{j=1}^{k} \sum_{i=1}^{n_j} (\bar{x}_{\cdot j} - \bar{x})^2$$

$$= \sum_{j=1}^{k} \sum_{i=1}^{n_j} (x_{ij} - \bar{x}_{\cdot j})^2 + \sum_{j=1}^{k} n_j (\bar{x}_{\cdot j} - \bar{x})^2$$

其中中间交叉乘积部分等于 0，现在分别记

$$S_E = \sum_{j=1}^{k} \sum_{i=1}^{n_j} (x_{ij} - \bar{x}_j)^2, \quad S_A = \sum_{j=1}^{k} n_j (\bar{x}_j - \bar{x})^2$$

由此我们得到了重要的离差平方和分解公式：

$$S_T = S_E + S_A$$

其中 $S_A$ 表示组与组之间各总体平均值的不同所产生的离差平方和，它既包括了随机因素的差异，也包括由 A 因素的不同水平作用所造成的系统因素的差异，故称之为因素平方和(sum of square factor)或组间平方和(sum of square between groups)；$S_E$ 表示同一样本组内即各水平对应总体所取的样本内部的离差平方和，是重复试验而产生的随机因素的误差，故称之为误差平方和(sum of square error)或组内平方和(sum of square within groups)。

此时，$S_T, S_E, S_A$ 的自由度(degree of freedom，即 df)分别为 $n-1, n-k, k-1$，记为

$$\mathrm{df}_T = n-1, \quad \mathrm{df}_E = n-k, \quad \mathrm{df}_A = k-1$$

并有

$$df_T = df_E + df_A$$

在原假设 $H_0$ 成立时,我们有

$$F = \frac{S_A/(k-1)}{S_E/(n-k)} = \frac{MS_A}{MS_E} \sim F(k-1, n-k)$$

其中 $MS_A = S_A/(k-1)$ 称为因素均方(mean square factor)或组间均方(mean square between groups);$MS_E = S_E/(n-k)$ 称为误差均方(mean square error)或组内均方(mean square within groups)。

当因素均方与误差均方之比值 $F$ 很大时,说明因素 A 引起的变异明显超过了随机因素所引起的差异,即可认为因素 A 对试验结果有显著影响,从而拒绝 $H_0$。为此,我们取上述 $F$ 为检验统计量,对给定显著水平 $\alpha$,查 $F$ 分布表(附表7)得临界值 $F_\alpha(k-1, n-k)$,使得

$$P(F > F_\alpha(k-1, n-k)) = \alpha$$

当 $F$ 值 $> F_\alpha(k-1, n-k)$,拒绝 $H_0$,认为在显著水平 $\alpha$ 下,因素 A 对试验结果有显著影响;否则接受 $H_0$,认为在显著水平 $\alpha$ 下,因素 A 对试验结果无显著影响。

实际应用时,为计算统计量 $F$ 的观测值,通常采用表 6-3 给出的方差分析表(analysis of variance table)。

**表 6-3　单因素方差分析表**

| 方差来源<br>Source | 离差平方和<br>SS | 自由度<br>df | 均方<br>MS | $F$ 值<br>$F$ | 临界值 $F_\alpha$<br>$F$-crit |
|---|---|---|---|---|---|
| 因素 A(组间) | $S_A$ | $k-1$ | $S_A/(k-1)$ | $F = \dfrac{S_A/(k-1)}{S_E/(n-k)}$ | $F_\alpha(k-1, n-k)$ |
| 误差 E(组内) | $S_E$ | $n-k$ | $S_E/(n-k)$ | | |
| 总变差 | $S_T = S_A + S_E$ | $n-1$ | | | |

如果用统计软件如 Excel、SAS、SPSS 等计算,还将得到 $P$ 值($Pr > F$)的结果,用于统计判断

利用方差分析表(表 6-3)即可进行统计判断:

当 $F$ 值 $> F_\alpha(k-1, n-k)$(或 $P$ 值 $< \alpha$)时,拒绝 $H_0$,认为因素 A 对试验结果有显著影响;否则,则认为无显著影响。

## 三、方差分析的解题步骤

综上所述,我们将单因素方差分析的解题步骤总结如下:

(1) 针对问题,建立原假设 $H_0$ 与备择假设 $H_1$:

$$H_0: \mu_1 = \mu_2 = \cdots = \mu_k; \quad H_1: \mu_1, \mu_2, \cdots, \mu_k \text{ 不全相等}$$

(2) 由试验结果数据表,列出方差分析表。

一般可由试验结果数据表,借助于计算器首先求出全部数据的样本均值 $\bar{x}$、样本方差 $S^2$ 和各组的样本均值 $\bar{x}_j$、样本方差 $S_j^2(j = 1, \cdots, k)$,则

$$S_T = (n-1)S^2, \quad S_E = \sum_{j=1}^{k} (n_j - 1)S_j^2, \quad S_A = S_T - S_E$$

或

$$S_T = (n-1)S^2, \quad S_A = \sum_{j=1}^{k} n_j \bar{x}_j^2 - n\bar{x}^2, \quad S_E = S_T - S_A$$

并对给定的 $\alpha$,查 $F$ 分布表,得临界值 $F_\alpha(k-1, n-k)$,由此即易得相应的方差分析表(表 6-3)。

实际应用中,可利用统计软件如 Excel(见本章第 3 节)按规定格式输入试验结果数据,就可

立即得到相应的方差分析表结果。

（3）比较方差分析表中的 $F$ 值与 $F$ 临界值（或比较 $P$ 值与显著水平 $\alpha$），就可判断是否拒绝 $H_0$，从而确定所考察的因素对试验结果是否有显著影响。

## 四、单因素方差分析问题的求解

现对显著水平 $\alpha=0.05$，用上述解题步骤来解前面提出的案例 6-1。

案例 6-1

**解** 应检验

$$H_0:\mu_1=\mu_2=\mu_3=\mu_4；\quad H_1:\mu_1,\mu_2,\mu_3,\mu_4 不全相等$$

由试验结果数据表 6-1，利用计算器计算得 $\overline{x}_j$、$S_j^2$、$\overline{x}$、$S^2$，填入表 6-4 中。

**表 6-4 案例 6-1 试验结果数据计算表**

| 催化剂 | 甲 | 乙 | 丙 | 丁 | 总和 |
|---|---|---|---|---|---|
| 得率<br>（%） | 85 | 79 | 93 | 75 | |
| | 88 | 85 | 90 | 81 | |
| | 91 | 82 | 96 | 78 | $S^2=37.695$ |
| | 87 | 81 | 95 | 82 | |
| | 90 | 88 | 96 | 84 | |
| $\overline{x}_j$ | 88.2 | 83 | 94 | 80 | $\overline{x}=86.3$ |
| $S_j^2$ | 5.7 | 12.5 | 6.5 | 12.5 | |

其中 $n_1=n_2=n_3=n_4=n_5=5$，$n=20$，$k=4$，则

$$S_E=\sum_{j=1}^{k}(n_j-1)S_j^2=4(5.7+12.5+6.5+12.5)=148.8$$

$$S_T=(n-1)S^2=19\times37.695=716.2$$

$$S_A=S_T-S_E=716.2-148.8=567.4$$

或

$$S_A=\sum_{j=1}^{k}n_j\overline{x}_j^2-n\overline{x}^2=5(88.2^2+83^2+94^2+80^2)-20\times86.3^2=567.4$$

又对显著水平 $\alpha=0.05$，查 $F$ 分布表（附表 7），得临界值

$$F_\alpha(k-1,n-k)=F_{0.05}(3,16)=3.24$$

由此可得方差分析表 6-5。

**表 6-5 案例 6-1 的方差分析表**

| 方差来源 | 离差平方和<br>SS | 自由度<br>df | 均方<br>MS | $F$ 值<br>$F$ | 临界值 $F_\alpha$<br>$F$-crit |
|---|---|---|---|---|---|
| 因素 A（组间） | 567.4 | 3 | 189.13 | 20.34 | |
| 误差 E（组内） | 148.8 | 16 | 9.3 | | $F_{0.05}(3,16)=3.24$ |
| 总变差 | 716.2 | 19 | | | |

统计判断：由于

$$F=20.34>F_{0.05}(3,16)=3.24$$

故拒绝 $H_0$，即认为在 $\alpha=0.05$ 的显著水平下，催化剂对该药的得率有显著影响。

**Excel 软件应用**

在 Excel 中,先建立案例 6-1 的 Excel 数据集,再在菜单中选择【工具】→【数据分析】→【方差分析:单因素方差分析】;在其对应的对话框中输入相应参数,即可得方差分析的输出结果,如图 6-1 所示(详见本章第 3 节)。

| | A | B | C | D | E | F | G |
|---|---|---|---|---|---|---|---|
| 1 | 方差分析:单因素方差分析 | | | | | | |
| 2 | | | | | | | |
| 3 | SUMMARY | | | | | | |
| 4 | 组 | 观测数 | 求和 | 平均 | 方差 | | |
| 5 | 甲 | 5 | 441 | 88.2 | 5.7 | | |
| 6 | 乙 | 5 | 415 | 83 | 12.5 | | |
| 7 | 丙 | 5 | 470 | 94 | 6.5 | | |
| 8 | 丁 | 5 | 400 | 80 | 12.5 | | |
| 9 | | | | | | | |
| 10 | | | | | | | |
| 11 | 方差分析 | | | | | | |
| 12 | 差异源 | SS | df | MS | F | P-value | F crit |
| 13 | 组间 | 567.4 | 3 | 189.1333 | 20.33692 | 1.05E-05 | 3.238872 |
| 14 | 组内 | 148.8 | 16 | 9.3 | | | |
| 15 | | | | | | | |
| 16 | 总计 | 716.2 | 19 | | | | |
| 17 | | | | | | | |

图 6-1　案例 6-1 的用 Excel 进行方差分析的结果

根据图 6-1 中方差分析表的结果:
$$F = 20.33692 > F\text{-crit} = 3.238867 \quad 或 \quad P = 1.05 \times 10^{-5} < 0.05$$
故拒绝 $H_0$,即认为催化剂对该药的得率有显著影响。

**例 6-1**　考察温度对某药得率的影响,选取 5 种不同温度,在同一温度下各做了 3 次试验,得其方差分别为
$$S_1^2 = 4, \quad S_2^2 = 7, \quad S_3^2 = 3, \quad S_4^2 = 7, \quad S_5^2 = 4$$
又知总离差平方和 $S_T = 353.6$。

**问题**　温度的不同是否影响该药的得率?($\alpha = 0.01$)

**解**　设不同温度的得率 $X_i \sim N(\mu_i, \sigma^2)$,$i = 1,2,3,4,5$。则应检验
$$H_0: \mu_1 = \mu_2 = \mu_3 = \mu_4 = \mu_5; \quad H_1: \mu_1, \mu_2, \mu_3, \mu_4, \mu_5 \text{ 不全相等}$$
由题意已知,
$$S_T = 353.6; \quad S_1^2 = 4, \quad S_2^2 = 7, \quad S_3^2 = 3, \quad S_4^2 = 7, \quad S_5^2 = 4,$$
$$n_1 = n_2 = n_3 = n_4 = n_5 = 3, \quad n = 15, \quad k = 5$$
则
$$S_E = \sum_{j=1}^{k} (n_j - 1) S_j^2 = 2 \sum_{j=1}^{k} S_j^2 = 2(4+7+3+7+4) = 50$$
而
$$S_A = S_T - S_E = 353.6 - 50 = 303.6$$
又对显著水平 $\alpha = 0.01$,查 $F$ 分布表(附表 7),得临界值
$$F_\alpha(k-1, n-k) = F_{0.01}(4, 10) = 5.99$$
由此可得方差分析表 6-6。

**表6-6 例6-1的方差分析表**

| 方差来源 | 离差平方和 SS | 自由度 df | 均方 MS | F值 F | 临界值 $F_\alpha$ F-crit |
|---|---|---|---|---|---|
| 因素A(组间) | 303.6 | 4 | 75.9 | 15.18 | $F_{0.01}(4,10)=5.99$ |
| 误差E(组内) | 50 | 10 | 5 | | |
| 总变差 | 353.6 | 14 | | | |

由于

$$F = 15.18 > F_{0.01}(4,10) = 5.99$$

故拒绝 $H_0$,即认为在 $\alpha=0.01$ 的显著水平下,温度的不同将显著影响该药的得率。

---

**知识链接　　　　费希尔与推断统计学**

英国著名统计学家、遗传学家 R. A. 费希尔(Ronald Aylmer Fisher,1890~1962)被认为是现代数理统计学的主要奠基人,曾多次获得英国和其他许多国家的荣誉。1952年被授予爵士头衔。

作为推断统计学的建立者,1918年,他在《孟德尔遗传实验设计间的相对关系》中,首创"方差"和"方差分析"两个词汇;1923年,他与麦肯齐(W. A. Mackenzie)合写《关于收获量变异的研究》,首次对方差分析进行了系统研究,开辟了方差分析、试验设计等统计学研究的理论分支。

费希尔还完善了小样本的统计方法,论证了戈塞特提出的相关系数的抽样分布,提出了 $t$ 分布检验、$F$ 分布检验、相关系数检验,并编制了相应的检验概率表,简明陈述假设检验的逻辑原则等,他对数理统计学有众多贡献,内容涉及估计理论、假设检验、实验设计和方差分析等重要领域。同时他还是一位举世知名的遗传学家、优生学家,他用统计方法对这些领域进行研究,作出了许多重要贡献,被后人誉为"现代统计学之父"。

---

## 第2节 多个均值间的两两比较

当单因素方差分析的结果为拒绝 $H_0$,接受 $H_1$ 时,表明该因素的各水平指标的均值不全相等,即只能说明至少有两个水平指标的均值间差异是显著的。如果还希望更进一步地对多个均值作两两比较,这就是多重比较(multiple comparisons)问题。

如果用前面介绍的两样本均值比较的 $t$ 检验来进行多重比较,则对显著水平为 $\alpha$,重复作两两比较的 $t$ 检验会使犯第一类错误的总的概率远大于 $\alpha$。而多重比较的目的就是控制所有两两比较总的犯第一类错误的概率,多重比较的方法较多,这里将介绍常用的 Tukey 法,即 HSD 法。

Tukey 法又称 HSD 法,是 J. W. 图基(J. W. Tukey)于1952年提出的。设因素A共有 $k$ 个水平,每个水平џ做 $m$ 次试验,即每个样本的大小相等。当 $H_0:\mu_1=\mu_2=\cdots=\mu_k=\mu$ 成立时,各水平试验指标的样本均值 $\bar{x}_{\cdot1},\bar{x}_{\cdot2},\cdots,\bar{x}_{\cdot k}$ 相互独立且同服从于方差相等的正态分布 $N(\mu,\sigma^2)$,同时其方差 $\sigma^2$ 的估计为

$$\hat{\sigma}^2 = \frac{MS_E}{m}$$

其中 $MS_E = \frac{SS_E}{n-k}$ 为误差均方。此时可以证明

$$q = \frac{\max\limits_{1\leq h,l\leq k}\{|\bar{x}_{\cdot h}-\bar{x}_{\cdot l}|\}}{\sqrt{MS_E/m}}$$

服从 $q$ 分布,记为 $q \sim q(k, n-k)$。就可用 $q$ 作为检验统计量,对给定的显著水平 $\alpha$,由多重比较的 $q$ 表(附表 9),查得 $q_\alpha(k, n-k)$,满足

$$P(q \geqslant q_\alpha(k, n-k)) = \alpha$$

当 $q > q_\alpha(k, n-k)$,则拒绝 $H_0$。

为简便起见,实际进行多重比较时,只要计算

$$T = q_\alpha(k, n-k) \sqrt{MS_E / m}$$

对任何 $i \neq j$,为进行两两检验 $H_0: \mu_i = \mu_j$,只要

$$|\bar{x}_{.i} - \bar{x}_{.j}| > T(= q_\alpha \sqrt{MS_E / m})$$

总可以认为 $\mu_i \neq \mu_j$。

若记 $T_{ij} = |\bar{x}_{.i} - \bar{x}_{.j}|$,则对原假设 $H_0: \mu_i = \mu_j$,若 $T_{ij} < T$,接受 $H_0$,认为 $\mu_i$ 与 $\mu_j$ 的差异不显著;反之,若 $T_{ij} \geqslant T$,拒绝 $H_0$,认为 $\mu_i$ 与 $\mu_j$ 的差异有显著性。

案例 6-1(续一)

试对案例 6-1 的对应指标的均值用 Tukey 法作多重比较检验($\alpha = 0.05$)。

**解** 已知 $k = 4, m = 5, MS_E = 9.3, MS_E$ 的自由度 $n-k = 16$,对给定的 $\alpha = 0.05$ 查附表 9 得

$$q_\alpha(k, n-k) = q_{0.05}(4, 16) = 4.05$$

从而计算得

$$T = q_\alpha \sqrt{MS_E / m} = 4.05 \times \sqrt{9.3/5} = 5.52$$

现将四种催化剂对应得率的均值:$\bar{x}_1 = 88.2 、 \bar{x}_2 = 83 、 \bar{x}_3 = 94 、 \bar{x}_4 = 80$ 两两间差数的绝对值列于表 6-7。

**表 6-7　四种催化剂对应均值两两差值的绝对值**

|  | $\bar{x}_{.2}$ | $\bar{x}_{.3}$ | $\bar{x}_{.4}$ |
|---|---|---|---|
| $\bar{x}_{.1}$ | 5.2 | 5.8* | 8.2* |
| $\bar{x}_{.2}$ |  | 11* | 3 |
| $\bar{x}_{.3}$ |  |  | 14* |

表 6-7 中打"$*$"的表示两均值间的差异满足:$|\bar{x}_{.i} - \bar{x}_{.j}| > T = 5.52$,认为两均值间差异有显著性($\alpha = 0.05$)。显然,催化剂 A 与催化剂 C、催化剂 A 与催化剂 D、催化剂 B 与催化剂 C、催化剂 C 与催化剂 D 的得率均值间差异均有显著性,催化剂 A 与催化剂 B、催化剂 B 与催化剂 D 的得率均值间差异无显著性。

---

**知识链接**　　　　　　　　　　**贝叶斯与贝叶斯方法**

　　英国统计学家 T.贝叶斯(Thomas Bayes,1702~1763)生前是位受人尊敬英格兰长老会牧师。为了证明上帝的存在,他研究并发现了概率统计学一些重要原理。1742 年当选为英国皇家学会会员。

　　贝叶斯将归纳理论法用于概率论的基础理论,创立了贝叶斯统计理论,对于统计决策函数、统计推断、统计的估算等作出了重大贡献。1758 年,他发表了重要著作《机会的学说概论》。1763 年,他在发表的《论机会学说问题的求解》中提出了一种归纳推理的理论,其中的"贝叶斯定理"给出了在已知结果 E 后,对所有原因 C 计算其条件概率(后验概率)公式,可以看作最早的一种统计推断程序,以后被发展为一种系统的统计推断方法,称为贝叶斯方法。

　　如今在概率论与数理统计学中以贝叶斯命名的有贝叶斯公式、贝叶斯风险、贝叶斯决策函数、贝叶斯决策规则、贝叶斯估计量、贝叶斯方法、贝叶斯统计等,贝叶斯思想和方法对概率统计的发展产生了深远的影响,在当今的许多领域都获得了广泛的应用。

# 第3节 双因素方差分析

在实际问题的研究中,有时还需考虑两个因素对试验结果是否有显著影响。例如,在第2节案例 6-1 中,如果我们还想同时了解催化剂和反应温度对药的得率是否有显著影响,就得对催化剂和反应温度这两个因素同时进行分析,这就属于双因素方差分析。这里将介绍无重复试验的双因素方差分析。

现考察无重复试验的双因素方差分析问题,进行双因素方差分析的目的就是检验两个因素对试验结果是否有显著影响。无重复试验的双因素方差分析计算的主要步骤与单因素方差分析类似,即:

(1) 针对问题,建立两个因素的原假设 $H_0$ 与备择假设 $H_1$:

对因素 A:原假设 $H_{A0}:\mu_1. =\mu_2. =\cdots =\mu_k.$;

备择假设 $H_{A1}:\mu_1. ,\mu_2. ,\cdots ,\mu_k.$ 不全相等。

对因素 B:原假设 $H_{B0}:\mu_{.1} =\mu_{.2} =\cdots =\mu_{.s}$;

备择假设 $H_{B1}:\mu_{.1} ,\mu_{.2} ,\cdots ,\mu_{.s}$ 不全相等。

(2) 由试验结果数据表,列出双因素方差分析方差分析表。

(3) 比较方差分析表中的各因素的 $F$ 值与 $F$ 临界值(或比较 $P$ 值与显著水平 $\alpha$),就可判断对该因素是否拒绝 $H_0$,从而确定所考察的两个因素对试验结果各自的影响是否有显著。

这里我们结合实际案例用 Excel 软件来进行无重复试验的双因素方差分析计算,以掌握进行无重复试验的双因素方差分析的主要步骤和实际操作能力。

案例 6-2

为考察硫酸铜溶液浓度和蒸馏水 pH 对化验血清中白蛋白与球蛋白之比的影响,对硫酸铜浓度(A 因素)取了 3 个不同水平,对蒸馏水 pH(B 因素)取了 4 个不同水平,在不同水平组合 $(A_i,B_j)$ 下各测一次白蛋白与球蛋白之比,得其结果见表 6-8。

表 6-8

| | | 蒸馏水的 pH(B 因素) | | | |
| --- | --- | --- | --- | --- | --- |
| | | $B_1$ | $B_2$ | $B_3$ | $B_4$ |
| 硫酸铜 | $A_1$ | 3.5 | 2.6 | 2.0 | 1.4 |
| 浓度 | $A_2$ | 2.3 | 2.0 | 1.5 | 0.8 |
| (A 因素) | $A_3$ | 2.0 | 1.9 | 1.2 | 0.3 |

**问题** 如何检验硫酸铜溶液浓度和蒸馏水 pH 这两个因素对化验结果有无显著影响?($\alpha=0.05$)

案例 6-2 的问题显然是无重复试验的双因素方差分析问题,即应检验

对因素 A(硫酸铜浓度) $H_{A0}:\mu_1. =\mu_2. =\mu_3. ;H_{A1}:\mu_1. ,\mu_2. ,\mu_3.$ 不全相等。

对因素 B(蒸馏水 pH) $H_{B0}:\mu_{.1} =\mu_{.2} =\mu_{.3} =\mu_{.4};H_{B1}:\mu_{.1} ,\mu_{.2} ,\mu_{.3} ,\mu_{.4}$ 不全相等。

下面我们用 Excel 软件来完成案例无重复试验的双因素方差分析的计算分析。

Excel 软件应用

在 Excel 中先建立案例 6-2 的 Excel 数据集,再选择【工具】→【数据分析】→【方差分析:无重复双因素方差分析】;在其对应的对话框中输入相应参数,即得双因素方差分析表等输出结果,由此即可得到双因素方差分析的统计结论。

用 Excel 进行无重复试验的双因素方差分析的具体操作步骤为：

(1) 输入数据。首先将案例 6-2 中的数据输入到工作表中的 B3:E5(图 6-2)。

(2) 选择【工具】→【数据分析】→【方差分析:无重复双因素分析】。

(3) 在【方差分析:无重复双因素分析】对话框中输入参数如图 6-2 中对话框所示。

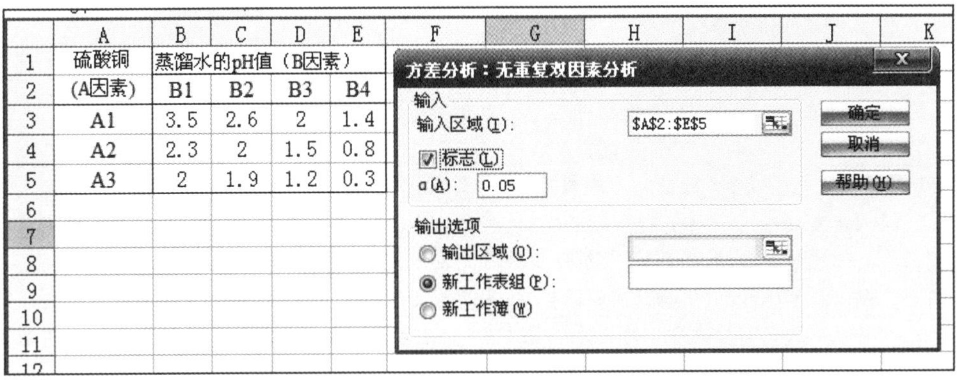


图 6-2　案例 6-2 的双因素方差分析对话框

(4) 点击"确定"。即得双因素方差分析的输出数据结果如图 6-3 所示。

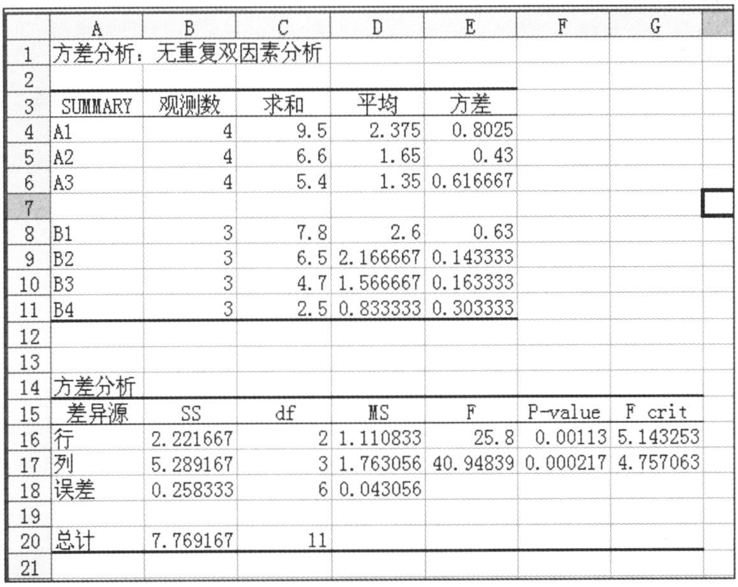

| | A | B | C | D | E | F | G |
|---|---|---|---|---|---|---|---|
| 1 | 方差分析：无重复双因素分析 | | | | | | |
| 2 | | | | | | | |
| 3 | SUMMARY | 观测数 | 求和 | 平均 | 方差 | | |
| 4 | A1 | 4 | 9.5 | 2.375 | 0.8025 | | |
| 5 | A2 | 4 | 6.6 | 1.65 | 0.43 | | |
| 6 | A3 | 4 | 5.4 | 1.35 | 0.616667 | | |
| 7 | | | | | | | |
| 8 | B1 | 3 | 7.8 | 2.6 | 0.63 | | |
| 9 | B2 | 3 | 6.5 | 2.166667 | 0.143333 | | |
| 10 | B3 | 3 | 4.7 | 1.566667 | 0.163333 | | |
| 11 | B4 | 3 | 2.5 | 0.833333 | 0.303333 | | |
| 12 | | | | | | | |
| 13 | | | | | | | |
| 14 | 方差分析 | | | | | | |
| 15 | 差异源 | SS | df | MS | F | P-value | F crit |
| 16 | 行 | 2.221667 | 2 | 1.110833 | 25.8 | 0.00113 | 5.143253 |
| 17 | 列 | 5.289167 | 3 | 1.763056 | 40.94839 | 0.000217 | 4.757063 |
| 18 | 误差 | 0.258333 | 6 | 0.043056 | | | |
| 19 | | | | | | | |
| 20 | 总计 | 7.769167 | 11 | | | | |
| 21 | | | | | | | |

图 6-3　案例 6-2 双因素方差分析的 Excel 输出结果

由图 6-3 的方差分析表可得案例 6-2 的双因素分析表 6-9。

**表 6-9　案例 6-2 的双因素方差分析表**

| 方差来源<br>(差异源) | 离差平方和<br>SS | 自由度<br>df | 均方<br>MS | $F$ 值<br>$F$ | $P$ 值<br>$P$-value | 临界值 $F_\alpha$<br>$F$-crit |
|---|---|---|---|---|---|---|
| 因素 A(行) | 2.221667 | 2 | 1.110833 | $F_A=25.8$ | 0.00113 | $F_{A-C}=5.143253$ |
| 因素 B(列) | 5.289167 | 3 | 1.763056 | $F_B=40.94$ | 0.000217 | $F_{B-C}=4.757063$ |
| 误差 E | 0.258333 | 6 | 0.043056 | 839 | | |
| 总变差(总计) | 7.769167 | 11 | | | | |

根据该方差分析表(表 6-9)的结果,可得统计判断:

对于 A 因素(行),因为

$$F_A = 25.8 > F_A\text{-crit} = 5.143249 \quad 或 \quad P\text{-value} = 0.00113 < 0.05$$

所以拒绝 $H_{A0}$,即在 $\alpha = 0.05$ 显著性水平下,认为硫酸铜浓度对化验结果有显著影响。

对于 B 因素(列),因为

$$F_B = 40.94839 > F_B\text{-crit} = 4.757055 \quad 或 \quad P\text{-value} = 0.000217 < 0.05$$

所以拒绝 $H_{B0}$,即在 $\alpha = 0.05$ 显著性水平下,认为蒸馏水 pH 对化验结果有显著影响。

---

**知识链接**          凯特勒与数理统计学派

A. 凯特勒(Adolphe Quetelet,1796~1874),比利时统计学家、数学家、天文学家、物理学家、数理统计学派创始人。他博学多才,敢于创新,为统计学科的发展作出了重大贡献。

首先他融汇各家统计思想,将德国的国势学、英国的政治算术和法国、意大利的古典概率论等加以协调改造和融合成为具有近代意义的统计学,把统计学推向了新的发展阶段;其次,他将概率论引入统计学,赋予了统计学以新的概念;同时,他将统计方法用于研究人类,促进了人口统计学的发展,提出了著名的"平均人"思想,马克思在其《资本论》一书中也曾运用过这种思想;他还对犯罪问题进行了独特的统计研究;另外,他还创建"国际统计会议组织"。

凯特勒的一系列开创性工作,对统计理论和实践有很大影响,引起了统计学家广泛的兴趣和研究,并逐渐形成了一门独立的学科——数理统计学。

---

# 第 4 节 用 Excel 进行方差分析

这里我们以本章第 1 节案例 6-1 为例,介绍用 Excel 进行单因素方差分析的步骤。

案例 6-1(续)

用 Excel 求解案例 6-1,考察催化剂对该药得率是否有显著的影响?

**Excel 求解**     用 Excel 求解案例 6-1 的操作步骤为:

(1) 输入数据,首先将案例 6-1 的数据输入到工作表中的 B2:E6(图 6-4);

(2) 选择【工具】→【数据分析】→【方差分析:单因素方差分析】;

(3) 进入【方差分析:单因素方差分析】的对话框后,输入参数如图 6-4 所示中对话框所示;

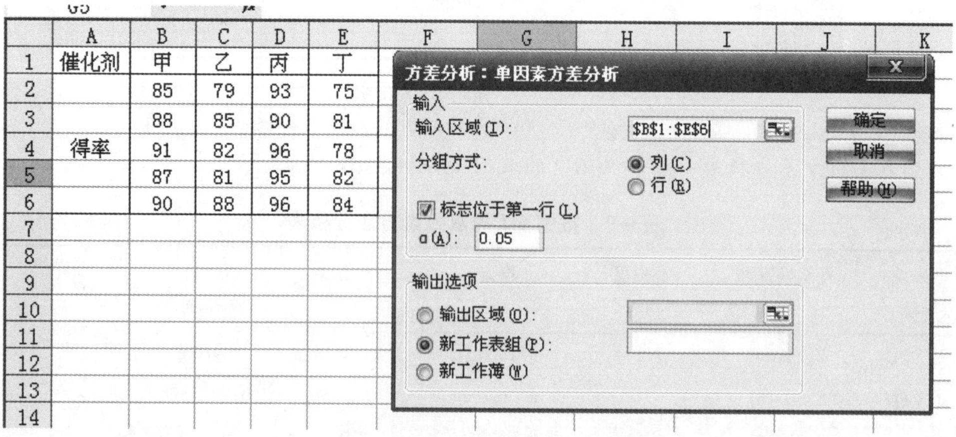

图 6-4 案例 6-1 的方差分析对话框

（4）再点击"确定"，即可得输出结果如本章第 1 节图 6-1 所示。

由图 6-1 中的方差分析表可得案例 6-1 的方差分析表 6-10。

**表 6-10　例 6-1 Excel 结果中的方差分析表**

| 方差来源<br>（差异源） | 离差平方和<br>SS | 自由度<br>df | 均方<br>MS | $F$ 值<br>$F$ | P 值<br>P-value | 临界值 $F_\alpha$<br>（F-crit） |
| --- | --- | --- | --- | --- | --- | --- |
| 因素 A（组间） | 567.4 | 3 | 189.1333 | 20.33692 | $1.05\times10^{-5}$ | 3.238872 |
| 误差 E（组内） | 148.8 | 16 | 9.3 | | | |
| 总变差（总计） | 716.2 | 19 | | | | |

由该方差分析表结果知，因为

$$F = 20.33692 > F\text{-crit} = 3.238867 \quad 或 \quad P\text{-value} = 1.05\times10^{-5} < 0.05$$

所以拒绝原假设，即在显著性水平 $\alpha = 0.05$ 下，认为不同的催化剂对该药得率有显著的影响。

用 Excel 进行无重复试验的双因素方差分析的操作步骤与单因素方差分析类似，具体步骤可见本章第 3 节。

# 本 章 小 结

## （一）单因素方差分析

| 名　目 | 内　容 |
| --- | --- |
| 目的 | 考察单个因素的 $k$ 个不同水平对应的试验结果 $X_j$ 的均值是否有显著差异 |
| 基本要求 | 因素各水平试验结果对应总体 $X_j$ 相互独立，且服从方差相等的正态分布，即 $X_j \sim N(\mu_j, \sigma^2)$，$j = 1, 2, \cdots, k$ |
| 检验假设 | 原假设 $H_0 : \mu_1 = \mu_2 = \cdots = \mu_k$<br>备择假设 $H_1 : \mu_1, \mu_2, \cdots, \mu_k$ 不全相等 |
| 基本思想 | 在 $H_0$ 成立时，总离差平方和 $S_T$ 可分解为因素平方和 $S_A$ 和误差平方和 $S_E$：<br>$$S_T = S_A + S_E$$<br>其中 $S_T = \sum_{j=1}^{k} \sum_{i=1}^{n_j} (x_{ij} - \bar{x})^2$，$S_A = \sum_{j=1}^{k} n_j (\bar{x}_{\cdot j} - \bar{x})^2$，$S_E = \sum_{j=1}^{k} \sum_{i=1}^{n_j} (x_{ij} - \bar{x}_{\cdot j})^2$ |
| 检验统计量 | $H_0$ 成立时：$F = \dfrac{S_A/(k-1)}{S_E/(n-k)} \sim F(k-1, n-k)$ |
| 统计判断 | 当 $F$ 值 $> F_\alpha(k-1, n-k)$ 或 $P$ 值 $< \alpha$ 时，拒绝 $H_0$，认为该因素对试验结果有显著影响；否则，则认为无显著影响 |
| 方差分析表 | 实际进行方差分析时，通常采用方差分析表（另表） |

**单因素方差分析表**

| 方差来源<br>Source | 离差平方和<br>SS | 自由度<br>df | 均方<br>MS | $F$ 值<br>$F$ | P 值<br>P-value |
| --- | --- | --- | --- | --- | --- |
| 因素 A（组间） | $S_A$ | $k-1$ | $MS_A = \dfrac{S_A}{k-1}$ | $F = \dfrac{MS_A}{MS_E}$ | $F > F_\alpha$，则 $P < \alpha$ |
| 误差 E（组内） | $S_E$ | $n-k$ | $MS_E = \dfrac{S_E}{n-k}$ | | $F < F_\alpha$，则 $P > \alpha$ |
| 总变差 T | $S_T$ | $n-1$ | | 临界值 $F_\alpha(k-1, n-k)$ | |

## (二) 无重复试验双因素方差分析

| 名 目 | 内 容 |
|---|---|
| 目的 | 分别检验因素 A、B 各水平下总体 $X_{ij}$ 的均值有无显著差异 |
| 基本条件 | 因素 A、B 各水平组合的试验结果对应总体 $X_{ij}$ 相互独立,且服从方差相等的正态分布,即 $X_{ij} \sim N(\mu_{ij}, \sigma^2)$,$i = 1, 2, \cdots, k; j = 1, 2, \cdots, s$ |
| 检验假设 | 对因素 A:原假设 $H_{A0}: \mu_{1\cdot} = \mu_{2\cdot} = \cdots = \mu_{k\cdot}$<br>备择假设 $H_{A1}: \mu_{1\cdot}, \mu_{2\cdot}, \cdots, \mu_{k\cdot}$ 不全相等<br>对因素 B:原假设 $H_{B0}: \mu_{\cdot 1} = \mu_{\cdot 2} = \cdots = \mu_{\cdot s}$<br>备择假设 $H_{B1}: \mu_{\cdot 1}, \mu_{\cdot 2}, \cdots, \mu_{\cdot s}$ 不全相等 |
| 基本思想 | 总离差平方和 $S_T$ 分解为 A 因素平方和 $S_A$、B 因素平方和 $S_B$、误差平方和 $S_E$:<br>$$S_T = S_A + S_B + S_E$$<br>其中 $S_T = \sum_{i=1}^{k} \sum_{j=1}^{s} (x_{ij} - \bar{x})^2$,$S_A = s \sum_{i=1}^{k} (\bar{x}_{i\cdot} - \bar{x})^2$,$S_B = k \sum_{j=1}^{s} (\bar{x}_{\cdot j} - \bar{x})^2$,<br>$$S_E = \sum_{i=1}^{k} \sum_{j=1}^{s} (x_{ij} - \bar{x}_{i\cdot} - \bar{x}_{\cdot j} + \bar{x})^2$$ |
| 检验统计量 | $H_{A0}$ 成立时:$F_A = \dfrac{S_A/(k-1)}{S_E/(k-1)(s-1)} \sim F(k-1, (k-1)(s-1))$<br>$H_{B0}$ 成立时:$F_B = \dfrac{S_B/(s-1)}{S_E/(k-1)(s-1)} \sim F(s-1, (k-1)(s-1))$ |
| 统计判断 | 当 $F_A$ 值 $> F_{A\alpha}$ 或 A 的 $P$ 值 $< \alpha$ 时,拒绝 $H_{A0}$,认为因素 A 对试验结果有显著影响;否则,接受 $H_{A0}$,认为因素 A 对试验结果无显著差异。<br>当 $F_B$ 值 $> F_{B\alpha}$ 或 B 的 $P$ 值 $< \alpha$ 时,拒绝 $H_{B0}$,认为因素 B 对试验结果有显著影响;否则,接受 $H_{B0}$,认为因素 B 对试验结果无显著差异。 |
| 方差分析表 | 实际进行方差分析时,通常采用双因素方差分析表。 |

## 目标检测

### 一、名词解释

方差分析、因素、水平、单因素试验、方差分析的前提条件。

### 二、填空题

完成下面的单因素方差分析表($\alpha = 0.05$):

| 方差来源 | 离差平方和 | 自由度 | 均方 | $F$ 值 | 显著性 |
|---|---|---|---|---|---|
| 组间 | 138.18 | — | 46.06 | — | |
| 组内 | | 23 | — | | |
| 总变差 | 242.77 | | $F_{0.05}(3, 23) = 3.03$<br>$F_{0.05}(3, 26) = 2.98$ | | |

### 三、单选题

1. 单因素方差分析中,当 $F$ 值 $> F_\alpha(k-1, n-k)$(或 $P$ 值 $< 0.05$)时,可认为( )。

   A. 各样本均值都不相等

   B. 各总体均值不等或不全相等

   C. 各总体均值都不相等

   D. 各总体均值相等

2. 以下说法中不正确的是( )。

   A. 方差除以其自由度应是均方

   B. 方差分析时要求各样本来自相互独立的正态总体

   C. 方差分析时要求各样本所在总体的方差相等

   D. 方差分析时,组内均方就是误差均方

3. 方差分析的基本思想可简述为( )

   A. 组间方差大于组内方差

   B. 误差的方差必然小于组间方差

   C. 总离差平方和可以分解成因素平方和与误差平方和

   D. 两方差之比服从 $F$ 分布

**四、应用分析题**

1. 将四个药厂生产的阿司匹林片,用崩解仪法考察其片剂释放度,每个样品进行 5 次实验,所得指标数值初步计算如下表,试判断四个工厂的平均释放度是否不同。($\alpha = 0.01$)

| 方差来源 | 离差平方和 | 自由度 |
|---|---|---|
| 因素（组间） | 0.852 | 3 |
| 误差（组内） | 0.295 | 16 |
| 总变差 | 1.147 | 19 |

2. 用四种不同的分析方法测定同一药物的某种成分的含量,测得数据如下:

| 方法 | A | B | C | D |
|---|---|---|---|---|
| | 9.29 | 10.16 | 10.60 | 10.12 |
| | 9.44 | 10.08 | 10.43 | 9.96 |
| 含量 | 9.33 | 10.03 | 10.65 | 9.98 |
| | 9.56 | 10.11 | 10.48 | 10.11 |

试判断这四种方法的测量结果有无显著性差异,并用用 Tukey 法作均值间多重比较检验。($\alpha = 0.05$)

3. 某湖水在不同季节氯化物含量测定值(mg/L)如下表所示,试问不同季节氯化物含量有无显著差别？($\alpha = 0.05$)

| 季节 | 春 | 夏 | 秋 | 冬 | 总计 |
|---|---|---|---|---|---|
| | 22.6 | 19.1 | 18.9 | 19.0 | |
| | 22.8 | 22.8 | 13.6 | 16.9 | |
| | 21.0 | 24.5 | 17.2 | 17.6 | |
| | 16.9 | 18.0 | 15.1 | 14.8 | |
| | 20.0 | 15.2 | 16.6 | 13.1 | |
| | 21.9 | 18.4 | 14.2 | 16.9 | |
| | 21.5 | 20.1 | 16.7 | 16.2 | |
| | 21.2 | 21.2 | 19.6 | 14.8 | |
| $n_j$ | 8 | 8 | 8 | 8 | 32 |
| $\overline{X}_j$ | 20.99 | 19.91 | 16.49 | 16.16 | 18.39 |
| $\sum X_{ij}^2$ | 3548.51 | 3231.95 | 2206.27 | 2114.11 | 11100.84 |
| $S_j^2$ | 3.53 | 8.56 | 4.51 | 3.47 | |

4. 考察反应时间对某化工原料散点得率的影响,选取五种不同反应时间,在同一反应时间下各做了 4 次试验,得其方差分别为

$S_1^2 = 4.67$, $S_2^2 = 10.92$, $S_3^2 = 24.67$, $S_4^2 = 11.59$, $S_5^2 = 1.67$

又知总离差平方和 $S_T = 603.2$,试问反应时间的不同是否影响该药的得率？($\alpha = 0.05$)

**五、上机实训题**

1. 对应用分析题第 3 题的氯化物含量测定值数据利用 Excel 软件来进行不同季节对氯化物含量的影响是否显著的检验。

2. 在四台不同纺织机器 $B_1, B_2, B_3, B_4$ 中,采用 3 种不同的加压水平 $A_1, A_2, A_3$ 各做一次试样测量,得纱支强度如下表所示:

| 加压 | 机器 | | | |
|---|---|---|---|---|
| | $B_1$ | $B_2$ | $B_3$ | $B_4$ |
| $A_1$ | 1577 | 1692 | 1800 | 1642 |
| $A_2$ | 1535 | 1640 | 1783 | 1621 |
| $A_3$ | 1502 | 1652 | 1810 | 1663 |

问不同的加压水平和不同纺织机器之间纱支强度有无显著差异？($\alpha = 0.05$)

（尹　勤）

# 第7章 相关与回归分析

## 学习目标

**知识目标**

1. 理解相关分析与回归分析的基本思想和概念。
2. 了解利用一元线性回归方程进行预测的方法。
3. 掌握相关系数的计算和相关显著性的检验;一元线性回归方程的建立和显著性检验。

**技能目标**

1. 了解用 Excel 制作散点图。
2. 掌握用 Excel 计算相关系数;进行一元线性回归分析的运算。

在医药研究中我们常常要分析变量间的关系,如新生儿年龄与体重、血药浓度与时间关系等。变量之间的关系一般可分为确定性的和非确定性的两大类。

确定性关系就是可以用函数来表示的变量间关系。例如,圆周长 $L$ 与直径 $D$ 之间一一对应的确定性关系即可由其函数关系式:$L=\pi D$ 给出。确定性关系的特点是:当其中一个变量在允许值范围内取一数值时,另一变量有完全确定的数值与它相对应。但现实中更常见的变量间关系往往表现出某种不确定性,例如,人的血压 $Y$ 与年龄 $X$ 之间的关系。一般说来,年龄越大的人,血压越高,表明两者之间确实存在着某种关系,但显然不是函数关系,因为相同年龄的人血压可以不同;而血压相同的人其年龄也不尽相同。此时,当一个变量 $X$(如年龄)取某一确定值时,与之相对应的另一个变量 $Y$(如血压)是一个随机变量,其值不确定,但仍按某种规律在一定范围内变化。我们称这种既有关联又不存在确定性的关系为相关关系(correlation)。显然,相关关系不能用精确的函数关系式来表示,但具有一定的统计规律。

案例 7-1

为了研究某药物剂量浓度($X$)与肾上腺素释放量($Y$)的关系,现选取 10 个药物剂量浓度水平进行试验,观测结果见表 7-1。

表 7-1

| 药物剂量(mg) | 15 | 20 | 25 | 30 | 35 | 40 | 45 | 50 | 55 | 60 |
|---|---|---|---|---|---|---|---|---|---|---|
| 肾上腺素释放量(pg/mL) | 17.61 | 20.77 | 22.70 | 21.74 | 22.9 | 24.67 | 25.52 | 26.67 | 26.42 | 29.04 |

显然,肾上腺素释放量($Y$)与药物剂量($X$)就形成了一定的相关关系。

**问题** (1)如何用图形来直观反映肾上腺素释放量与药物剂量之间的相关关系?

(2)如何用统计指标来衡量肾上腺素释放量与药物剂量的线性相关程度?

(3)如果肾上腺素释放量与药物剂量构成了很明显的线性趋势,可否建立反映其线性趋势的直线方程?

相关分析与回归分析就是研究这种变量之间关系的常用统计分析方法,统计分析的目的就在于根据统计数据确定变量之间的关系形式及关联程度,并探索其内在的数量规律性。

目前,相关分析与回归分析已广泛应用于工农业生产、医药研究、经济管理以及自然科学与社会科学等许多研究领域。

# 第 1 节　相　关　分　析

## 一、散点图与线性相关

对于两个变量间的相关关系,我们可以通过散点图做初步的定性分析,来直观反映两个变量之间的相关关系。假定对两个总体 $X$ 和 $Y$ 进行观测,得到一组数据

$$(x_1,y_1),(x_2,y_2),\cdots,(x_n,y_n)$$

现以直角坐标系的横轴代表变量 $X$,纵轴代表变量 $Y$,将这些数据作为点的坐标描绘在直角坐标系中,所得的图称为散点图(scatter plot)。用 Excel 制作散点图的方法参见本章第 3 节。散点图是判断相关关系的常用直观方法,当散点图中的点形成直线趋势时,表明变量 $X$ 与 $Y$ 之间存在一定的线性关系,则称 $X$ 与 $Y$ 线性相关,否则称为非线性相关(图 7-1)。

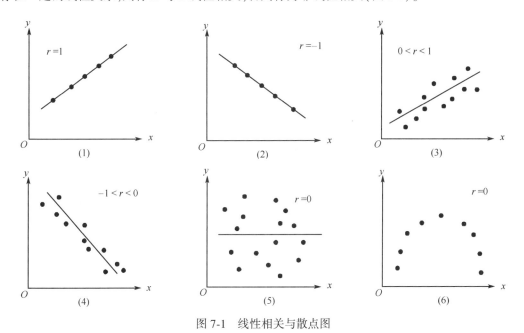

图 7-1　线性相关与散点图

图 7-1 给出了几种较为典型的散点图。图(1)和(3)中,从总体上看随 $X$ 增大 $Y$ 呈直线上升的趋势,而(1)较(3)更明显,两者均属正线性相关。而图(2)和(4)中的散点呈直线下降趋势,均属负线性相关。另外图(5)和(6)反映的却是与线性相关完全不同的情形,属非线性相关。图(5)中,$X$ 和 $Y$ 的散点分布完全不规则,属不相关。而图(6)中,$X$ 与 $Y$ 之间存在某种曲线联系,属曲线相关。注意,本章所说的相关是指线性相关,实际问题中,当 $X$ 与 $Y$ 不相关(非线性相关)时,应进一步核实是指(5)的完全不相关情形还是(6)的曲线相关情形。

现在我们就可以考察前面的案例 7-1,并利用散点图来解决其问题(1)。

案例 7-1(续一)

对前面案例 7-1 中的数据,试画出肾上腺素释放量($Y$)与药物剂量($X$)的散点图。

**解**　以药物剂量 $X$ 为横坐标,肾上腺素释放量 $Y$ 为纵坐标,在直角坐标系中画出成对观测数据对应的点 $(x_i,y_i)(i=1,2,\cdots,10)$,即可得到所求的散点图。

Excel 软件应用

在 Excel 中,先建立案例 7-1 的 Excel 数据集,再在菜单中选择【插入】→【图表】→【XY 散点

图】;再选择图的种类,在其对应的对话框中输入相应参数,适当调整后即可画出 $X$ 与 $Y$ 的散点图如图 7-2 所示(详见本章第 3 节一)。

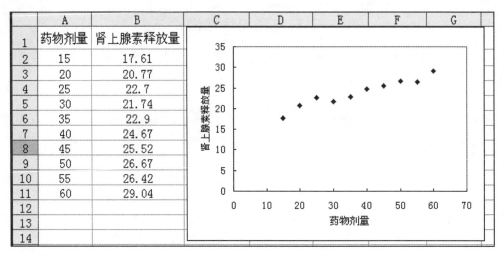

| | A | B |
|---|---|---|
| 1 | 药物剂量 | 肾上腺素释放量 |
| 2 | 15 | 17.61 |
| 3 | 20 | 20.77 |
| 4 | 25 | 22.7 |
| 5 | 30 | 21.74 |
| 6 | 35 | 22.9 |
| 7 | 40 | 24.67 |
| 8 | 45 | 25.52 |
| 9 | 50 | 26.67 |
| 10 | 55 | 26.42 |
| 11 | 60 | 29.04 |
| 12 | | |
| 13 | | |
| 14 | | |

图 7-2　药物剂量 $X$ 与肾上腺素释放量 $Y$ 的散点图

由所得的散点图(图 7-2)可知,肾上腺素释放量($Y$)与药物剂量($X$)的散点呈较为明显的线性趋势。

## 二、相 关 分 析

### (一) 相关系数

前面利用直观的散点图,就可对变量间的相关关系进行定性判断。但在统计分析中,我们不仅要了解变量之间是否相关,还需要进一步知道相关的程度和方向,即需在定性研究的基础上进一步做定量分析。

在相关分析中,用来度量随机变量 $X$ 与 $Y$ 之间线性相关关系密切程度的统计指标是相关系数(correlation coefficient)。通常以 $\rho$ 表示随机变量 $X$ 与 $Y$ 之间总体的相关系数,以 $r$ 表示 $X$ 与 $Y$ 之间样本的相关系数。

**定义 7-1**　我们将

$$\rho = \frac{\mathrm{Cov}(X,Y)}{\sqrt{D(X)D(Y)}}$$

定义为总体相关系数(population correlation coefficient)$\rho$,其中

$$\mathrm{Cov}(X,\ Y) = E[\,(X-E(X))(Y-E(Y))\,]$$

称为随机变量 $X$ 和 $Y$ 的协方差;$D(X)$、$D(Y)$ 分别是变量 $X$ 和 $Y$ 的方差。

总体的相关系数 $\rho$ 是反映两个随机变量之间线性相关程度的一种统计参数(数字特征),表现为一个常数。

**定义 7-2**　对变量$(X,Y)$的一组样本观测数据$(x_1,y_1),(x_2,y_2),\cdots,(x_n,y_n)$,我们将

$$r = \frac{l_{xy}}{\sqrt{l_{xx}l_{yy}}}$$

定义为样本相关系数(sample correlation coefficient),其中

$$l_{xy} = \sum_{i=1}^{n}(x_i - \bar{x})(y_i - \bar{y}) = \sum_{i=1}^{n}x_i y_i - n\,\bar{x}\cdot\bar{y}$$

$$l_{xx} = \sum_{i=1}^{n} (x_i - \bar{x})^2 = \sum_{i=1}^{n} x_i^2 - n\,\bar{x}^2$$

$$l_{yy} = \sum_{i=1}^{n} (y_i - \bar{y})^2 = \sum_{i=1}^{n} y_i^2 - n\,\bar{y}^2$$

而

$$\bar{x} = \frac{1}{n} \sum_{i=1}^{n} x_i, \qquad \bar{y} = \frac{1}{n} \sum_{i=1}^{n} y_i$$

样本相关系数 $r$ 是总体相关系数 $\rho$ 的抽样估计。实际应用中,总体相关系数 $\rho$ 作为理论值,一般是无法获知的;通常我们可根据样本观测值来计算样本相关系数 $r$,再用 $r$ 来估计或判断两个变量的线性相关性,即这两个变量之间线性相关的密切程度。

以后我们所说的相关系数主要是指样本相关系数 $r$。

**(二) 相关系数的意义**

由相关系数 $r$ 的定义,因 $l_{xy}^2 \leqslant l_{xx} l_{yy}$,则 $r$ 的取值范围为 $|r| \leqslant 1$,即 $-1 \leqslant r \leqslant 1$。

如图 7-1 所示,相关系数 $r$ 主要用来判断总体变量 $X$ 与 $Y$ 之间线性相关的密切程度: $|r|$ 的值越大,越接近于 1,总体变量 $X$ 与 $Y$ 之间线性相关程度就越高;反之, $|r|$ 的值越小,越接近于 0,表明总体变量 $X$ 与 $Y$ 之间线性相关程度就越低。具体地,我们有:

(1) $|r| = 1$,称变量 $X$ 与 $Y$ 完全线性相关(complete linear correlation),此时,散点图中所有对应的点在同一条直线上,如图 7-1(1)和(2)所示。

(2) $0 < |r| < 1$,表示变量 $X$ 与 $Y$ 间存在一定的线性相关关系。若 $r > 0$,表示 $X$ 增大时 $Y$ 有增大的趋势,称变量 $X$ 与 $Y$ 正相关(positive correlation),如图 7-1(3)所示;如 $r < 0$,表示 $X$ 增大时 $Y$ 有减小的趋势,称变量 $X$ 与 $Y$ 负相关(negative correlation),如图 7-1(4)所示。

(3) $r = 0$,称 $X$ 与 $Y$ 不相关(non-correlation),表示变量 $X$ 与 $Y$ 之间不存在线性相关关系。通常情况下,散点的分布是完全不规则的,如图 7-1(5)所示。注意, $r = 0$ 只表示变量之间无线性相关关系,而不能说明变量之间是否有非线性关系,如图 7-1(6)所示。

## 三、相关系数的显著性检验

在对随机变量 $X$ 与 $Y$ 进行相关分析时,只有其总体相关系数 $\rho = 0$ 时,才能断定这两个变量之间无相关性。实际应用时,我们用样本相关系数 $r$ 来表示这两个变量的线性相关性,而样本相关系数 $r$ 是根据样本观测值计算的,受抽样误差的影响,带有一定的随机性,样本容量越小其可信度就越差。因此需要进行相关系数的显著性检验,即检验 $H_0: \rho = 0$ 是否成立。

进行相关系数的显著性检验时,只需计算样本相关系数 $r$ 的绝对值 $|r|$,再由附表 10 查得相关系数临界值 $r_{\alpha/2}(n-2)$ 进行比较判断即可。其具体检验步骤为:

(1) 建立原假设 $H_0: \rho = 0$( $X$ 与 $Y$ 不相关),备择假设 $H_1: \rho \neq 0$;

(2) 计算样本相关系数 $r$ 的值;

(3) 对给定的显著水平 $\alpha$,自由度为 $n-2$,由相关系数检验表(附表 10)得临界值 $r_{\alpha/2}(n-2)$;

(4) 统计判断:当 $|r| > r_{\alpha/2}$,拒绝 $H_0$,即认为变量 $X$ 与 $Y$ 间的相关性显著;

当 $|r| \leqslant r_{\alpha/2}$,接受 $H_0$,即认为变量 $X$ 与 $Y$ 间的相关性不显著。

现在我们就可利用相关系数及其显著性检验来解决前面案例 7-1 中的问题(2)。

案例 7-1(续二)

考察前面案例 7-1 中数据。

(1) 试计算肾上腺素释放量( $Y$ )与药物剂量( $X$ )的相关系数;

（2）对 $X$ 与 $Y$ 的线性相关性进行显著性检验（$\alpha = 0.05$）。

**解**　（1）为求肾上腺素释放量（$Y$）与药物剂量（$X$）的相关系数 $r$，先计算（或利用计算器的统计功能计算）$l_{xx}$、$l_{yy}$、$l_{xy}$：

$$\bar{x} = \frac{1}{n}\sum_{i=1}^{n}x_i = 37.5, \quad \bar{y} = \frac{1}{n}\sum_{i=1}^{n}y_i = 23.8$$

$$\sum_{i=1}^{n}x_i^2 = 16125, \quad \sum_{i=1}^{n}y_i^2 = 5766.34, \quad \sum_{i=1}^{n}x_iy_i = 9364.95$$

$$l_{xy} = \sum_{i=1}^{n}x_iy_i - n\bar{x}\cdot\bar{y} = 9364.95 - 10 \times 37.5 \times 23.8 = 438.45$$

$$l_{xx} = \sum_{i=1}^{n}x_i^2 - n\bar{x}^2 = 16125 - 10 \times 37.5^2 = 2062.5$$

$$l_{yy} = \sum_{i=1}^{n}y_i^2 - n\bar{y}^2 = 5766.34 - 10 \times 23.8^2 = 100.03$$

再计算 $r$ 的值：

$$r = \frac{l_{xy}}{\sqrt{l_{xx}l_{yy}}} = \frac{438.45}{\sqrt{2062.5 \times 100.03}} = 0.9653$$

（2）为检验其线性相关的显著性，应检验 $H_0: \rho = 0, H_1: \rho \neq 0$。

由（1）已知本相关系数 $r = 0.9653$；

对给定的 $\alpha = 0.05$，自由度 $n-2 = 8$，由附表 10 查得临界值

$$r_{0.05/2}(8) = 0.6319$$

由于 $|r| = 0.9653 > 0.6319$，拒绝 $H_0$，即认为肾上腺素释放量（$Y$）与药物剂量（$X$）间有显著的线性相关性。这与其散点图所呈现的明显的线性趋势结果是一致的。

### Excel 软件应用

在 Excel 中，先建立案例 7-1 的 Excel 数据集，再在菜单中选择【工具】→【数据分析】→【相关系数】；在其对应的对话框中输入相应参数，即可得输出结果，如图 7-3 所示（详见本章第 3 节）。

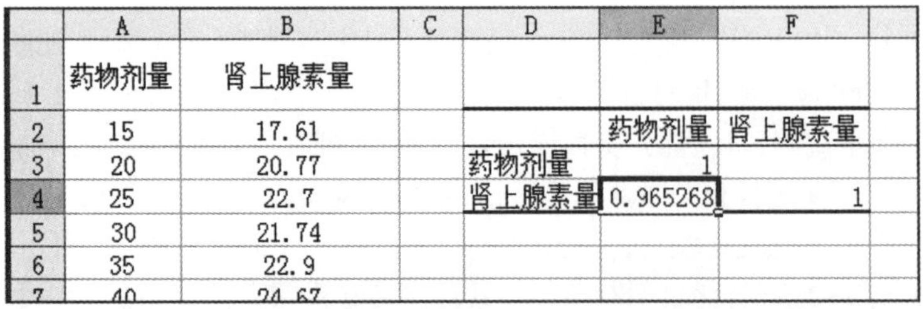

| | A | B | C | D | E | F |
|---|---|---|---|---|---|---|
| 1 | 药物剂量 | 肾上腺素量 | | | | |
| 2 | 15 | 17.61 | | | 药物剂量 | 肾上腺素量 |
| 3 | 20 | 20.77 | | 药物剂量 | 1 | |
| 4 | 25 | 22.7 | | 肾上腺素量 | 0.965268 | 1 |
| 5 | 30 | 21.74 | | | | |
| 6 | 35 | 22.9 | | | | |
| 7 | 40 | 24.67 | | | | |

图 7-3　计算相关系数的 Excel 结果

由图中结果得，肾上腺素释放量与药物剂量的相关系数 $r = 0.965268$。

---

**知识链接**　　　　　　　　**高尔顿与回归分析**

高尔顿（Francis Gallon，1822～1911）从小智力超常，7 岁时就按自己的方法对昆虫、矿物标本进行分类，被认为是一位神童，他与提出生物进化论的达尔文还是表兄弟。1909 年，他被英国王室授予勋爵。

高尔顿对统计学的最大贡献是相关性概念的提出和回归分析方法的建立。19 世纪，他和英国统计学家 K. 皮尔逊对许多家庭的父子身高、臂长等做了测量，发现儿子身高与父亲身高之间存在一定的线性关系，并在论文《身高遗传中的平庸回归》中最早提出"回归"一词，用来描述这一趋势。高尔顿提出

了若干描述性统计的概念和计算方法,如"相关""回归""中位数""四分位数""四分位数差""百分位数"等,被认为是现代回归与相关分析技术的创始人,同时他将统计学方法大量应用于生物学的研究之中,是生物统计学的创立人之一。

高尔顿平生著书 15 种,发表论文 220 篇,涉猎范围包括统计学、遗传学、优生学、地理、天文、物理、人类学、社会学等众多领域,是一位百科全书式的学者。

# 第 2 节　回归分析

对于具有相关关系的变量,虽然不能用精确的函数表达式来表达其关系,但是大量观察数据的分析表明,它们之间存在着一定的统计规律,即有一定的相互依存关系。前面介绍的相关分析是用相关系数来刻画这些变量之间相互依存关系的密切程度;而回归分析(regression analysis)则是从变量的观测数据出发,来确定这些变量之间的经验公式(回归方程式),以定量地反映它们之间相互依存关系,同时还可分析判断所建立的回归方程式的有效性,从而进行有关预测或估计。

在具有相关关系的变量中,通常是某个(或某些)变量的变动影响另一个变量的变动。在回归分析中,我们将受其他变量影响的变量(如血压)称为因变量(dependent variable)或响应变量(response variable),记为 $Y$;而将影响因变量的变量(如年龄)称为自变量(independent variable)或解释变量(explanatory variable)、回归变量(regression variable),记为 $X$。通常,我们由给定的自变量 $X$ 值来对因变量 $Y$ 值进行推断,故自变量 $X$ 被认为是给定的、非随机变量,而因变量 $Y$ 则被认为是随机变量。

回归分析是考察因变量 $Y$ 与自变量 $X$ 之间依存关系的基本统计方法,只有一个自变量的回归分析,称为一元回归分析(single regression);多于一个自变量的回归分析,称为多元回归分析(multiple regression)。当 $Y$ 与 $X$ 存在直线关系时,称为线性回归分析(linear regression),否则称为非线性回归分析(non-linear regression)。本节只讨论一元线性回归分析问题,它是各类回归分析的基础。

## 一、一元线性回归模型

在回归分析中,一元线性回归模型是描述两个变量之间相关关系的最简单的线性回归模型,故又称为简单线性回归模型(simply linear regression model)。该模型假定因变量 $Y$ 只受一个自变量 $X$ 的影响,它们之间存在着近似的线性函数关系,用数学模型来描述,即有

$$y = \alpha + \beta x + \varepsilon$$

这里,因变量(随机变量)$Y$ 分解为两部分:一部分是由 $X$ 的变化所确定的 $Y$ 线性变化部分,用 $X$ 的线性函数 $\alpha + \beta x$ 表示;另一部分则是由其他随机因素引起的影响部分,被看做随机误差,用 $\varepsilon$ 表示。上式称为 $Y$ 关于 $X$ 的一元线性回归模型,其中 $\alpha$、$\beta$ 是未知参数,称为回归系数(coefficient of regression),随机误差 $\varepsilon$ 作为随机变量,一般假设服从均值为 0、方差为 $\sigma^2$ 的正态分布,即

$$\varepsilon \sim N(0, \sigma^2)$$

则因变量 $Y$ 也服从正态分布,且有

$$Y \sim N(\alpha + \beta x, \sigma^2)$$

在一元线性回归模型中,由于回归系数 $\alpha$、$\beta$ 是未知的,我们需要从样本观测值数据出发进行估计。如果记 $\alpha$、$\beta$ 的估计值分别为 $a$、$b$,则称

$$\hat{y} = a + bx$$

为 $Y$ 关于 $X$ 的一元线性回归方程(single linear regression equation),它也是描述 $Y$ 与 $X$ 关系的经验公式,其中 $y$ 上方加"^"是为了区别于 $Y$ 的实测值 $y$,相应的值 $\hat{y}$ 称为 $Y$ 的预测值(predicted value)或回归值(regression value)。

回归分析的主要内容,就是根据成对变量 $(X, Y)$ 的一组样本观测值去构建相应的回归直线方程式,以近似刻画变量之间存在的内在数量关系;同时还需判断回归的显著性,即所建立的回归直线方程的有效性。

**注意**  由成对变量 $(X, Y)$ 的样本观测值去构建回归直线方程应具备下列条件:

(1) 两变量 $X$ 与 $Y$ 之间确实存在直线相关关系。如将两变量 $X$、$Y$ 的成对样本观测值画成散点图时,图中各点的散布应形成近似直线的趋势。

(2) 变量对应的样本观测值应具备一定数量。样本观测值作为构建回归直线方程的依据,如果其数量太少,受随机因素的影响较大,就不易观察现象间的变动规律性,所求出的回归直线方程也就没什么意义了。

## 二、一元线性回归方程的建立

现设 $X$、$Y$ 的一组样本观察值为

$$(x_1, y_1), (x_2, y_2), \cdots, (x_n, y_n)$$

如果 $X$ 与 $Y$ 间存在线性相关关系,则由这组样本观察值得到的散点图中的各点虽然散乱,但大体应散布在一条直线附近,该直线就是线性回归方程 $\hat{y} = a + bx$ 所表示的回归直线。如图 7-4 所示。

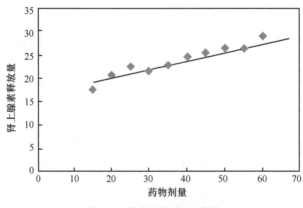

图 7-4  散点图与回归直线

显然,如图 7-4 所示,这样的直线还可以画出许多条,到底用哪条直线来表示 $X$ 与 $Y$ 间存在的线性相关关系,也即如何确定回归方程 $\hat{y} = a + bx$ 中的系数 $a$、$b$ 呢?我们自然希望所得到的直线与实际数据的偏差总的来说应该尽可能小,而应用最小二乘法就可以得到满足上述要求的回归直线。

对自变量 $X$ 的取值 $x_i$,考察由因变量 $Y$ 的实际观察值 $y_i$ 与回归直线上对应点的纵坐标 $\hat{y}_i = a + bx_i$ 所得的偏差平方和

$$Q = \sum_{i=1}^{n} (y_i - \hat{y}_i)^2 = \sum_{i=1}^{n} \left[ y_i - (a + bx_i) \right]^2$$

它表示各实测点与回归直线上的对应点纵向距离的平方和,而最小二乘法(method of least squares)就是确定回归系数估计值 $a$、$b$,使 $Q$ 达到最小值。

由于 $Q = Q(a,b)$ 中只有 $a$、$b$ 是未知的,即为 $a$、$b$ 的二元函数。为使 $Q$ 达到最小值,由二元函数求极值的方法,应有

$$\begin{cases} \dfrac{\partial Q}{\partial a} = -2\sum_{i=1}^{n}(y_i - a - bx_i) = 0 \\ \dfrac{\partial Q}{\partial b} = -2\sum_{i=1}^{n}(y_i - a - bx_i)x_i = 0 \end{cases}$$

整理得方程组

$$\begin{cases} na + nb\bar{x} = n\bar{y} \\ na\bar{x} + b\sum_{i=1}^{n}x_i^2 = \sum_{i=1}^{n}x_iy_i \end{cases}$$

解上述方程组,得估计值 $a$、$b$,

$$\begin{cases} b = \dfrac{\sum_{i=1}^{n}x_iy_i - n\bar{x}\cdot\bar{y}}{\sum_{i=1}^{n}x_i^2 - n\bar{x}^2} = \dfrac{l_{xy}}{l_{xx}} \\ a = \bar{y} - b\bar{x} \end{cases}$$

其中,

$$\bar{x} = \frac{1}{n}\sum_{i=1}^{n}x_i, \quad \bar{y} = \frac{1}{n}\sum_{i=1}^{n}y_i$$

$$l_{xy} = \sum_{i=1}^{n}(x_i - \bar{x})(y_i - \bar{y}) = \sum_{i=1}^{n}x_iy_i - n\bar{x}\cdot\bar{y}$$

$$l_{xx} = \sum_{i=1}^{n}(x_i - \bar{x})^2 = \sum_{i=1}^{n}x_i^2 - n\bar{x}^2$$

由此即得一元线性回归方程

$$\hat{y} = a + bx$$

下面我们就可利用一元线性回归方程来解决前面案例 7-1 中的问题(3)。

案例 7-1(续三)

对前面案例 7-1 中的数据,试求肾上腺素释放量 $Y$ 关于药物剂量 $X$ 的一元线性回归方程。

**解**　由前面案例 7-1(续二)的计算结果知

$$\bar{x} = 37.5, \quad \bar{y} = 23.8, \quad l_{xy} = 438.45, \quad l_{xx} = 2062.5, \quad l_{yy} = 100.03$$

则

$$b = \frac{l_{xy}}{l_{xx}} = \frac{438.45}{2062.5} = 0.2126$$

$$a = \bar{y} - b\bar{x} = 23.8 - 0.2126 \times 37.5 = 15.828$$

故所求一元线性回归方程为 $\hat{y} = 15.828 + 0.2126x$。

## 三、一元线性回归方程的显著性检验

由上述回归方程的计算可知,对于任意两个变量,即使不存在线性相关关系,总可以由其一组观测值 $(x_i, y_i)$ $(i = 1, 2, \cdots, n)$ 出发,利用最小二乘法,在形式上求出其线性回归方程。因此,在建立线性回归方程后,还应根据观测值检验线性回归方程是否有显著意义,这即判断 $Y$ 与 $X$ 之间是否确有线性相关关系。即应检验

$$H_0: \beta = 0(回归方程不显著)$$

是否成立。其中 $\beta$ 为对应于一元线性回归模型 $y = \alpha + \beta x + \varepsilon$ 中的回归系数。如果原假设 $H_0$ 成立($\beta = 0$),则称回归方程不显著(non-significant);如果原假设 $H_0$ 不成立($\beta \neq 0$),则称回归方程显著(significant)。

回归方程显著性的检验法有两种:相关系数检验法和 $F$ 检验法。

### (一) 相关系数检验法

此时只要利用本章前面第 1 节相关系数的显著性检验法来检验变量 $X$ 与 $Y$ 的线性相关的显著性,这也就检验了 $Y$ 对 $X$ 的线性回归方程的显著性。

例如,对前面案例 7-1 的数据,根据案例 7-1(续二)计算的相关系数显著性的检验结果知,肾上腺素释放量 $Y$ 与药物剂量 $X$ 间有显著的线性相关性,故案例 7-1(续三)中所建立的一元线性回归方程显著。

### (二) $F$ 检验法

$F$ 检验法是基于离差平方和分解的更常用的回归方程显著性检验法,该法易于推广到多元线性回归的更一般情形。

对因变量的观测值 $y_1, y_2, \cdots, y_n$,考察其差异的总离差平方和(总变差)

$$l_{yy} = \sum_{i=1}^{n} (y_i - \bar{y})^2 = \sum_{i=1}^{n} (y_i - \hat{y}_i + \hat{y}_i - \bar{y})^2$$
$$= \sum_{i=1}^{n} (y_i - \hat{y}_i)^2 + \sum_{i=1}^{n} (\hat{y}_i - \bar{y})^2$$
$$= Q + U$$

其中 $Q = \sum_{i=1}^{n} (y_i - \hat{y}_i)^2$ 称为残差平方和(sum of squares residual)。它描述了观测值 $y_i$ 与回归值 $\hat{y}_i$ 的离散程度,反映了 $Y$ 的数据差异中扣除 $X$ 对 $Y$ 的线性影响后,其他因素(包括 $X$ 对 $Y$ 的非线性影响、随机误差等)对 $Y$ 的影响。而 $U = \sum_{i=1}^{n} (\hat{y}_i - \bar{y})^2$ 是回归值 $\hat{y}_i$ 的偏差平方和,称为回归平方和(sum of squares of regression)。它描述了回归值 $\hat{y}_1, \hat{y}_2, \cdots, \hat{y}_n$ 的分散程度即自身的变差,反映了 $Y$ 的数据差异中回归因素所体现的 $X$ 对 $Y$ 的线性影响。

由此我们就可得到离差平方和的分解公式

$$l_{yy} \quad = \quad Q \quad + \quad U$$
总变差 残差平方和 回归平方和

而 $l_{yy}$、$Q$、$U$ 对应的自由度分别为 $n-1$、$n-2$、$1$,且相应地有

$$n-1 = (n-2) + 1$$

对给定观测值 $y_1, y_2, \cdots, y_n$,其总变差 $l_{yy}$ 也就确定;而 $U$ 反映了 $X$ 对 $Y$ 的线性影响,$Q$ 反映了其他因素对 $Y$ 的影响,可看成随机因素的影响部分。现因 $l_{yy} = Q + U$,则 $U$ 越大,$Q$ 就越小,$X$ 对 $Y$ 的线性影响就越大;$U$ 越小,$Q$ 就越大,$X$ 对 $Y$ 的线性影响就越小;所以 $U$ 与 $Q$ 的相对比值就反映了 $X$ 对 $Y$ 的线性影响程度的高低。利用统计原理可证明,当原假设 $H_0: \beta = 0$ 成立时,有

$$F = \frac{U}{Q/(n-2)} \sim F(1, n-2)$$

由此就选用该 $F$ 作为回归显著性检验的检验统计量。

对给定的显著水平 $\alpha$,查 $F(1, n-2)$ 表(附表7),得临界值 $F_{\alpha}(1, n-2)$ 即可检验回归显著性:

若 $F$ 值 $> F_{\alpha}(1, n-2)$ 时,拒绝 $H_0$,认为回归方程是显著的;

若 $F$ 值 $\leq F_{\alpha}(1, n-2)$ 时,接受 $H_0$,认为回归方程是不显著的。

该回归显著性的检验采用 $F$ 检验统计量,故称为 $F$ 检验法。

实际计算时,特别是用 Excel 等软件进行回归分析时,$F$ 检验法一般用下列回归显著性检验的方差分析表(表 7-2)来表示:

**表 7-2　回归显著性检验的方差分析表**

| 方差来源 | 离差平方和 SS | 自由度 df | 均方 MS | $F$ 值 $F$ | $P$ 值 $\Pr > F$ |
|---|---|---|---|---|---|
| 回归 | $U$ | 1 | $U/1$ | $F = \dfrac{U}{Q/(n-2)}$ | $<\alpha$(显著) |
| 残差 | $Q$ | $n-2$ | $Q/(n-2)$ | | $>\alpha$(不显著) |
| 总变差 | $l_{yy} = U + Q$ | $n-1$ | | 临界值 $F_\alpha(1, n-2)$ | |

实际计算 $l_{yy}$、$U$、$Q$ 时,可利用下列公式:

$$l_{yy} = (n-1)S_y^2, \quad l_{xx} = (n-1)S_x^2, \quad U = b^2 l_{xx} = \frac{l_{xy}^2}{l_{xx}}, \quad Q = l_{yy} - U$$

其中 $S_y^2$ 为 $y_1, y_2, \cdots, y_n$ 的样本方差,$S_x^2$ 为 $x_1, x_2, \cdots, x_n$ 的样本方差,可借助计算器计算。

最后,我们列出回归显著性的 $F$ 检验法的主要步骤:

(1) 建立原假设 $H_0 : \beta = 0$(回归方程不显著);

(2) 计算 $U$、$Q$ 的值:$U = b^2 l_{xx} = \dfrac{l_{xy}^2}{l_{xx}}$,$Q = l_{yy} - U$;

(3) 计算检验统计量的 $F$ 值:$F = \dfrac{U/1}{Q/(n-2)}$;

(4) 对给定的显著水平 $\alpha$,查 $F$ 分布表(附表 7),得临界值 $F_\alpha(l, n-2)$;

(5) 由 $F$ 值与临界值 $F_\alpha(1, n-2)$,对回归方程的显著性作出统计判断。

**案例 7-1(续四)**

对前面案例 7-1 中的数据,试用 $F$ 检验法检验 $Y$ 关于 $X$ 的一元线性回归方程的显著性。

**解**　检验原假设 $H_0 : \beta = 0$(回归方程不显著)。

由前面案例 7-1(续二)的计算结果知

$$l_{xy} = 438.45, \quad l_{xx} = 2062.5, \quad l_{yy} = 100.03$$

则

$$U = l_{xy}^2/l_{xx} = 438.45^2/2062.5 = 93.21$$
$$Q = l_{yy} - U = 100.03 - 93.21 = 6.82$$

故

$$F = \frac{U}{Q/(n-2)} = \frac{93.21}{6.82/8} = \frac{93.21}{0.8525} = 109.34$$

对 $\alpha = 0.05$,查 $F(1, 8)$ 表(附表 7),得临界值 $F_\alpha(1, 8) = 5.32$。

或列出下列方差分析表(表 7-3)。

**表 7-3　案例 7-1 的回归显著性检验的方差分析表**

| 方差来源 | 离差平方和 SS | 自由度 df | 均方 MS | $F$ 值 $F$ | $P$ 值 $\Pr > F$ |
|---|---|---|---|---|---|
| 回归 | 93.21 | 1 | 93.21 | 109.34 | $<0.05$(显著) |
| 残差 | 6.82 | 8 | 0.8525 | | |
| 总变差 | 100.03 | 10 | | 临界值 $F_\alpha(1, 8) = 5.32$ | |

因 $F = 109.34 > 5.32$，故拒绝 $H_0$，认为所建立的回归方程是显著的。

Excel 软件应用

在 Excel 中，先建立案例 7-1 的 Excel 数据集，再选择菜单【工具】→【数据分析】→【回归】；在其对应的对话框中输入相应参数，即可得回归分析的输出结果，如图 7-5 所示（详见本章第 3 节）。

| | A | B | C | D | E | F | G | H | I |
|---|---|---|---|---|---|---|---|---|---|
| 1 | SUMMARY OUTPUT | | | | | | | | |
| 2 | | | | | | | | | |
| 3 | 回归统计 | | | | | | | | |
| 4 | Multiple R | 0.965268 | | | | | | | |
| 5 | R Square | 0.9317422 | | | | | | | |
| 6 | Adjusted R | 0.92321 | | | | | | | |
| 7 | 标准误差 | 0.9238602 | | | | | | | |
| 8 | 观测值 | 10 | | | | | | | |
| 9 | | | | | | | | | |
| 10 | 方差分析 | | | | | | | | |
| 11 | | df | SS | MS | F | Significance F | | | |
| 12 | 回归分析 | 1 | 93.2065 | 93.2065 | 109.2028 | 6.10496E-06 | | | |
| 13 | 残差 | 8 | 6.828142 | 0.853518 | | | | | |
| 14 | 总计 | 9 | 100.0346 | | | | | | |
| 15 | | | | | | | | | |
| 16 | | Coefficient | 标准误差 | t Stat | P-value | Lower 95% | Upper 95% | 下限 95.0% | 上限 95.0% |
| 17 | Intercept | 15.832182 | 0.816882 | 19.38124 | 5.21E-08 | 13.94844929 | 17.7159143 | 13.948449 | 17.7159143 |
| 18 | 药物剂量 | 0.2125818 | 0.020343 | 10.45001 | 6.1E-06 | 0.165671392 | 0.25949224 | 0.1656714 | 0.25949224 |
| 19 | | | | | | | | | |

图 7-5　案例 7-1 一元回归分析的 Excel 输出结果

根据图 7-5 中结果，由"Coefficient"所在列的系数得所求回归方程为

$$\hat{y} = 15.832182 + 0.2125818x$$

再由图中方差分析表中结果知：$F = 109.2028$。又因为对应的 $P$ 值（significance F）

$$P = 6.10496 \times 10^{-6} < 0.05$$

故拒绝 $H_0$，认为所建立的回归方程是显著的。

案例 7-2

某厂为研究某种药品的收率 $Y$ 和原料成分含量 $x$ 的关系，根据 6 对实验数据算得

$$\sum_{i=1}^{6} x_i = 33, \quad \sum_{i=1}^{6} x_i^2 = 199, \quad \sum_{i=1}^{6} x_i y_i = 1984, \quad \sum_{i=1}^{6} y_i = 342, \quad \sum_{i=1}^{6} y_i^2 = 20114$$

**问题**　（1）如何建立一元线性回归方程 $\hat{y} = a + bx$？

（2）如何用 $F$ 检验法检验所建回归方程的显著性？（$\alpha = 0.05$）

**解**　（1）对题中的数据，先计算 $l_{xy}$、$l_{xx}$ 和 $l_{yy}$

$$l_{xy} = \sum_{i=1}^{n} (x_i - \bar{x})(y_i - \bar{y}) = \sum_{i=1}^{n} x_i y_i - \frac{1}{n} \sum_{i=1}^{n} x_i \cdot \sum_{i=1}^{n} y_i = 103$$

$$l_{xx} = \sum_{i=1}^{n} (x_i - \bar{x})^2 = \sum_{i=1}^{n} x_i^2 - \frac{1}{n} \left( \sum_{i=1}^{n} x_i \right)^2 = 17.5$$

$$l_{yy} = \sum_{i=1}^{n} (y_i - \bar{y})^2 = \sum_{i=1}^{n} y_i^2 - \frac{1}{n} \left( \sum_{i=1}^{n} y_i \right)^2 = 620$$

则

$$b = \frac{l_{xy}}{l_{xx}} = \frac{103}{17.5} = 5.8857$$

$$a = \bar{y} - b\bar{x} = 24.6287$$

故所求线性回归方程为

$$\hat{y} = 24.6287 + 5.8857x$$

(2)($F$ 检验法)检验原假设 $H_0: \beta = 0$(回归方程不显著)

由于

$$U = bl_{xy} = 5.8857 \times 103 = 606.23$$

$$Q = l_{yy} - U = 620 - 606.23 = 13.77$$

故

$$F = \frac{U}{Q/(n-2)} = \frac{606.23}{13.77/4} = 176.1$$

对 $\alpha = 0.05$,查 $F$ 分布表(附表7),得临界值 $F_{\alpha}(1,4) = F_{0.05}(1,4) = 7.71$。

因 $F = 176.1 > F_{0.05}(1,4) = 7.71$,故拒绝 $H_0$,认为所建立的回归方程是显著的。

## 四、利用一元线性回归方程进行预测

当回归方程通过显著性检验,则表明该回归方程有显著意义,我们就可利用该回归方程进行预测。

所谓预测(forecast),就是对于给定的 $x_0$,求出其相应的 $y_0$ 的点预测值。

对于给定的 $x_0$,$y_0$ 的点预测值(point forecast value)即为 $x = x_0$ 处的回归值

$$\hat{y}_0 = a + bx_0$$

由于因变量 $Y$ 与 $X$ 的关系不确定,用回归值 $\hat{y}_0$ 作为 $y_0$ 的预测值虽然具体,但难以体现其估计精度即误差程度。

我们将

$$S = \sqrt{\frac{Q}{n-2}} = \sqrt{\frac{\sum_{i=1}^{n}(y_i - \hat{y}_i)^2}{n-2}}$$

称为回归标准误差(regression standard error)。

回归标准误差 $S$ 的大小反映了用预测值 $\hat{y}_0 = a + bx_0$ 去估计实际值 $y_0$ 时产生的平均误差。$S$ 的值越大,预测值与实际值的偏差就越大,其估计精度就越低;$S$ 的值越小,预测值与实际值的偏差就越小,其估计精度就越高。

在实际回归预测中,我们有时还常用配以一定估计精度(置信度)的预测区间,而 $y_0$ 的置信度为 $100 \times (1-\alpha)\%$ 的预测区间(forecast interval)即置信区间计算公式为

$$(\hat{y}_0 - \delta(x_0), \hat{y}_0 + \delta(x_0))$$

其中 $\delta(x_0) = t_{\alpha/2}(n-2)S\sqrt{1 + \frac{1}{n} + \frac{(x_0 - \bar{x})^2}{l_{xx}}}$,$S = \sqrt{\frac{Q}{n-2}}$ 为回归标准误差。

案例 7-1(续五)

对案例 7-1 的数据,试求

(1)药物剂量为 32(pg/ml)时肾上腺素释放量的预测值;

(2)药物剂量为 32(pg/ml)时肾上腺素释放量的 90% 预测区间。

**解** (1)由案例 7-1(续三)知其线性回归方程为

$$\hat{y} = 15.828 + 0.2126x$$

则当药物剂量为 32(pg/ml)时,肾上腺素释放量的估计值为

$$\hat{y}_0 = 15.828 + 0.2126x_0 = 15.828 + 0.2126 \times 32 = 22.63$$

（2）由前面案例 7-1（续二）的计算结果得

$$\bar{x} = 37.5, \quad l_{xx} = 2062.5$$

而回归标准误差为

$$S = \sqrt{\frac{Q}{n-2}} = \sqrt{\frac{6.82}{8}} = 0.9233$$

$$\sqrt{1 + \frac{1}{n} + \frac{(x_0 - \bar{x})^2}{l_{xx}}} = \sqrt{1 + \frac{1}{10} + \frac{(32 - 37.5)^2}{2062.5}} = 1.115$$

对 $1-\alpha = 0.90, \alpha = 0.10$ 和自由度 $n-2 = 8$，查 $t$ 分布表（附表 6），得临界值

$$t_{\alpha/2}(8) = 1.86$$

则

$$\delta(x_0) = t_{\alpha/2}(n-2)S\sqrt{1 + \frac{1}{n} + \frac{(x_0 - \bar{x})^2}{l_{xx}}} = 1.86 \times 0.9233 \times 1.115 = 1.915$$

故肾上腺素释放量 $Y$ 的 90% 的预测区间为

$$(\hat{y}_0 - \delta(x_0), \hat{y}_0 + \delta(x_0)) = (23.269 - 1.915, 23.269 + 1.915) = (21.354, 25.184)$$

即 $Y$ 的 90% 的预测区间为 $(21.354, 25.184)$。

---

**知识链接**　　　　　　　　　"回归"的起源

　　19 世纪，英国生物学家和统计学家 F. 高尔顿在研究子女身高与父母身高的遗传学关系时，发现子女的身高不仅受到父母身高的遗传因素影响，同时还有向同代人平均身高靠拢的趋势。高尔登将这种趋向于种族稳定的现象称之"回归"，并在论文《身高遗传中的平庸回归》中最早提出"回归"（regression）一词，用来描述这一趋势。

　　后来，高尔登的学生、著名英国统计学家 K. 皮尔逊等人对上千家庭父子的身高、臂长等做了测量，分析出儿子身高（$Y$）与父亲身高（$X$）大致可归结为以下关系式（单位：in）（1in = 0.0254m）：

$$Y = 0.516X + 33.73$$

进一步证实了高尔登的"回归现象"，这就是"回归"的遗传学起源。

---

# 第 3 节　用 Excel 进行相关与回归分析

　　本节我们结合例 7-1 来说明在 Excel 中利用观测数据分别制作散点图、计算相关系数和进行回归分析的具体步骤。

案例 7-1（续六）

　　对案例 7-1 的药物剂量 $X$ 与肾上腺素释放量 $Y$ 数据，试用 Excel 求解。

　　（1）画出药物剂量 $X$ 与肾上腺素释放量 $Y$ 的散点图；

　　（2）计算 $X$ 与 $Y$ 的相关系数 $r$；

　　（3）建立 $Y$ 关于 $X$ 的一元线性回归方程 $\hat{y} = a + bx$，并进行回归显著性检验（$\alpha = 0.05$）。

　　**解**　首先将案例 7-1 的数据输入到 Excel 中，建立如本章第 1 节的图 7-2 所示的数据集。

## 一、用 Excel 制作散点图

案例 7-1（续六）

1. 用 Excel 画出药物剂量 $X$ 与肾上腺素释放量 $Y$ 的散点图。

**Excel 求解**　现列出利用案例 7-1 的数据制作散点图的主要步骤：

（1）在 Excel 中,对案例 7-1 的数据,选择【插入】→【图表】→【XY 散点图】,在"子图表类型"中选第一种,再单击"下一步"（图 7-6）；

（2）进入图表"源数据"对话框,确定用于制作图表的数据区,在"数据区域"中选定数据位置"C3:D13",选定"系列产生在"为"列",单击"下一步"（图 7-7）；

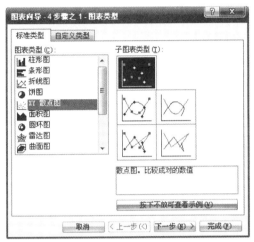

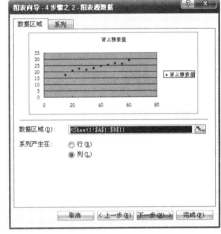

图 7-6　"图表类型"对话框　　　　　　　　图 7-7　"源数据"对话框

（3）进入"图表选项"对话框,就可对图表选项如标题、网格线、图例等做选择（图 7-8）；

（4）单击"完成"即可得到图 7-9 所示的散点图结果；

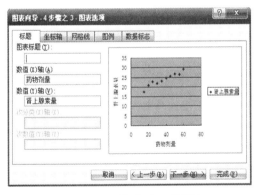

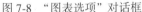

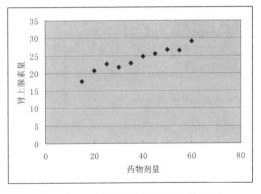

图 7-8　"图表选项"对话框　　　　　　　图 7-9　单击"完成"后得到的散点图

（5）在得到该散点图后,再对图形区域颜色、网格线的去留、大小及坐标轴刻度等进行编辑调整,即可得到较合适的散点图,其方法如下：

1）对图中央双击左键,即进入"绘图区格式"对话框（图 7-10）,将"边框"和"区域"均选定"无",点击"确定",即可去掉绘图区的灰色背景；

2）将鼠标的箭头指向网格线,按鼠标右键,在显示的对话框中点击"清除(A)",即可消除网格线（图 7-11）；

3）对图形大小作调整,即可得到如本章第 1 节的图 7-2 所示的较合适的散点图。

## 二、用 Excel 计算相关系数

我们根据案例 7-1 的样本数据,来说明在 Excel 中计算相关系数的具体步骤。

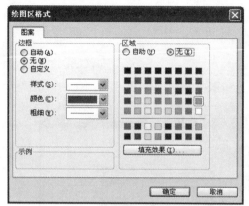

图 7-10 "绘图区格式"对话框

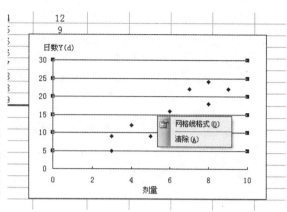

图 7-11 点击"清除(A)"网格线对话框

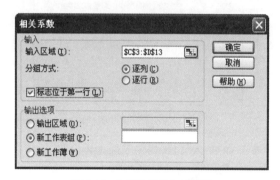

图 7-12 【相关系数】对话框

案例 7-1(续六)

2. 用 Excel 计算 $X$ 与 $Y$ 的相关系数 $r$。

**Excel 求解**

将案例 7-1 数据输入到工作表(表 7-4),其计算相关系数的操作步骤:

(1) 在菜单中选取【工具】→【数据分析】→【相关系数】,当出现"相关系数"对话框后,选定参数如图 7-12 所示。

(2) 点击"确定",即可得到如本章第 1 节的图 7-3 所示的相关系数结果。结果分析:由图 7-3 中给出的结果知,$X$ 与 $Y$ 的样本相关系数 $r$ 为 0.965268。

## 三、用 Excel 进行一元线性回归分析

利用 Excel 可以很简便地进行一元线性回归分析。这里仍结合案例 7-1 的数据说明在 Excel 中进行一元线性回归分析的步骤。

案例 7-1(续七)

3. 用 Excel 建立 $Y$ 关于 $X$ 的一元线性回归方程,并进行回归显著性检验($\alpha = 0.05$)。

**解** 对案例 7-1 的 Excel 数据集(见本章第 1 节的图 7-2)进行一元回归分析的操作步骤:

(1) 在 Excel 菜单中选取【工具】→【数据分析】→【回归】,点击"确定";对"回归"对话框选定参数如图 7-13 所示。

**注意** 在"输入"区域分别选定 $Y$ 的数据范围(B1:B11)和 $X$ 的数据范围(A1:A11),不能混淆。

(2) 点击"确定",即可得到如本章第 2 节的图 7-5 所示的回归分析的输出结果。

输出结果分析:由 Excel 进行回归分析所

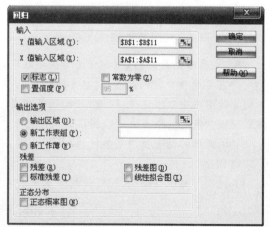

图 7-13 案例 7-1【回归】对话框

得的输出结果较多,主要有如下三种。

（1）回归统计量:列出用于反映回归模型的拟合优劣程度的"回归统计"指标:

复相关系数 $R$（multiple $R$）,即相关系数 $r$ 的绝对值:$r = 0.965268$;

决定系数（$R$ Square）:$R^2 = 0.9317422$;

校正决定系数 $R^2$（adjusted $R$ square）是调整后的决定系数:Adj $R^2 = 0.92321$;

剩余标准差（标准误差）:$S = 0.9238602$;

样本容量（观测值）:$n = 10$。

上述复相关系数 $R$、决定系数、校正决定系数越大,越接近于 1,回归模型越好;剩余标准差越小,回归模型估计的精度越高。

（2）方差分析表:用于对整个回归方程进行显著性检验。

在方差分析表中,df 是自由度;SS 是离差平方和;MS 是均方;$F$ 是统计量 $F$ 的值;Significance $F$ 给出了 $P(F > 109.2028)$ 的概率 $P$ 值。因为 $P = 6.10496 \times 10^{-6} < 0.05$,所以在显著水平 $\alpha = 0.05$ 下,认为 $Y$ 与 $X$ 之间的线性关系显著,即回归方程是显著的。

（3）回归系数分析表:给出回归方程的系数以及检验结果。

表中 Coefficient 列给出回归方程的系数估计值 $a$ 和 $b$。其中

$$a = 15.832182, \quad b = 0.2125818$$

由此结果可建立回归方程为 $\hat{y} = 15.832182 + 0.2125818x$。

表中同时给出了对回归系数进行显著性的 $t$ 检验结果（t Stat 列和 P-value 列）和回归系数的 95% 置信区间下限（Lower 95%）、上限（Upper 95%）。

此外,通过对"回归"对话框中的"残差""残差图""线性拟合图"和"正态概率图"的选定,分别得到相应的数值和图表结果。

# 本 章 小 结

## （一）相关分析

| 名目 | 内容 |
| --- | --- |
| 样本数据 | 总体 $(X, Y)$ 的一组样本观测数据:<br>$$(x_1, y_1), (x_2, y_2), \cdots, (x_n, y_n)$$ |
| 基本条件 | 变量 $X$ 与 $Y$ 均服从正态分布 |
| 样本相关系数 | $r = \dfrac{l_{xy}}{\sqrt{l_{xx}l_{yy}}}$,反映 $X$ 与 $Y$ 之间线性相关的密切程度<br><br>其中 $l_{xy} = \sum\limits_{i=1}^{n}(x_i - \bar{x})(y_i - \bar{y}), l_{xx} = \sum\limits_{i=1}^{n}(x_i - \bar{x})^2, l_{yy} = \sum\limits_{i=1}^{n}(y_i - \bar{y})^2$ |
| 样本相关系数的特性 | 取值范围:$\|r\| \leqslant 1$, $r \begin{cases} > 0, & 正相关 \\ = 0, & 不相关 \\ < 0, & 负相关 \end{cases}$ |
| 相关性的显著性检验 | 检验假设 $H_0: \rho = 0, H_1: \rho \neq 0$;<br><br>计算检验统计量:$r = \dfrac{l_{xy}}{\sqrt{l_{xx}l_{yy}}}$,<br><br>当 $\|r\| > r_{\alpha/2}(n-2)$ 时,拒绝 $H_0$,认为 $X$ 与 $Y$ 间相关性显著 |

## （二）一元线性回归分析

| 名目 | 内容 |
|------|------|
| 样本数据 | 总体$(X, Y)$的一组样本观测数据为 $$(x_1, y_1), (x_2, y_2), \cdots, (x_n, y_n)$$ |
| 线性回归模型 | $Y = \alpha + \beta x + \varepsilon, \varepsilon \sim N(0, \sigma^2), Y \sim N(\alpha + \beta x, \sigma^2)$ <br> 其中 $\alpha$、$\beta$ 是未知参数，称为回归系数 |
| 线性回归方程 | $\hat{y} = a + bx$，其中 $b = \dfrac{l_{xy}}{l_{xx}}, a = \bar{y} - b\bar{x}$ <br><br> 而 $l_{xy} = \sum\limits_{i=1}^{n}(x_i - \bar{x})(y_i - \bar{y}), l_{xx} = \sum\limits_{i=1}^{n}(x_i - \bar{x})^2, l_{yy} = \sum\limits_{i=1}^{n}(y_i - \bar{y})^2$ |
| 回归方程的显著性检验 | $F$ 检验法： <br> 检验假设 $H_0 : \beta = 0$（回归方程不显著） <br> 检验统计量：$F = \dfrac{U/1}{Q/(n-2)}$ <br> 其中回归平方和 $U = bl_{xy} = l_{xy}^2/l_{xx}$，残差平方和 $Q = l_{yy} - U$ <br> 当 $F > F(1, n-2)$ 时，拒绝 $H_0$，认为回归方程显著 <br> 相关系数检验法：同线性相关分析的相关显著性检验 |
| 预测 | 点预测值：$\hat{y}_0 = a + bx_0$ <br> 预测区间：$(\hat{y}_0 - \delta(x_0), \hat{y}_0 + \delta(x_0))$ <br><br> 其中 $\delta(x_0) = t_{\alpha/2}(n-2)S\sqrt{1 + \dfrac{1}{n} + \dfrac{(x_0 - \bar{x})^2}{l_{xx}}}$，而 $S = \sqrt{\dfrac{Q}{n-2}}$ 是剩余标准差 |

### 回归显著性检验的方差分析表

| 方差来源 | 离差平方和 SS | 自由度 df | 均方 MS | $F$ 值 $F$ | $P$ 值 Pr>F |
|----------|--------------|-----------|---------|-----------|-------------|
| 回归 | $U$ | 1 | $U/1$ | $F = \dfrac{U}{Q/(n-2)}$ | $<\alpha$（显著） |
| 残差 | $Q$ | $n-2$ | $Q/(n-2)$ | | $>\alpha$（不显著） |
| 总变差 | $l_{yy} = U + Q$ | $n-1$ | | 临界值 $F_\alpha(1, n-2)$ | |

## 目 标 检 测

### 一、名词解释

相关关系、相关分析、总体相关系数、样本相关系数、回归分析。

### 二、填空题

1. 已知一元线性回归方程 $\hat{y} = a + 4x$，且 $\bar{x} = 3$，$\bar{y} = 6$，则 $a = \underline{\qquad}$。

2. 在一元线性相关与回归分析中，已知下列资料：
$l_{xx} = 20$，$l_{yy} = 245$，$l_{xy} = 60$，$\bar{x} = 40$，$\bar{y} = 100$
则相关系数 $r = \underline{\qquad}$；一元线性回归方程 $\hat{y} = a + bx$ 为 $\underline{\qquad}$。

### 三、单选题

1. 当 $|r| > r_{\alpha/2}(n-2)$ 时，可认为两个变量 $X$ 与 $Y$ 间（　　）。

  A. 有一定关系      B. 有正相关关系
  C. 有负相关关系     D. 有线性相关关系

2. 相关系数显著性检验的原假设 $H_0$ 是（　　）。
  A. 总体相关系数 $\rho = 0$    B. 总体相关系数 $\rho \neq 0$
  C. 总体相关系数 $\rho > 0$    D. 总体相关系数 $\rho < 0$

3. 直线回归方程的显著性假设检验，其 $F$ 检验统计量的自由度为（　　）。
  A.$(1, n)$           B.$(1, n-1)$
  C.$(1, n-2)$        D.$2n-1$

4. 用最小二乘法确定线性回归方程的原则是各实测点（　　）。
  A. 距直线的纵向距离相等
  B. 距直线的纵向距离的平方和最小

C. 与直线的垂直距离相等

D. 与直线的垂直距离的平方和最小

5. 在一元线性回归方程的显著性检验中,如果 $F$ 值$>$ $F_\alpha(1, n-2)$(或 $P$ 值$<0.05$),表示一元线性回归方程是(　　)。

A. 显著的　　　　　　B. 不显著的

C. 不确定　　　　　　D. 以上都不对

### 四、应用分析题

1. 某省卫生防疫站对八个城市进行肺癌死亡率($Y$)调查,并对大气中苯并($\alpha$)芘浓度($X$)进行监测,结果如下表所示,试计算(1)$X$ 与 $Y$ 之间的相关系数;(2)检验其相关性是否显著?($\alpha = 0.05$)

| 城市编号 | 1 | 2 | 3 | 4 |
|---|---|---|---|---|
| 肺癌标化死亡率($1/10$ 万) | 5.60 | 18.50 | 16.23 | 11.40 |
| 苯并($\alpha$)芘($\mu g/100 m^3$) | 0.05 | 1.17 | 1.05 | 0.10 |
| 城市编号 | 5 | 6 | 7 | 8 |
| 肺癌标化死亡率($1/10$ 万) | 13.80 | 8.13 | 18.00 | 12.10 |
| 苯并($\alpha$)芘($\mu g/100 m^3$) | 0.75 | 0.50 | 0.65 | 1.20 |

2. 根据($X, Y$)的 10 对观测的数据,得到如下结果:

$$\sum_{i=1}^{10} x_i = 1700, \quad \sum_{i=1}^{10} y_i = 1110$$

$$\sum_{i=1}^{10} x_i^2 = 322000, \quad \sum_{i=1}^{10} y_i^2 = 132100$$

$$\sum_{i=1}^{10} x_i y_i = 205500$$

(1) 求相关系数;

(2) 检验其相关的显著性。($\alpha = 0.05$)

3. K. 皮尔逊收集了父亲身高($X$)与儿子身高($Y$)的大量资料,其中 10 对数据为:

| $X$(cm) | 152.4 | 157.5 | 162.6 | 165.1 | 167.7 |
|---|---|---|---|---|---|
| $Y$(cm) | 161.5 | 165.6 | 167.6 | 166.4 | 169.9 |
| $X$(cm) | 170.2 | 172.7 | 177.8 | 182.9 | 187.9 |
| $Y$(cm) | 170.4 | 171.2 | 173.5 | 178.0 | 177.8 |

试求:(1) 儿子身高($Y$)与父亲身高($X$)的相关系数;

(2) 儿子身高($Y$)对父亲身高($X$)的一元线性回归方程;

(3) 检验所建立的一元线性回归方程的显著性。($\alpha = 0.05$)

4. 对狗进行服用阿司匹林片的实验,记 $y$ 为狗实验后的最高血药浓度,$x$ 为阿司匹林片释放能力的指标,现有 6 批阿司匹林片,从每一批分别取样作体内外观察,得实验数据如下表所示。

| $x$ | 0.5 | 0.94 | 1 | 1.24 | 1.3 | 1.45 |
|---|---|---|---|---|---|---|
| $y$ | 213 | 179.6 | 179.6 | 150.4 | 134.4 | 132.2 |

(1) 试求 $y$ 对 $x$ 的一元线性回归方程;

(2) 进行一元线性回归方程的显著性检验($\alpha = 0.05$);

(3) 求 $x = 1.2$ 时,$Y$ 的预测值和置信度为 95% 的预测区间。

5. 已知回归系数 $b = 8$ 及 $\bar{x} = 23$,$\bar{y} = 199$,试求 $Y$ 关于 $X$ 的线性回归方程。

6. 根据($X, Y$)的 10 对观测的数据,得到如下结果:

$$\sum_{i=1}^{10} x_i = 1700, \quad \sum_{i=1}^{10} y_i = 1110$$

$$\sum_{i=1}^{10} x_i^2 = 322000, \quad \sum_{i=1}^{10} y_i^2 = 132100$$

$$\sum_{i=1}^{10} x_i y_i = 205500$$

(1) 建立 $Y$ 对 $x$ 的线性回归方程;

(2) 检验所建回归方程的回归显著性。($\alpha = 0.05$)

### 五、上机实训题

1. 银盐法测定食品中的砷时,由分光光度计测得吸光度 $y$ 与浓度 $x$ 的数据如下表所示。

| $x$ | 1 | 3 | 5 | 7 | 10 |
|---|---|---|---|---|---|
| $y$ | 0.045 | 0.148 | 0.271 | 0.383 | 0.533 |

试利用 Excel 作吸光度 $y$ 与浓度 $x$ 之间的散点图,并计算浓度与吸光度间相关系数。

2. 某单位研究代乳粉营养价值时,用大白鼠做实验,得到大白鼠进食($X$)和体重增加量($Y$)的数据如下表所示:

| 鼠号 | 1 | 2 | 3 | 4 |
|---|---|---|---|---|
| 进食量 $X$(g) | 800 | 780 | 720 | 867 |
| 体重增量 $Y$(g) | 185 | 158 | 130 | 180 |
| 鼠号 | 5 | 6 | 7 | 8 |
| 进食量 $X$(g) | 690 | 787 | 934 | 750 |
| 体重增量 $Y$(g) | 134 | 167 | 186 | 133 |

试利用 Excel 软件:

(1) 画制 $X$ 与 $Y$ 的散点图;

(2) 计算 $X$ 与 $Y$ 的相关系数;

(3) 建立体重增量($Y$)对大白鼠进食($X$)的线性回归方程;

(4) 对线性回归方程的显著性进行检验。($\alpha = 0.05$)

（尹　勤　麻佳蕾）

# 第8章　正交试验设计

### 学习目标

**知识目标**

1. 理解正交试验设计的基本思想和原理；正交表的特性和应用，并能正确进行表头设计。
2. 了解试验设计的概念和基本原则。
3. 掌握用直观分析法对正交设计试验结果进行正交分析。

在医药科学研究和生产实践中，经常需要做许多试验(包括实验)，并通过对试验数据的分析研究，来揭示客观事物的内在规律，寻求问题的解决办法，达到预期目的。在试验工作中，试验设计和试验结果数据分析都是做好试验处理的不可或缺的重要部分。例如，我们考察有关多因素多水平对试验结果影响的试验安排问题。

案例 8-1

某药厂为了考察影响某种化工产品的转化率的因素，根据经验选择了 3 个相关因素：反应温度(A)、反应时间(B)和用碱量(C)，每个因素取 3 个水平，分别用 $A_1$、$A_2$、$A_3$，$B_1$、$B_2$、$B_3$，$C_1$、$C_2$、$C_3$ 表示，列表 8-1。

表 8-1

| 水平 \ 因素 | 反应温度(℃) A | 反应时间(m) B | 加碱量(kg) C |
|---|---|---|---|
| 1 | 75 | 60 | 25 |
| 2 | 85 | 120 | 35 |
| 3 | 95 | 180 | 50 |

**问题**　(1)如何科学合理安排试验，使得只需进行较少次数的试验来求出该化工产品转化率的最优试验条件；

(2) 确定各因素对该化工产品转化率影响的主次。

对于上述问题，如果利用前面第 6 章介绍的方差分析法进行多因素方差分析，不仅公式更加复杂，还需要对这多个因素的不同水平搭配的每个组合都做一次试验，这种全面试验的试验次数往往很多，实施起来困难较大。例如，对案例 8-1 这种 3 个因素，每个因素有 3 个水平的问题，全面试验就要进行 $27(3^3)$ 次试验。如果对于 5 个因素，每个因素有 4 个水平的问题，全面试验就要进行 $1024(4^5)$ 次试验！如果选用好的试验设计方法，确定最佳试验方案，就可使试验次数大为减少，并能够完全达到试验目的。

# 第 1 节　试验设计概论

## 一、试验设计的概念

试验设计(design of experiment，DOE)，又称实验设计，是一门研究如何进行科学试验的设计实施、数据收集、结果分析、结论推断的科学，即研究如何应用统计方法去科学合理地安排试验，从而以较少的试验达到最佳的试验效果,并能严格控制试验误差,有效地分析试验数据的理论与方法。试验设计起源于 20 世纪初的英国,最早是由英国著名统计学家费希尔提出,并用来解决农田试验中如"最佳肥料"的依据等农业生产问题,现已广泛应用于医药、农业、工业等试验科学领域,成为数理统计中内容十分丰富的重要分支。

良好的试验设计方法,既可以减少试验次数,缩短试验时间和避免盲目性,又能迅速得到有效的结果。反之,如果试验缺乏良好的科学设计,则会影响到结论的真实可靠性及试验数据的统计分析进程。

案例 8-2

1962 年美国医学学会杂志(JAMA)曾发表一篇关于胃溃疡治疗新技术的报告,该报告根据动物实验和 24 名患者的临床试验结果得出结论,将冷冻液导入胃中使胃冷却可以缓解胃溃疡症状,之后这一研究成果在临床中被广泛使用。但有研究者发现,这项研究在设计上存在严重问题,如没有合理地设立对照组。后来经过严格的随机对照试验,证明胃冷却的方法只是暂时缓解胃部疼痛,该方法不仅不能治疗胃溃疡,反而可能加重胃部的溃疡,从而否定了这种治疗胃溃疡的方法。

案例 8-3

20 世纪 80 年代,两项观察性研究结果表明孕妇在孕期补充维生素(叶酸)可以减少生育神经管缺陷婴儿的危险性,但一直无法证实。直到 1991 年,医学研究委员会维生素研究小组开展了一项大规模的随机对照试验,结果表明:安慰剂组的 602 名孕妇中有 21 人分娩出的新生儿有神经管缺陷,而叶酸补充组的 592 名孕妇中出现新生儿神经管缺陷者只有 6 人,同时其他维生素(不含叶酸)的补充对新生儿神经管缺陷的发生无明显影响。统计学分析证实叶酸补充组与安慰剂组之间的新生儿神经管缺陷发生率有显著性差异,说明叶酸对预防新生儿神经管缺陷有明显的效果。

由此可见,科学的试验设计是科研工作中的第一步基本而又极其重要的工序,是进行科学试验和数据统计分析的先决条件,也是获得预期结果的重要保证,其好坏将直接影响到科学研究的质量甚至全局的成败。

任何试验都包含三个基本要素:试验对象、试验因素和试验效应(指标)。在案例 8-1 中,化工产品是受试对象,反应温度、反应时间和用碱量是试验因素,转化率是试验效应。根据试验的目的选择参加试验的因素,并从质量或数量上对每个因素确定不同的水平,因素及其水平在试验全过程中应保持不变。试验中多选择一些因素和水平可以提高试验效率,但并不是越多越好。试验对象需要具有同质性,如以小白鼠为对象做某种药理试验,小白鼠的年龄、体重及其某些生理条件必须大体相同。试验效应即试验指标,可分为数量和非数量两种,试验要求指标必须是客观和精确的。

在试验中,为了使试验设计所得结果正确可靠,我们必须注意下列试验的基本要求:

(1) 试验条件要有代表性;

(2) 要选择适当的试验指标,并有相应的数据分析方法;

(3) 试验数据要有正确性;

(4) 试验结果要有重演性。

## 二、试验设计的基本原则

为了准确考查因素的不同水平所产生的效应,在试验设计中应注意以下三个基本原则。

1. 随机化(randomization)　随机化是指在对试验单位进行分组时必须使用随机的方法,使试验单位进入各试验组的机会相等,以避免试验单位分组时受试验人员主观倾向的影响。这是在试验中排除非试验因素干扰的重要手段,目的是为了获得无偏的误差估计量。随机化的常用工具是随机数字表。

2. 重复(repetition)  重复是指试验中同一处理实施在两个或两个以上的试验单位上。设置重复的主要作用在于估计试验误差。只有重复才能获得两个或两个以上的观测值,才能估计出试验误差。重复数的多少可根据试验的要求与条件而定。如果试验单位个体间差异大,重复数应多些;差异较小,重复数可少些。

3. 局部控制(local control)  局部控制是指在试验时采取一定的技术措施或方法来控制或降低非试验因素对试验结果的影响。在试验中,当试验环境或试验单位差异较大时,可将整个试验环境或试验单位分成若干个单位组(或区组),在单位组(或区组)内使非处理因素尽量一致。因为单位组之间的差异可在方差分析时从试验误差中分离出来,所以局部控制原则能较好地降低试验误差。

以上所述重复、随机化、局部控制三个基本原则称为费希尔三原则,是试验设计中必须遵循的原则,再采用相应的统计分析方法,就能够由试验获得真实的处理效应和无偏的、较小的试验误差估计,从而对于各处理间的比较作出可靠的结论。

由于试验的性质和精度要求不同,试验设计方法有多种,每种方法都有其特点和适应范围。如“临床试验设计”就是专门用来研究疾病临床阶段规律的试验设计,它除遵循一般试验设计的基本原则和方法外,还要适应临床的许多要求和特点。常见的试验设计方法有析因试验设计、正交试验设计、拉丁方试验设计、系统分组试验设计、均匀设计、星点设计等。本章重点介绍在医药领域有着广泛的应用的正交试验设计。

# 第2节  正交设计与正交表

正交试验设计(orthogonal experimental design),简称正交设计,是一种科学地安排与分析多因素试验的试验设计法,它通过利用现成的正交表来选出代表性较强的少数试验条件,并合理安排试验,进而推断出最优试验条件或生产工艺。

正交设计的特点是设计简明,计算方便,并可大幅度减少试验次数。例如,对5因素4水平问题,如果不考虑因素间的交互作用,选用相应正交表进行正交试验设计,只需做16次试验,比全面试验要减少1000多次试验! 显然,正交设计法能够显著提高对试验结果的分析和计算效率,故在医药等科学研究领域应用十分广泛。

## 一、正  交  表

正交表(orthogonal table)是一种现成的规格化的表(表8-2),它能够使每次试验的因素及水平得到合理的安排,是正交试验设计的基本工具。

表8-2中正交表记为 $L_9(3^4)$ ,正交表符号 $L_9(3^4)$ 的含义如下:

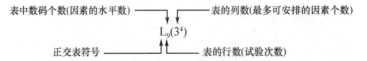

用正交表进行正交试验设计,每列可安排一个因素,列中不同数码代表因素的不同水平,以确定所需安排相应次数试验的条件。例如,对 $L_9(3^4)$ 表,最多可以安排4个3水平的因素,需做

9 次试验。而对 $L_8(2^7)$ 表(附表 11),最多可以安排 7 个 2 水平的因素,需做 8 次试验。

#### 表 8-2　正交表 $L_9(3^4)$

| 试验号 | 列号 | | | |
|:---:|:---:|:---:|:---:|:---:|
| | 1 | 2 | 3 | 4 |
| 1 | 1 | 1 | 1 | 1 |
| 2 | 1 | 2 | 2 | 2 |
| 3 | 1 | 3 | 3 | 3 |
| 4 | 2 | 1 | 2 | 3 |
| 5 | 2 | 2 | 3 | 1 |
| 6 | 2 | 3 | 1 | 2 |
| 7 | 3 | 1 | 3 | 2 |
| 8 | 3 | 2 | 1 | 3 |
| 9 | 3 | 3 | 2 | 1 |

从正交表中可以看出正交表的两个特性:

(1) 均衡性:表中每一列包含的不同数码的个数相同。如在 $L_9(3^4)$ 表中的每一列中数码 1、2、3 都出现 3 次。

(2) 正交性:表中任意两列横向各种数码搭配出现的次数都相同。如在 $L_9(3^4)$ 表的任意两列中,横向各可能数对 $(1,1),(1,2),(1,3),(2,1),(2,2),(2,3),(3,1),(3,2),(3,3)$ 都出现 1 次。

正交表的上述特性,使得用正交表安排试验时,每个因素不同水平的试验次数相同,任两因素不同水平的搭配次数相同,具有“次数整齐可比、搭配均衡分布”的优点,从而能选出代表性强的少数次试验,大幅减少试验次数,并能很好地代表全面试验的效果来求得最优试验条件,并可做进一步的有关因素的分析。如考虑 4 因素 3 水平问题,全面试验需进行 $3^4 = 81$ 次试验;如果不考虑因素间的交互作用,就可选用上述 $L_9(3^4)$ 正交表进行正交试验设计,只要做 9 次试验就可以。

## 二、正交设计的基本步骤

利用正交表进行正交设计的基本步骤为:

(1) 根据试验目的和要求,确定试验指标,并拟定影响试验指标的因素数和水平数;

(2) 根据已确定的因素数和水平数,选用适当正交表,进行正交表的表头设计;

(3) 根据正交表确定各次试验的试验条件,进行试验得到试验结果数据;

(4) 对数据进行有关统计分析,得到相应结果(最优试验条件或进一步试验方案等)。

其中当确定了试验的因素及其相应的水平数,选择正交表时,首先要求正交表中水平数与每个因素的水平数一致,其次要求正交表的列数不少于所考察因素的个数,然后适当选用试验次数较少的正交表,将各个因素分别填入正交表的表头适当的列上,该过程称为表头设计。做好表头设计是正确进行正交试验设计的关键,表头设计完成后,试验方案也就由选定的正交表完全确定。

# 第3节　正交试验的直观分析

　　下面我们通过对案例8-1的分析解决来介绍如何用直观分析法(又称极差分析法)进行正交试验设计和分析。

## 一、正交试验的表头设计

　　由于案例8-1考察3个因素,每个因素都是3个水平,故在 $m=3$(水平)的 $L_9(3^4)$、$L_{18}(3^7)$、$L_{27}(3^{13})$ 等正交表(附表11)中,选用能够安排3个因素且试验次数较少的正交表 $L_9(3^4)$。在 $L_9(3^4)$ 正交表中,3个因素可安排在该表4列中的任意3列上,现分别将因素 A、B、C 安排在第1、2、3列上,得表8-3。

**表8-3　用 $L_9(3^4)$ 正交表安排试验**

| | 列号 | 1 | 2 | 3 | 4 |
|---|---|---|---|---|---|
| | 因素 | A(温度) | B(时间) | C(加碱量) | |
| | 1 | 1(75℃) | 1(60min) | 1(25 kg) | 1 |
| | 2 | 1 | 2(120min) | 2(35 kg) | 2 |
| | 3 | 1 | 3(180min) | 3(50 kg) | 3 |
| | 4 | 2(85℃) | 1 | 2 | 3 |
| 试验号 | 5 | 2 | 2 | 3 | 1 |
| | 6 | 2 | 3 | 1 | 2 |
| | 7 | 3(95℃) | 1 | 3 | 2 |
| | 8 | 3 | 2 | 1 | 3 |
| | 9 | 3 | 3 | 2 | 1 |

　　现在就可根据表8-3给定的方案来安排试验。表中每列中的数字就代表对应因素的水平,每一行就是一次试验的试验条件。例如,第一行就是第一号试验,各因素的水平都是1,表示试验在 $A_1$(反应温度75℃)、$B_1$(反应时间60min)、$C_1$(加碱量为25kg)的条件下进行;第二号试验条件为 $A_1B_2C_2$,表示试验在反应温度75℃、反应时间120min、加碱量为35kg的条件下进行等,如此进行9次试验。为防止系统误差,一般我们不按序号来做这9个试验,而应随机排序来完成这些试验,并将试验结果的数据记录在表的最后一列,见表8-4。

由表8-4中试验结果数据可看出,第9号试验的转化率最高,但其试验条件($A_3B_3C_2$)未必是各因素水平的最优组合。为求最优试验条件,必须对试验结果进行统计分析。

## 二、直观分析法的分析步骤

下面我们给出对案例8-1正交试验数据进行分析求解的步骤。

案例 8-1

**解一**　(直观分析法)见表8-4。

**(一) 计算每个因素各水平的试验结果平均值 $\overline{K}_i$**

由表8-4知,各因素同一水平下各做了3次试验,我们对表中的每个因素列中同一水平所对应的试验结果(转化率 $y_i$)分别求其和 $K_i$ 并求其平均值 $\overline{K}_i$。

**表 8-4　直观分析法计算表**

| 列号 | 1 | 2 | 3 | 4 | 试验结果 |
|---|---|---|---|---|---|
| 因素 | A(温度) | B(时间) | C(加碱量) | | 转化率 $y_i$ |
| 1 | 1 | 1 | 1 | 1 | 34 |
| 2 | 1 | 2 | 2 | 2 | 57 |
| 3 | 1 | 3 | 3 | 3 | 41 |
| 4 | 2 | 1 | 2 | 3 | 56 |
| 试验号　5 | 2 | 2 | 3 | 1 | 42 |
| 6 | 2 | 3 | 1 | 2 | 45 |
| 7 | 3 | 1 | 3 | 2 | 60 |
| 8 | 3 | 2 | 1 | 3 | 65 |
| 9 | 3 | 3 | 2 | 1 | 67 |
| $K_1$ | 132 | 150 | 144 | 143 | |
| $K_2$ | 143 | 164 | 180 | 162 | |
| $K_3$ | 192 | 153 | 143 | 162 | |
| $\overline{K}_1$ | 44 | 50 | 48 | 47.7 | |
| $\overline{K}_2$ | 47.7 | 54.7 | 60 | 64 | |
| $\overline{K}_3$ | 64 | 51 | 47.7 | 54 | |
| $R$ | 20 | 4.7 | 12.3 | 6.3 | |

如对因素A的3个水平 $A_1,A_2,A_3$,求其平均转化率

$$A_1 : K_1 = y_1 + y_2 + y_3 = 34 + 57 + 41 = 132, \quad 平均转化率 \ \overline{K}_1 = 132/3 = 44$$
$$A_2 : K_2 = y_4 + y_5 + y_6 = 56 + 42 + 45 = 143, \quad 平均转化率 \ \overline{K}_2 = 143/3 = 47.7$$
$$A_3 : K_3 = y_7 + y_8 + y_9 = 60 + 65 + 67 = 192, \quad 平均转化率 \ \overline{K}_3 = 192/3 = 64$$

注意到 A 因素取同一水平时的 3 次试验中,因素 B、C 均取遍三个水平,而且三个水平各出现 1 次,表明对因素 A 的每个水平而言,因素 B、C 的变动是平等的,故上述计算的平均转化率 $\overline{K}_i$ ($i = 1,2,3$)分别反映了因素 A 的三个不同水平对试验指标影响的大小,其中因素 A 取第三水平 $A_3$ 时最好,平均转化率最高,达64%。同样可计算出因素 B、C 的各水平的平均转化率,结果见表8-4。

## (二) 求出每个因素的极差 $R$,确定因素的主次

因素列中各水平的试验结果平均值 $\bar{K}_i$ 的最大值与最小值之差称为该因素的极差,用 $R$ 表示。则因素 A、B、C 的极差分别是

$$A:R_1=64-44=20;\quad B:R_2=54.7-50=4.7;\quad C:R_3=60-44.7=12.3$$

由于正交表的均衡搭配特性,各个因素列的平均转化率的差异可认为是由该因素列的不同水平所引起,而该列极差的大小,就表明该因素对试验结果影响的大小,故各因素极差的大小也就决定了试验中各因素的主次。

在本例中,由表 8-4 的极差 $R$ 值知,A 因素($R=20$)为主要因素,C 因素($R=12.3$)次之,B 因素($R=4.7$)是次要因素,即各因素的主次顺序为

$$主\rightarrow次:A,C,B$$

如果要大致考虑各因素对试验指标影响的显著性,则在正交表中必须有未排因素的列(称为空列)。如在本例中,我们可在表 8-4 中计算未排因素的空列第 4 列的极差 $R_4$,这里 $R_4=6.3$,其值较小,大致反映了试验误差的大小。如果空列的极差较大,则因素间可能有交互作用。因素 B 所在列的 $R_2=4.7$,比 $R_4$ 还小,故因素 B 的影响不显著。而因素 A、C 的极差 $R_1$、$R_3$ 显著大于 $R_4$,故因素 A、C 的影响是显著的。这里显著性的判定较为粗略,如需准确考察各个因素对试验指标影响的显著性,应采用正交试验的方差分析法。

## (三) 选取最优的水平组合,得到最优试验条件

每个因素都取其试验平均值最好的水平,简单组合起来就得到最优试验条件。本例即为使平均转化率达到最大的水平组合,即 $A_3B_2C_2$ 是所求的最优试验条件。故最优试验条件为反应温度 95℃、反应时间 120min、加碱量 35kg。

在实际应用中,在确定最优试验条件时,主要因素一定取最好水平,而次要因素特别是不显著的往往可视条件、成本等而取适当的水平,在此基础上来确定各因素的水平的最优组合。

如在本例中,B 因素——反应时间是次要因素,试验进行 60min 时平均转化率是 50%,进行 120min 时平均转化率是 54.7%,此时转化率仅提高 4.7%,试验时间却增加了一倍,权衡利弊,我们也可考虑反应时间取 60min,即实际的最优试验条件可取为 $A_3B_2C_2$ 或 $A_3B_1C_2$。

值得注意的是,我们得到的这两个试验条件并没有包含在已做过的 9 次试验中,如果按这两个最优试验条件做验证性试验一般都会得到比那 9 次试验更好的结果。

## (四) 各因素水平变化时试验指标的变化规律

这里,我们以因素为横坐标,以试验指标为纵坐标作出三个因素的各水平与试验指标间的变化规律图,如图 8-1 所示。

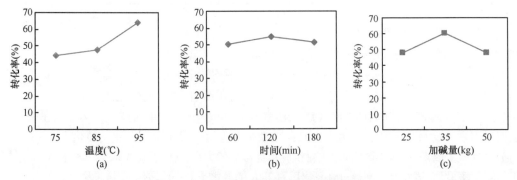

图 8-1 因素与试验指标间的变化规律图

从图中可知,因素 A(反应温度)从75℃增加到95℃,转化率逐渐上升,而因素 B(反应时间)从 60min 增加到 180min 及因素 C(加碱量)从 25kg 分钟增加到 50kg,转化率是先上升,后下降。为此,如果我们取反应温度大于 95℃的水平、加碱量在 35kg 左右的水平,进行进一步的探索性试验,就有可能得到更高的转化率。这就为我们制定进一步试验的方案指明了方向。

---

**知识链接**　　　　　　　　　　**正交试验设计的发展简史**

正交试验设计是试验设计法中流行最广的一个。正交试验建立在方差分析模型的基础上,当因素的水平不多,试验范围不大时,是非常有效的试验设计方法。

20 世纪 60 年代,日本统计学家田口玄一等首创了正交表,将正交试验设计和数据分析表格化,使正交设计更加便于理解和使用。

我国于 60 年代引进了田口玄一的正交表方法,特别是我国方开泰教授于 1972 年提出了"直观分析法",将方差分析的思想体现于点图和极差计算之中,使正交设计的统计分析大大简化,对正交设计在我国的普及起了促进作用。

---

# 第 4 节　考虑交互作用的正交设计

前面我们只讨论了各个因素对指标的单独影响的正交设计,如果要考虑不同因素间的相互促进或相互制约的联合作用即交互作用的影响时,则要进行包括交互作用的正交试验设计。

## 一、交互作用与表头设计

在多因素的试验中,除了各个因素对指标的单独影响外,还存在着因素间的联合作用,这种两个或多个因素之间的相互促进或相互制约的联合作用称为因素间的交互作用(interaction)。两个因素间的交互作用称为一级交互作用,如因素 A 和因素 B 间的交互作用记为 A×B;三个因素间的交互作用称为二级交互作用。三个以上因素间的交互作用称为高级交互作用。

在多因素试验中如果不能确定因素间是否存在交互作用,通常就要考察因素间交互作用对试验结果影响大小。在正交设计中,如果要考虑因素间的交互作用,需要把交互作用作为独立的因素来对待。在作表头设计时,首先把因素安排在适当的列上,然后借助于与正交表匹配的两列间交互作用表,确定因素间的交互作用所在列。下面表 8-5 是与正交表 $L_8(2^7)$ 匹配的两列间交互作用表,本书附表 11 还给出了其他的交互作用表供查阅。

表 8-5　$L_8(2^7)$ 两列间交互作用表

| 列号 | 列号 | | | | | | |
|---|---|---|---|---|---|---|---|
| | 1 | 2 | 3 | 4 | 5 | 6 | 7 |
| | (1) | 3 | 2 | 5 | 4 | 7 | 6 |
| | | (2) | 1 | 6 | 7 | 4 | 5 |
| | | | (3) | 7 | 6 | 5 | 4 |
| | | | | (4) | 1 | 2 | 3 |
| | | | | | (5) | 3 | 2 |
| | | | | | | (6) | 1 |
| | | | | | | | (7) |

例如,要安排一个 4 因素 2 水平的试验,可选用正交表 $L_8(2^7)$。首先将 A、B 两个因素分别

置于正交表的第 1、2 列上,再根据 $L_8(2^7)$ 两列间交互作用表 8-6,1 列与 2 列因素间的交互作用 $A \times B$ 应安排在第 3 列上,因素 C 应安排在第 4 列上;对交互作用 $A \times C$、$B \times C$,由交互作用表 8-6 可知,$A \times C$ 应安排在第 5 列上,$B \times C$ 应安排在第 6 列上,最后将因素 D 安排在第 7 列上,由此所得的表头设计见表 8-6。

**表 8-6　用 $L_8(2^7)$ 考虑交互作用的表头设计**

| 列号 | 1 | 2 | 3 | 4 | 5 | 6 | 7 |
|------|---|---|---|---|---|---|---|
| 因素 | A | B | A×B | C | A×C | B×C | D |

若要考虑更多的交互作用,如 A×D、B×D、C×D,则该表就容纳不下了,这时需选用更大的正交表如 $L_{12}(2^{11})$、$L_{16}(2^{15})$(附表 11)来安排试验。

在作表头设计时需注意,只要正交表足够大,主效应因素尽量不放在交互作用列上。如上面问题中即使不考虑交互作用也应该将因素 A、B、C、D 安排在 1、2、4、7 列上。

## 二、考虑交互作用的正交设计问题求解

在考察有交互作用的试验设计问题时,一定要注意表头设计,两列因素间的交互作用要由交互作用表来决定,不要把因素和交互作用放在同一列上,否则会出现"混杂现象",无法区分是因素还是交互作用的影响,如果考察的交互作用多,需要选择更大的正交表来安排试验。

下面通过实例来求解考虑交互作用的正交试验设计问题。

案例 8-4

用有机溶液提取某中药的有效成分,欲确定浸出率的影响因素和适宜水平。选取因素及水平如下:

因素 A　溶液浓度:$A_1 = 70\%$,$A_2 = 80\%$;

因素 B　催化剂的量:$B_1 = 0.1\%$,$B_2 = 0.2\%$;

因素 C　溶剂的 pH:$C_1 = 6.8$,$C_2 = 7.2$;

因素 D　温度:$D_1 = 80℃$,$D_2 = 90℃$。

需要考虑因素间的交互作用 A×B、A×C、B×C。试用正交试验的直观分析法对试验结果进行分析。

**解**　本例试验目的在于确定提高浸出率的条件,故以浸出率(%)为试验指标。要求考察 4 个因素 A、B、C、D 及其交互作用 A×B、A×C、B×C,每个因素选取 2 个水平。故选择 $L_8(2^7)$ 表,根据交互作用表(表 8-4),将 A、B、C、D 及其交互作用 A×B、A×C、B×C 分别置于表的 1、2、4、7、3、5、6 列中,表头设计见表 8-7。

**表 8-7　案例 8-4 的试验安排及数据计算表**

| 试验号 | 1 | 2 | 3 | 4 | 5 | 6 | 7 | 试验结果 |
|--------|---|---|-----|---|-----|-----|---|----------|
|        | A | B | A×B | C | A×C | B×C | D | $y_i$ |
| 1 | 1 | 1 | 1 | 1 | 1 | 1 | 1 | 82 |
| 2 | 1 | 1 | 1 | 2 | 2 | 2 | 2 | 85 |
| 3 | 1 | 2 | 2 | 1 | 1 | 2 | 2 | 70 |
| 4 | 1 | 2 | 2 | 2 | 2 | 1 | 1 | 75 |
| 5 | 2 | 1 | 2 | 1 | 2 | 1 | 2 | 74 |
| 6 | 2 | 1 | 2 | 2 | 1 | 2 | 1 | 79 |

| 试验号 | 1 | 2 | 3 | 4 | 5 | 6 | 7 | 试验结果 |
|---|---|---|---|---|---|---|---|---|
|  | A | B | A×B | C | A×C | B×C | D | $y_i$ |
| 7 | 2 | 2 | 1 | 1 | 2 | 2 | 1 | 80 |
| 8 | 2 | 2 | 1 | 2 | 1 | 1 | 2 | 87 |
| $K_2$ | 312 | 320 | 334 | 306 | 318 | 318 | 316 | |
| $K_2$ | 320 | 312 | 298 | 326 | 314 | 314 | 316 | |
| $\bar{K}_1$ | 78 | 80 | 83.5 | 76.5 | 79.5 | 79.5 | 79 | |
| $\bar{K}_2$ | 80 | 78 | 74.5 | 81.5 | 78.5 | 78.5 | 79 | |
| $R$ | 2 | 2 | 9 | 5 | 1 | 1 | 0 | |

由表 8-7 中各因素的极差 $R$ 可知,各因素及其交互作用对试验结果影响大小的排序为:

$$A×B \rightarrow C \quad \rightarrow \begin{matrix} A \\ B \end{matrix} \quad \rightarrow \begin{matrix} A×C \\ B×C \end{matrix} \rightarrow D$$

可见交互作用 A×B 对试验结果影响最大,它比因素 A 和因素 B 对试验结果的独立影响都大,所以,在这种情况下,因素 A 的最优水平和因素 B 的最优水平搭配组合,并不一定是最优的试验组合,需要根据两因素各个水平二元组合下试验的平均结果来决定 A 和 B 的最优组合。

为此,列出 A 和 B 二元组合下所有结果的均值,见表 8-8。

**表 8-8　A 和 B 的二元表**

|  | B₁ | B₂ |
|---|---|---|
| A₁ | $\frac{1}{2}(y_1 + y_2) = 83.5$ | $\frac{1}{2}(y_3 + y_4) = 72.5$ |
| A₂ | $\frac{1}{2}(y_5 + y_6) = 76.5$ | $\frac{1}{2}(y_7 + y_8) = 83.5$ |

由表 8-8,可得 A₁B₁ 和 A₂B₂ 组合下结果均为最优。考虑到 A₁B₁ 的试验成本更省,故选择 A₁B₁ 组合;再根据因素 C 的综合平均值选取 C₂ 为最优水平;交互作用 A×C 和 B×C 作用较小,可不考虑;因素 D 影响最小,为了节省能源,选取 D₁ 为最优水平,所以,考虑交互作用的最佳试验方案为 A₁B₁C₂D₁。即溶剂浓度取 70%,催化剂的量取 0.1%,溶剂 pH 取 7.2,温度取 80℃进行试验,其结果最优。

---

　　□□ **知识链接**　　　　　　**数理统计学的分支学科**

数理统计学内容丰富,分支学科很多,大体上可以划分为如下几类:

第一类分支学科是抽样调查和试验设计。它们主要讨论在观测和实验数据的收集中有关的理论和方法问题,但并非与统计推断无关。

第二类分支学科为数甚多,其任务都是讨论统计推断的原理和方法。各分支的形成是基于:

(1)特定的统计推断形式,如参数估计和假设检验。

(2)特定的统计观点,如贝叶斯统计与统计决策理论。

(3)特定的理论模型或样本结构,如非参数统计、多元统计分析、回归分析、相关分析、序贯分析、时间序列分析和随机过程统计。

第三类是一些针对特殊的应用问题而发展起来的分支学科,如产品抽样检验、可靠性统计、统计质量管理等。

# 本 章 小 结

## (一) 正交试验设计

| 名目 | 内容 |
|---|---|
| 安排试验的表 | 正交表 |
| 正交试验设计基本步骤 | 1. 确定试验指标,并拟定影响试验指标的因素数和水平数 |
| | 2. 选用适当正交表,进行正交表的表头设计 |
| | 3. 根据正交表确定各次试验的试验条件,进行试验得到试验结果数据 |
| | 4. 利用直观分析法或方差分析法等进行正交分析 |
| | 5. 得到最优试验条件或进一步试验方案 |

## (二) 正交试验数据的直观分析法

| 方法 | 步骤 |
|---|---|
| 直观分析法 | 1. 计算每个因素各水平的综合平均值 $\bar{K}_i$ |
| | 2. 利用直观分析法计算表,求出每个因素的极差 $R$ |
| | 3. 根据极差 $R$ 从大到小,确定因素的主次 |
| | 4. 选取最优的水平组合,得到最优试验条件 |

### 直观分析法计算表

| 列号 | 1 | 2 | … | 试验结果 |
|---|---|---|---|---|
| 因素 | A | B | … | |
| 试验号 | | 正交表 | | 结果数据 |
| $\bar{K}_1$ | | | | |
| $\bar{K}_2$ | | 同一水平所对应的试验结果的平均值 | | |
| $\vdots$ | | | | |
| $\bar{K}_s$ | | | | |
| 极差 $R_j$ | | $R = \max\limits_{1 \leq i \leq s}\{\bar{K}_i\} - \min\limits_{1 \leq i \leq s}\{\bar{K}_i\}$ | | |

### 目 标 检 测

### 一、名词解释

试验设计、试验设计三原则、正交(试验)设计、正交表。

### 二、填空题

1. 正交试验中,若选用正交表 $L_{27}(3^{13})$,则共需进行_____次试验,最多可以安排_____个_____水平的因素。

2. 用 $L_9(3^4)$ 正交表安排试验,如果 A 因素对应各水平的 $\bar{K}_1 = 22$,$\bar{K}_2 = 11$,$\bar{K}_3 = 18$,则 A 因素的极差 $R_A =$ _____。

### 三、单选题

对因素 A、B、C、D 用 $L_9(3^4)$ 正交表安排试验,用直观分析法对试验结果进行正交分析和计算,所得因素 A、B、C、D 的极差分别为

$$R_A = 57, \quad R_B = 12, \quad R_C = 76, \quad R_D = 7$$

则各因素对试验结果的影响从大到小的次序为( )。

A. A、B、C、D          B. B、D、A、C

C. C、A、B、D          D. D、B、A、C

## 四、应用分析题

1. 设有 A,B,C,D 四个因素,每个因素取三个水平,另有 E 为二水平的因素,试问选用哪个正交表合适?

2. 设有 A,B,C,D,E 五个因素,每个因素取两个水平,还需考虑 A,B,C,D 之间的两两交互作用,试选用适当的正交表并作表头设计。

3. 某制药厂在试制某种新药的过程中,为提高收率考虑 A,B,C,D 四个因素,每个因素各取三个水平,选用正交表 $L_9(3^4)$,试验方案及结果见下表(其中收率越高越好)。

| 列号 | | 1 | 2 | 3 | 4 | 试验结果 |
|---|---|---|---|---|---|---|
| 因素 | | A | B | C | D | 收率(%) |
| | 1 | 1 | 1 | 1 | 1 | 51 |
| | 2 | 1 | 2 | 2 | 2 | 71 |
| | 3 | 1 | 3 | 3 | 3 | 58 |
| | 4 | 2 | 1 | 2 | 3 | 82 |
| 试验号 | 5 | 2 | 2 | 3 | 1 | 69 |
| | 6 | 2 | 3 | 1 | 2 | 59 |
| | 7 | 3 | 1 | 3 | 2 | 77 |
| | 8 | 3 | 2 | 1 | 3 | 85 |
| | 9 | 3 | 3 | 2 | 1 | 84 |

试用直观分析法判别因素的主次顺序,并求出最优方案。

4. 某药厂为改革潘生丁环合成反应工艺,根据经验确定因素及水平如下:

反应温度 A(℃):$A_1=100, A_2=110, A_3=120$;

反应时间 B(h):$B_1=6, B_2=8, B_3=10$;

投料比 C(mol/mol):$C_1=1:1.2, C_2=1:1.6, C_3=1:2.0$。

选用 $L_9(3^4)$ 正交表,分别将因素 A、B 和 C 安置在第 1,2 和 3 列上,9 次试验的收率分别为

40.9,58.2,71.6,40.0,73.7,39.0,62.1,43.2,57.0

试用直观分析法分析试验结果。

5. 为了寻找微型胶囊得率最高的工艺条件,决定考察下列因素和水平:

| 水平 | 胶浓度<br>因素 A(%) | 包料与被包物<br>之比因素 B | 加胶方式<br>因素 C |
|---|---|---|---|
| 1 | 5.5 | 4:1 | 二次加胶 |
| 2 | 3.0 | 2:1 | 一次加胶 |

选用 $L_8(2^7)$ 正交表,将因素 A、B 和 C 安置在第 1,2,4 列上,此外还要考虑交互作用 A×B,B×C,A×C。8 次试验得率(%)为

73.3,75.3,80.5,79.4,67.4,70.0,79.4,77.7

试用直观分析法分析试验结果,找出因素的主次顺序和最优方案。($\alpha=0.05$)

（尹　勤）

# 参考文献

鲍兰平 . 2005. 概率论与数理统计指导 . 北京 : 清华大学出版社

车荣强 . 2007. 概率论与数理统计 . 上海 : 复旦大学出版社

陈希孺 . 2002. 数理统计学简史 . 长沙 : 湖南教育出版社

方积乾 . 2008. 卫生统计学 . 6 版 . 北京 : 人民卫生出版社

高祖新 , 韩可勤 . 2013. 医药应用概率统计 . 2 版 . 北京 : 科学出版社

高祖新 , 尹勤 . 2009. 医药数理统计 . 2 版 . 北京 : 科学出版社

高祖新 . 2007. 医药数理统计方法 . 4 版 . 北京 : 人民卫生出版社

高祖新 . 2007. 医药数理统计方法学习指导与习题集 . 北京 : 人民卫生出版社

高祖新 . 2011. 医药数理统计方法 . 5 版 . 北京 : 人民卫生出版社

高祖新 . 2013. 医药数理统计 . 2 版 . 北京 : 中国医药科技出版社

龚鉴尧 . 2000. 世界统计名人传记 . 北京 : 中国统计出版社

顾志峰 , 叶乃好 , 石耀华 . 2012. 实用生物统计学 . 北京 : 科学出版社

管于华 . 2009. 统计学 . 2 版 . 北京 : 高等教育出版社

韩可勤 , 杨静化 , 张望松 . 2009. 医药应用数理统计 . 2 版 . 南京 : 东南大学出版社

贾俊平 . 2007. 统计学 . 2 版 . 北京 : 清华大学出版社

贾俊平 . 2011. 统计学 . 4 版 . 北京 : 中国人民大学出版社

李康 , 贺佳 . 2013. 医学统计学 . 6 版 . 北京 : 人民卫生出版社

李朋 . 2006. Excel 统计分析实例精讲 . 北京 : 科学出版社

林伟 . 2009. 试验设计与统计分析 . 北京 : 中国农业出版社

吕亚君 . 2008. 统计学原理 . 南京 : 南京大学出版社

茆诗松 . 2002. 统计学基础 . 上海 : 华东师范大学出版社

茆诗松 . 2003. 统计手册 . 北京 : 科学出版社

曲岩 , 刘继云 . 2007. 统计学 . 北京 : 北京大学出版社

阮红伟 . 2005. 统计学基础 . 北京 : 电子工业出版社

师明中 , 封苏琴 . 2007. 医学统计方法 . 2 版 . 北京 : 科学出版社

温勇 , 尹勤 . 2006. 人口统计学 . 南京 : 东南大学出版社

吴辉 . 1987. 英汉统计词汇 . 北京 : 中国统计出版社

西内启 . 2013. 看穿一切数字的统计学 . 朱悦玮 , 译 . 北京 : 中信出版社

徐勇勇 . 2004. 医学统计学 . 2 版 . 北京 : 高等教育出版社

薛薇 . 2009. SPSS 统计分析方法及应用 . 2 版 . 北京 : 电子工业出版社

姚鑫锋 . 2013. SAS 统计分析实用宝典 . 北京 : 清华大学出版社

叶俊 , 赵衡秀 . 2005. 概率论与数理统计 . 北京 : 清华大学出版社

宇传华 , 颜杰 . 2002. Excel 与数据处理 . 北京 : 电子工业出版社

宇传华 . 2009. Excel 统计分析与电脑实验 . 北京 : 电子工业出版社

袁卫 , 刘超 . 2011. 统计学——思想、方法与应用 . 北京 : 中国人民大学出版社

袁卫 , 庞皓 , 曾五一 . 2005. 统计学 . 2 版 . 北京 : 高等教育出版社

张伟 . 2007. 统计学 . 2 版 . 北京 : 经济科学出版社

张文彤 , 阎洁 . 2004. SPSS 统计分析基础教程 . 北京 : 高等教育出版社

赵耐青 , 陈峰 . 2008. 卫生统计学 . 北京 : 高等教育出版社

祝国强 . 2009. 医药数理统计方法 . 2 版 . 北京 : 高等教育出版社

Iversen G R, Gergen M. 2001. 统计学 : 概念和方法 . 吴喜之 , 等译 . 北京 : 高等教育出版社

Mayer-Schnberger V, Gukier K. 2013. 大数据时代 . 盛杨燕 , 等译 . 杭州 : 浙江人民出版社

Salsburg D. 2004. 女士品茶——20 世纪统计怎样改变了科学 . 邱东 , 等译 . 北京 : 中国统计出版社

# 附录一　常用统计表

## 附表 1　二项分布表

$$P(X \geqslant k) = \sum_{i=k}^{n} C_n^i p^i (1-p)^{n-i}$$

| $n$ | $k$ \ $p$ | 0.01 | 0.02 | 0.04 | 0.06 | 0.08 | 0.1 | 0.2 | 0.3 | 0.4 | 0.5 |
|---|---|---|---|---|---|---|---|---|---|---|---|
| 5 | 5 | | | 0.000 00 | 0.000 00 | 0.000 00 | 0.000 01 | 0.000 32 | 0.002 43 | 0.010 24 | 0.031 25 |
| | 4 | 0.000 00 | 0.000 00 | 0.000 01 | 0.000 06 | 0.000 19 | 0.000 46 | 0.006 72 | 0.030 78 | 0.087 04 | 0.187 50 |
| | 3 | 0.000 01 | 0.000 08 | 0.000 60 | 0.001 97 | 0.004 53 | 0.008 56 | 0.057 92 | 0.163 08 | 0.087 04 | 0.500 00 |
| | 2 | 0.000 98 | 0.003 84 | 0.014 76 | 0.031 87 | 0.054 36 | 0.081 46 | 0.262 72 | 0.471 78 | 0.663 04 | 0.812 50 |
| | 1 | 0.049 01 | 0.096 08 | 0.184 63 | 0.266 10 | 0.340 92 | 0.409 51 | 0.672 32 | 0.831 93 | 0.922 24 | 0.968 75 |
| 10 | 10 | | | | | | | | 0.000 01 | 0.000 10 | 0.000 98 |
| | 9 | | | | | | | 0.000 00 | 0.000 14 | 0.001 68 | 0.010 74 |
| | 8 | | | | | | 0.000 00 | 0.000 08 | 0.001 59 | 0.012 29 | 0.054 69 |
| | 7 | | | | | 0.000 00 | 0.000 01 | 0.000 86 | 0.010 59 | 0.054 76 | 0.171 88 |
| | 6 | | | 0.000 00 | 0.000 01 | 0.000 04 | 0.000 15 | 0.006 37 | 0.047 35 | 0.166 24 | 0.376 95 |
| | 5 | | 0.000 00 | 0.000 02 | 0.000 15 | 0.000 59 | 0.001 63 | 0.032 79 | 0.150 27 | 0.366 90 | 0.623 05 |
| | 4 | 0.000 00 | 0.000 03 | 0.000 44 | 0.002 03 | 0.005 80 | 0.012 80 | 0.120 87 | 0.350 39 | 0.617 72 | 0.828 13 |
| | 3 | 0.000 11 | 0.000 86 | 0.006 21 | 0.018 84 | 0.040 08 | 0.070 19 | 0.322 20 | 0.617 22 | 0.832 71 | 0.945 31 |
| | 2 | 0.004 27 | 0.016 18 | 0.058 15 | 0.117 59 | 0.187 88 | 0.263 90 | 0.624 19 | 0.850 69 | 0.953 64 | 0.989 26 |
| | 1 | 0.095 62 | 0.182 93 | 0.335 17 | 0.461 38 | 0.565 61 | 0.651 32 | 0.892 63 | 0.971 75 | 0.993 95 | 0.999 02 |
| 15 | 15 | | | | | | | | 0.000 00 | 0.000 00 | 0.000 03 |
| | 14 | | | | | | | | 0.000 00 | 0.000 03 | 0.000 49 |
| | 13 | | | | | | | | 0.000 01 | 0.000 28 | 0.003 69 |
| | 12 | | | | | | | 0.000 00 | 0.000 09 | 0.001 93 | 0.017 58 |
| | 11 | | | | | | | 0.000 01 | 0.000 67 | 0.009 35 | 0.059 23 |
| | 10 | | | | | | | 0.000 11 | 0.003 65 | 0.033 83 | 0.150 88 |
| | 9 | | | | | 0.000 00 | 0.000 00 | 0.000 79 | 0.015 24 | 0.095 05 | 0.303 62 |
| | 8 | | | | 0.000 00 | 0.000 01 | 0.000 03 | 0.004 24 | 0.050 01 | 0.213 10 | 0.500 00 |
| | 7 | | | 0.000 00 | 0.000 05 | 0.000 08 | 0.000 31 | 0.018 06 | 0.131 14 | 0.390 19 | 0.696 38 |
| | 6 | | 0.000 00 | 0.000 01 | 0.000 15 | 0.000 70 | 0.002 25 | 0.061 05 | 0.278 38 | 0.596 78 | 0.849 12 |
| | 5 | 0.000 00 | 0.000 01 | 0.000 22 | 0.001 40 | 0.004 97 | 0.012 72 | 0.164 23 | 0.484 51 | 0.782 72 | 0.940 77 |
| | 4 | 0.000 01 | 0.000 18 | 0.002 45 | 0.010 36 | 0.027 31 | 0.055 56 | 0.351 84 | 0.707 13 | 0.909 50 | 0.982 42 |
| | 3 | 0.000 42 | 0.003 04 | 0.020 29 | 0.057 13 | 0.112 97 | 0.184 06 | 0.601 98 | 0.873 17 | 0.972 89 | 0.996 31 |
| | 2 | 0.009 63 | 0.035 34 | 0.119 11 | 0.226 24 | 0.340 27 | 0.450 96 | 0.832 87 | 0.964 73 | 0.994 83 | 0.999 51 |
| | 1 | 0.139 94 | 0.261 43 | 0.457 91 | 0.604 71 | 0.713 70 | 0.794 11 | 0.964 82 | 0.995 25 | 0.999 53 | 0.999 97 |

| $n$ | $k$ \ $p$ | 0.01 | 0.02 | 0.04 | 0.06 | 0.08 | 0.1 | 0.2 | 0.3 | 0.4 | 0.5 |
|---|---|---|---|---|---|---|---|---|---|---|---|
| 20 | 20 | | | | | | | | | | 0.000 00 |
| | 19 | | | | | | | | | 0.000 00 | 0.000 02 |
| | 18 | | | | | | | | | 0.000 01 | 0.000 20 |
| | 17 | | | | | | | | 0.000 00 | 0.000 05 | 0.001 29 |
| | 16 | | | | | | | | 0.000 01 | 0.000 32 | 0.005 91 |
| | 15 | | | | | | | | 0.000 04 | 0.001 61 | 0.020 69 |
| | 14 | | | | | | | 0.000 00 | 0.000 26 | 0.006 47 | 0.057 66 |
| | 13 | | | | | | | 0.000 02 | 0.001 28 | 0.021 03 | 0.131 59 |
| | 12 | | | | | | | 0.000 10 | 0.005 14 | 0.056 53 | 0.251 72 |
| | 11 | | | | | | 0.000 00 | 0.000 56 | 0.017 14 | 0.127 52 | 0.411 90 |
| | 10 | | | | | 0.000 00 | 0.000 01 | 0.002 59 | 0.047 96 | 0.244 66 | 0.588 10 |
| | 9 | | | | 0.000 00 | 0.000 01 | 0.000 06 | 0.009 98 | 0.113 33 | 0.404 40 | 0.748 28 |
| | 8 | | | 0.000 00 | 0.000 01 | 0.000 09 | 0.000 42 | 0.032 14 | 0.227 73 | 0.584 11 | 0.868 41 |
| | 7 | | | 0.000 01 | 0.000 11 | 0.000 64 | 0.002 39 | 0.086 69 | 0.391 99 | 0.749 99 | 0.942 34 |
| | 6 | | 0.000 00 | 0.000 10 | 0.000 87 | 0.003 80 | 0.011 25 | 0.195 79 | 0.583 63 | 0.874 40 | 0.979 31 |
| | 5 | 0.000 00 | 0.000 04 | 0.000 96 | 0.005 63 | 0.018 34 | 0.043 17 | 0.373 05 | 0.762 49 | 0.949 05 | 0.994 09 |
| | 4 | 0.000 04 | 0.000 60 | 0.007 41 | 0.028 97 | 0.070 62 | 0.132 95 | 0.588 55 | 0.892 91 | 0.984 04 | 0.998 71 |
| | 3 | 0.001 00 | 0.007 07 | 0.043 86 | 0.114 97 | 0.212 05 | 0.323 07 | 0.793 92 | 0.964 52 | 0.996 39 | 0.999 80 |
| | 2 | 0.016 86 | 0.059 90 | 0.189 66 | 0.339 55 | 0.483 14 | 0.608 25 | 0.930 82 | 0.992 36 | 0.999 48 | 0.999 98 |
| | 1 | 0.182 09 | 0.332 39 | 0.558 00 | 0.709 89 | 0.811 31 | 0.878 42 | 0.988 47 | 0.999 20 | 0.999 96 | 1.000 00 |
| 25 | 25 | | | | | | | | | | 0.000 00 |
| | 24 | | | | | | | | | | 0.000 01 |
| | 23 | | | | | | | | | 0.000 00 | 0.000 08 |
| | 22 | | | | | | | | | 0.000 01 | 0.000 46 |
| | 21 | | | | | | | | | 0.000 05 | 0.002 04 |
| | 20 | | | | | | | | 0.000 00 | 0.000 28 | 0.007 32 |
| | 19 | | | | | | | | 0.000 02 | 0.001 21 | 0.021 64 |
| | 18 | | | | | | | | 0.000 10 | 0.004 33 | 0.053 88 |
| | 17 | | | | | | | 0.000 00 | 0.000 45 | 0.013 17 | 0.114 76 |
| | 16 | | | | | | | 0.000 01 | 0.001 78 | 0.034 39 | 0.212 18 |
| | 15 | | | | | | | 0.000 08 | 0.005 99 | 0.077 80 | 0.345 02 |
| | 14 | | | | | | | 0.000 37 | 0.017 47 | 0.153 77 | 0.500 00 |
| | 13 | | | | | | 0.000 00 | 0.001 54 | 0.044 25 | 0.267 72 | 0.654 98 |
| | 12 | | | | | 0.000 00 | 0.000 01 | 0.005 56 | 0.097 80 | 0.414 23 | 0.787 82 |
| | 11 | | | | 0.000 00 | 0.000 01 | 0.000 08 | 0.017 33 | 0.189 44 | 0.575 38 | 0.885 24 |
| | 10 | | | | 0.000 01 | 0.000 08 | 0.000 46 | 0.046 77 | 0.323 07 | 0.726 47 | 0.946 12 |
| | 9 | | | 0.000 00 | 0.000 07 | 0.000 52 | 0.002 26 | 0.109 12 | 0.488 15 | 0.846 45 | 0.978 36 |
| | 8 | | 0.000 00 | 0.000 04 | 0.000 51 | 0.002 77 | 0.009 48 | 0.219 96 | 0.659 35 | 0.926 43 | 0.992 68 |
| | 7 | | 0.000 01 | 0.000 38 | 0.003 06 | 0.012 29 | 0.033 40 | 0.383 31 | 0.806 51 | 0.970 64 | 0.997 96 |
| | 6 | 0.000 00 | 0.000 12 | 0.002 78 | 0.015 05 | 0.045 14 | 0.097 99 | 0.579 33 | 0.909 53 | 0.990 53 | 0.999 54 |
| | 5 | 0.000 11 | 0.001 45 | 0.016 52 | 0.059 76 | 0.135 09 | 0.236 41 | 0.766 01 | 0.966 76 | 0.997 63 | 0.999 92 |
| | 4 | 0.001 95 | 0.013 24 | 0.076 48 | 0.187 11 | 0.323 17 | 0.462 91 | 0.901 77 | 0.991 04 | 0.999 57 | 0.999 99 |
| | 3 | 0.025 76 | 0.088 65 | 0.264 19 | 0.447 34 | 0.605 28 | 0.728 79 | 0.972 61 | 0.998 43 | 0.999 95 | 1.000 00 |
| | 2 | 0.222 18 | 0.396 54 | 0.639 60 | 0.787 09 | 0.875 64 | 0.928 21 | 0.996 22 | 0.999 87 | 1.000 00 | 1.000 00 |

The k=1 row for n=25 appears below k=2:

| | 1 | 0.222 18 | 0.396 54 | 0.639 60 | 0.787 09 | 0.875 64 | 0.928 21 | 0.996 22 | 0.999 87 | 1.000 00 | 1.000 00 |

| $n$ | $p$ / $k$ | 0.01 | 0.02 | 0.04 | 0.06 | 0.08 | 0.1 | 0.2 | 0.3 | 0.4 | 0.5 |
|---|---|---|---|---|---|---|---|---|---|---|---|
| 30 | 30 | | | | | | | | | | |
| | 29 | | | | | | | | | | |
| | 28 | | | | | | | | | | |
| | 27 | | | | | | | | | | 0.000 00 |
| | 26 | | | | | | | | | | 0.000 03 |
| | 25 | | | | | | | | | 0.000 00 | 0.000 16 |
| | 24 | | | | | | | | | 0.000 01 | 0.000 72 |
| | 23 | | | | | | | | | 0.000 05 | 0.002 61 |
| | 22 | | | | | | | | 0.000 00 | 0.000 22 | 0.008 06 |
| | 21 | | | | | | | | 0.000 01 | 0.000 86 | 0.021 39 |
| | 20 | | | | | | | | 0.000 04 | 0.002 85 | 0.049 37 |
| | 19 | | | | | | | | 0.000 16 | 0.008 30 | 0.100 24 |
| | 18 | | | | | | | 0.000 00 | 0.000 63 | 0.021 24 | 0.180 80 |
| | 17 | | | | | | | 0.000 01 | 0.002 12 | 0.048 11 | 0.292 33 |
| | 16 | | | | | | | 0.000 05 | 0.006 17 | 0.097 06 | 0.427 77 |
| | 15 | | | | | | | 0.000 23 | 0.016 94 | 0.175 77 | 0.572 23 |
| | 14 | | | | | | | 0.000 90 | 0.040 05 | 0.285 50 | 0.707 67 |
| | 13 | | | | | | 0.000 00 | 0.003 11 | 0.084 47 | 0.421 53 | 0.819 20 |
| | 12 | | | | | 0.000 00 | 0.000 02 | 0.009 49 | 0.159 32 | 0.568 91 | 0.899 76 |
| | 11 | | | | 0.000 00 | 0.000 01 | 0.000 09 | 0.025 62 | 0.269 63 | 0.708 53 | 0.950 63 |
| | 10 | | | | 0.000 01 | 0.000 07 | 0.000 45 | 0.061 09 | 0.411 19 | 0.823 71 | 0.978 61 |
| | 9 | | | 0.000 00 | 0.000 05 | 0.000 41 | 0.002 02 | 0.128 65 | 0.568 48 | 0.905 99 | 0.991 94 |
| | 8 | | | 0.000 02 | 0.000 30 | 0.001 97 | 0.007 78 | 0.239 21 | 0.718 62 | 0.956 48 | 0.997 39 |
| | 7 | | 0.000 00 | 0.000 15 | 0.001 67 | 0.008 25 | 0.025 83 | 0.393 03 | 0.840 48 | 0.982 82 | 0.999 28 |
| | 6 | 0.000 00 | 0.000 03 | 0.001 06 | 0.007 95 | 0.029 29 | 0.073 19 | 0.572 49 | 0.923 41 | 0.994 34 | 0.999 84 |
| | 5 | 0.000 01 | 0.000 30 | 0.006 32 | 0.031 54 | 0.087 36 | 0.175 49 | 0.544 77 | 0.969 85 | 0.998 49 | 0.999 97 |
| | 4 | 0.000 22 | 0.002 89 | 0.030 59 | 0.102 62 | 0.215 79 | 0.352 56 | 0.877 29 | 0.990 68 | 0.999 69 | 1.000 00 |
| | 3 | 0.003 32 | 0.021 72 | 0.116 90 | 0.267 66 | 0.437 60 | 0.588 65 | 0.955 82 | 0.997 89 | 0.999 95 | 1.000 00 |
| | 2 | 0.036 15 | 0.120 55 | 0.338 82 | 0.544 53 | 0.704 21 | 0.816 30 | 0.989 48 | 0.999 69 | 1.000 00 | 1.000 00 |
| | 1 | 0.260 30 | 0.454 52 | 0.706 14 | 0.843 74 | 0.918 03 | 0.957 61 | 0.998 76 | 1.000 00 | 1.000 00 | 1.000 00 |

# 附表2 泊松分布表

$$P(X \geq c) = \sum_{k=c}^{+\infty} \frac{\lambda^k}{k!}e^{-\lambda}$$

| c \ λ | 0.01 | 0.05 | 0.10 | 0.15 | 0.2 | 0.3 | 0.4 | 0.5 |
|---|---|---|---|---|---|---|---|---|
| 0 | 1.000 000 0 | 1.000 000 0 | 1.000 000 0 | 1.000 000 0 | 1.000 000 0 | 1.000 000 0 | 1.000 000 0 | 1.000 000 |
| 1 | 0.009 950 2 | 0.048 770 6 | 0.095 162 6 | 0.139 292 0 | 0.181 269 2 | 0.259 181 8 | 0.329 680 0 | 0.393 469 |
| 2 | 0.000 049 7 | 0.001 209 1 | 0.004 678 8 | 0.010 185 8 | 0.017 523 1 | 0.036 936 3 | 0.061 551 9 | 0.090 204 |
| 3 | 0.000 000 2 | 0.000 020 1 | 0.000 154 7 | 0.000 502 9 | 0.001 148 5 | 0.003 599 5 | 0.007 926 3 | 0.014 388 |
| 4 | | 0.000 000 3 | 0.000 003 8 | 0.000 018 7 | 0.000 056 8 | 0.000 265 8 | 0.000 776 3 | 0.001 752 |
| 5 | | | | 0.000 000 6 | 0.000 002 3 | 0.000 015 8 | 0.000 061 2 | 0.000 172 |
| 6 | | | | | 0.000 000 1 | 0.000 000 8 | 0.000 004 0 | 0.000 014 |
| 7 | | | | | | | 0.000 000 2 | 0.000 001 |

| c \ λ | 0.6 | 0.7 | 0.8 | 0.9 | 1.0 | 1.1 | 1.2 | 1.3 | 1.4 |
|---|---|---|---|---|---|---|---|---|---|
| 0 | 1.000 000 | 1.000 000 | 1.000 000 | 1.000 000 | 1.000 000 | 1.000 000 | 1.000 000 | 1.000 000 | 1.000 000 |
| 1 | 0.451 188 | 0.503 415 | 0.550 671 | 0.593 430 | 0.632 121 | 0.667 129 | 0.698 860 | 0.727 468 | 0.753 403 |
| 2 | 0.121 901 | 0.155 085 | 0.191 208 | 0.227 518 | 0.264 241 | 0.300 971 | 0.337 373 | 0.373 177 | 0.408 167 |
| 3 | 0.023 115 | 0.034 142 | 0.047 423 | 0.062 857 | 0.080 301 | 0.099 584 | 0.120 513 | 0.142 888 | 0.166 502 |
| 4 | 0.003 358 | 0.005 753 | 0.009 080 | 0.010 459 | 0.018 988 | 0.025 742 | 0.033 769 | 0.043 095 | 0.053 725 |
| 5 | 0.000 394 | 0.000 786 | 0.001 411 | 0.002 344 | 0.003 660 | 0.005 435 | 0.007 746 | 0.010 663 | 0.014 253 |
| 6 | 0.000 039 | 0.000 090 | 0.000 184 | 0.000 343 | 0.000 594 | 0.000 963 | 0.001 500 | 0.002 231 | 0.003 201 |
| 7 | 0.000 003 | 0.000 009 | 0.000 021 | 0.000 043 | 0.000 083 | 0.000 140 | 0.000 251 | 0.000 404 | 0.000 622 |
| 8 | | 0.000 001 | 0.000 002 | 0.000 005 | 0.000 010 | 0.000 020 | 0.000 037 | 0.000 064 | 0.000 107 |
| 9 | | | | | 0.000 001 | 0.000 002 | 0.000 005 | 0.000 009 | 0.000 016 |
| 10 | | | | | | | 0.000 001 | 0.000 001 | 0.000 002 |

| c \ λ | 1.5 | 1.6 | 1.7 | 1.8 | 1.9 | 2.0 | 2.5 | 3.0 | 3.5 |
|---|---|---|---|---|---|---|---|---|---|
| 0 | 1.000 000 | 1.000 000 | 1.000 000 | 1.000 000 | 1.000 000 | 1.000 000 | 1.000 000 | 1.000 000 | 1.000 000 |
| 1 | 0.776 870 | 0.798 103 | 0.817 316 | 0.834 701 | 0.850 431 | 0.864 665 | 0.917 915 | 0.950 213 | 0.969 803 |
| 2 | 0.442 175 | 0.475 069 | 0.506 754 | 0.537 163 | 0.566 251 | 0.593 994 | 0.712 703 | 0.800 852 | 0.864 112 |
| 3 | 0.191 153 | 0.216 642 | 0.242 777 | 0.269 379 | 0.296 280 | 0.323 324 | 0.456 187 | 0.576 810 | 0.679 153 |
| 4 | 0.065 642 | 0.078 813 | 0.093 189 | 0.108 708 | 0.125 298 | 0.142 877 | 0.242 424 | 0.352 768 | 0.463 367 |
| 5 | 0.018 576 | 0.023 682 | 0.029 615 | 0.036 407 | 0.044 081 | 0.052 653 | 0.108 822 | 0.184 737 | 0.274 555 |
| 6 | 0.004 456 | 0.006 040 | 0.007 999 | 0.010 378 | 0.013 219 | 0.016 564 | 0.042 021 | 0.083 918 | 0.142 386 |
| 7 | 0.000 926 | 0.001 336 | 0.001 875 | 0.002 569 | 0.003 446 | 0.004 534 | 0.014 187 | 0.033 509 | 0.065 288 |
| 8 | 0.000 170 | 0.000 260 | 0.000 388 | 0.000 562 | 0.000 793 | 0.001 097 | 0.004 247 | 0.011 905 | 0.026 739 |
| 9 | 0.000 028 | 0.000 045 | 0.000 072 | 0.000 110 | 0.000 163 | 0.000 237 | 0.001 140 | 0.003 803 | 0.009 874 |
| 10 | 0.000 004 | 0.000 007 | 0.000 012 | 0.000 019 | 0.000 030 | 0.000 046 | 0.000 277 | 0.001 102 | 0.003 315 |
| 11 | 0.000 001 | 0.000 001 | 0.000 002 | 0.000 003 | 0.000 005 | 0.000 008 | 0.000 062 | 0.000 292 | 0.001 019 |
| 12 | | | | | 0.000 001 | 0.000 001 | 0.000 013 | 0.000 071 | 0.000 289 |
| 13 | | | | | | | 0.000 002 | 0.000 016 | 0.000 076 |
| 14 | | | | | | | | 0.000 003 | 0.000 019 |
| 15 | | | | | | | | 0.000 001 | 0.000 004 |
| 16 | | | | | | | | | 0.000 001 |

| $c$ \ $\lambda$ | 4.0 | 4.5 | 5.0 | 5.5 | 6.0 | 6.5 | 7.0 | 7.5 | 8.0 |
|---|---|---|---|---|---|---|---|---|---|
| 0 | 1.000 000 | 1.000 000 | 1.000 000 | 1.000 000 | 1.000 000 | 1.000 000 | 1.000 000 | 1.000 000 | 1.000 000 |
| 1 | 0.981 684 | 0.988 891 | 0.993 262 | 0.995 913 | 0.997 521 | 0.998 497 | 0.999 088 | 0.999 447 | 0.999 665 |
| 2 | 0.908 422 | 0.938 901 | 0.959 572 | 0.973 436 | 0.982 649 | 0.988 724 | 0.992 705 | 0.995 299 | 0.996 981 |
| 3 | 0.761 897 | 0.826 422 | 0.875 348 | 0.911 624 | 0.938 031 | 0.956 964 | 0.970 364 | 0.979 743 | 0.986 246 |
| 4 | 0.566 530 | 0.657 704 | 0.734 974 | 0.798 301 | 0.848 796 | 0.888 150 | 0.918 235 | 0.940 855 | 0.957 620 |
| 5 | 0.371 163 | 0.467 896 | 0.559 507 | 0.642 482 | 0.714 943 | 0.776 328 | 0.827 008 | 0.867 938 | 0.900 368 |
| 6 | 0.214 870 | 0.297 070 | 0.384 039 | 0.471 081 | 0.554 320 | 0.630 959 | 0.699 292 | 0.758 564 | 0.808 764 |
| 7 | 0.110 674 | 0.168 949 | 0.237 817 | 0.313 964 | 0.393 697 | 0.473 476 | 0.550 289 | 0.621 845 | 0.686 626 |
| 8 | 0.051 134 | 0.089 586 | 0.133 372 | 0.190 515 | 0.256 020 | 0.327 242 | 0.401 286 | 0.475 361 | 0.547 039 |
| 9 | 0.021 363 | 0.040 257 | 0.068 094 | 0.105 643 | 0.152 763 | 0.208 427 | 0.270 909 | 0.338 033 | 0.407 453 |
| 10 | 0.008 132 | 0.017 093 | 0.031 828 | 0.053 777 | 0.083 924 | 0.122 616 | 0.169 504 | 0.223 592 | 0.283 376 |
| 11 | 0.002 840 | 0.006 669 | 0.013 695 | 0.025 251 | 0.042 621 | 0.066 839 | 0.098 521 | 0.137 762 | 0.184 114 |
| 12 | 0.000 915 | 0.002 404 | 0.005 453 | 0.010 988 | 0.020 092 | 0.033 880 | 0.053 350 | 0.079 241 | 0.111 924 |
| 13 | 0.000 274 | 0.000 805 | 0.002 019 | 0.004 451 | 0.008 827 | 0.016 027 | 0.027 000 | 0.042 666 | 0.063 797 |
| 14 | 0.000 076 | 0.000 252 | 0.000 689 | 0.001 685 | 0.003 628 | 0.007 100 | 0.012 811 | 0.021 565 | 0.034 181 |
| 15 | 0.000 020 | 0.000 074 | 0.000 226 | 0.000 599 | 0.001 400 | 0.002 956 | 0.005 717 | 0.010 260 | 0.017 257 |
| 16 | 0.000 005 | 0.000 020 | 0.000 069 | 0.000 200 | 0.000 509 | 0.001 160 | 0.002 407 | 0.004 608 | 0.008 231 |
| 17 | 0.000 001 | 0.000 085 | 0.000 020 | 0.000 063 | 0.000 175 | 0.000 430 | 0.000 958 | 0.001 959 | 0.003 718 |
| 18 | | 0.000 001 | 0.000 005 | 0.000 019 | 0.000 057 | 0.000 151 | 0.000 362 | 0.000 790 | 0.001 594 |
| 19 | | | 0.000 001 | 0.000 005 | 0.000 018 | 0.000 051 | 0.000 130 | 0.000 303 | 0.000 650 |
| 20 | | | | 0.000 001 | 0.000 005 | 0.000 016 | 0.000 044 | 0.000 111 | 0.000 253 |
| 21 | | | | | 0.000 001 | 0.000 005 | 0.000 014 | 0.000 039 | 0.000 094 |
| 22 | | | | | | 0.000 001 | 0.000 005 | 0.000 013 | 0.000 033 |
| 23 | | | | | | | 0.000 001 | 0.000 004 | 0.000 011 |
| 24 | | | | | | | | 0.000 001 | 0.000 004 |
| 25 | | | | | | | | | 0.000 001 |

# 附表 3　标准正态分布表

$$\Phi(x) = \int_{-\infty}^{x} \frac{1}{\sqrt{2\pi}} e^{-\frac{x^2}{2}} dx$$

| $x$ | 0.00 | 0.01 | 0.02 | 0.03 | 0.04 | 0.05 | 0.06 | 0.07 | 0.08 | 0.09 |
|---|---|---|---|---|---|---|---|---|---|---|
| 0.0 | 0.500 000 | 0.503 989 | 0.507 978 | 0.511 966 | 0.515 953 | 0.519 939 | 0.523 922 | 0.527 903 | 0.531 881 | 0.535 856 |
| 0.1 | 0.539 828 | 0.543 795 | 0.547 758 | 0.551 717 | 0.555 670 | 0.559 618 | 0.563 559 | 0.567 495 | 0.571 424 | 0.575 345 |
| 0.2 | 0.579 260 | 0.583 166 | 0.587 064 | 0.590 954 | 0.594 835 | 0.598 706 | 0.602 568 | 0.606 420 | 0.610 261 | 0.614 092 |
| 0.3 | 0.617 911 | 0.621 720 | 0.625 516 | 0.629 300 | 0.633 072 | 0.636 831 | 0.640 576 | 0.644 309 | 0.648 027 | 0.651 732 |
| 0.4 | 0.655 422 | 0.659 097 | 0.662 757 | 0.666 402 | 0.670 031 | 0.673 645 | 0.677 242 | 0.680 822 | 0.684 386 | 0.687 933 |
| 0.5 | 0.691 462 | 0.694 974 | 0.698 468 | 0.701 944 | 0.705 401 | 0.708 840 | 0.712 260 | 0.715 661 | 0.719 043 | 0.722 405 |
| 0.6 | 0.725 747 | 0.729 069 | 0.732 371 | 0.735 653 | 0.738 914 | 0.742 154 | 0.745 373 | 0.748 571 | 0.751 748 | 0.754 903 |
| 0.7 | 0.758 036 | 0.761 148 | 0.764 238 | 0.767 305 | 0.770 350 | 0.773 373 | 0.776 373 | 0.779 350 | 0.782 305 | 0.785 236 |
| 0.8 | 0.788 145 | 0.791 030 | 0.793 892 | 0.796 731 | 0.799 546 | 0.802 337 | 0.805 105 | 0.807 850 | 0.810 570 | 0.813 267 |
| 0.9 | 0.815 940 | 0.818 589 | 0.821 214 | 0.823 814 | 0.826 391 | 0.828 944 | 0.831 472 | 0.833 977 | 0.836 457 | 0.838 913 |
| 1.0 | 0.841 345 | 0.843 752 | 0.846 136 | 0.848 495 | 0.850 830 | 0.853 141 | 0.855 428 | 0.857 690 | 0.859 929 | 0.862 143 |
| 1.1 | 0.864 334 | 0.866 500 | 0.868 643 | 0.870 762 | 0.872 857 | 0.874 928 | 0.876 976 | 0.879 000 | 0.881 000 | 0.882 977 |
| 1.2 | 0.884 930 | 0.886 861 | 0.888 768 | 0.890 651 | 0.892 512 | 0.894 350 | 0.896 165 | 0.897 958 | 0.899 727 | 0.901 475 |
| 1.3 | 0.903 200 | 0.904 902 | 0.906 582 | 0.908 241 | 0.909 877 | 0.911 492 | 0.913 085 | 0.914 657 | 0.916 207 | 0.917 736 |
| 1.4 | 0.919 243 | 0.920 730 | 0.922 196 | 0.923 641 | 0.925 066 | 0.929 471 | 0.927 855 | 0.929 219 | 0.930 563 | 0.931 888 |
| 1.5 | 0.933 193 | 0.934 478 | 0.935 745 | 0.936 992 | 0.938 220 | 0.939 429 | 0.940 620 | 0.941 792 | 0.942 947 | 0.944 083 |
| 1.6 | 0.945 201 | 0.946 301 | 0.947 384 | 0.948 449 | 0.949 497 | 0.950 529 | 0.951 543 | 0.952 540 | 0.953 521 | 0.954 486 |
| 1.7 | 0.955 435 | 0.956 367 | 0.957 284 | 0.958 185 | 0.959 070 | 0.959 941 | 0.960 796 | 0.961 636 | 0.962 462 | 0.963 273 |
| 1.8 | 0.964 070 | 0.964 852 | 0.965 620 | 0.966 375 | 0.967 116 | 0.967 843 | 0.968 557 | 0.969 258 | 0.969 946 | 0.970 621 |
| 1.9 | 0.971 283 | 0.971 933 | 0.972 571 | 0.973 197 | 0.973 810 | 0.974 412 | 0.975 002 | 0.975 581 | 0.976 148 | 0.976 705 |
| 2.0 | 0.977 250 | 0.977 784 | 0.978 308 | 0.978 822 | 0.979 325 | 0.979 818 | 0.980 301 | 0.980 774 | 0.981 237 | 0.981 691 |
| 2.1 | 0.982 136 | 0.982 571 | 0.982 997 | 0.983 414 | 0.983 823 | 0.984 222 | 0.984 614 | 0.984 997 | 0.985 371 | 0.985 738 |
| 2.2 | 0.986 097 | 0.986 447 | 0.986 791 | 0.987 126 | 0.987 455 | 0.987 776 | 0.988 089 | 0.988 396 | 0.988 696 | 0.988 989 |
| 2.3 | 0.989 276 | 0.989 556 | 0.989 830 | 0.990 097 | 0.990 358 | 0.990 613 | 0.990 863 | 0.991 106 | 0.991 344 | 0.991 576 |
| 2.4 | 0.991 802 | 0.992 024 | 0.992 240 | 0.992 451 | 0.992 656 | 0.992 857 | 0.993 053 | 0.993 244 | 0.993 431 | 0.993 613 |
| 2.5 | 0.993 790 | 0.993 963 | 0.994 132 | 0.994 297 | 0.994 457 | 0.994 614 | 0.994 766 | 0.994 915 | 0.995 060 | 0.995 201 |
| 2.6 | 0.995 339 | 0.995 473 | 0.995 604 | 0.995 731 | 0.995 855 | 0.995 975 | 0.996 093 | 0.996 207 | 0.996 319 | 0.996 427 |
| 2.7 | 0.996 533 | 0.996 636 | 0.996 736 | 0.996 833 | 0.996 928 | 0.997 020 | 0.997 110 | 0.997 197 | 0.997 282 | 0.997 365 |
| 2.8 | 0.997 445 | 0.997 523 | 0.997 599 | 0.997 673 | 0.997 744 | 0.997 814 | 0.997 882 | 0.997 948 | 0.998 012 | 0.998 074 |
| 2.9 | 0.998 134 | 0.998 193 | 0.998 250 | 0.998 305 | 0.998 359 | 0.998 411 | 0.998 462 | 0.998 511 | 0.998 559 | 0.998 605 |
| 3.0 | 0.998 650 | 0.998 694 | 0.998 736 | 0.998 777 | 0.998 817 | 0.998 856 | 0.998 893 | 0.998 930 | 0.998 965 | 0.998 999 |
| 3.1 | 0.999 032 | 0.999 065 | 0.999 096 | 0.999 126 | 0.999 155 | 0.999 184 | 0.999 211 | 0.999 238 | 0.999 264 | 0.999 289 |
| 3.2 | 0.999 313 | 0.999 336 | 0.999 359 | 0.999 381 | 0.999 402 | 0.999 423 | 0.999 443 | 0.999 462 | 0.999 481 | 0.999 499 |
| 3.3 | 0.999 517 | 0.999 534 | 0.999 550 | 0.999 566 | 0.999 581 | 0.999 596 | 0.999 610 | 0.999 624 | 0.999 638 | 0.999 651 |
| 3.4 | 0.999 663 | 0.999 675 | 0.999 687 | 0.999 698 | 0.999 709 | 0.999 720 | 0.999 730 | 0.999 740 | 0.999 749 | 0.999 758 |
| 3.5 | 0.999 767 | 0.999 776 | 0.999 784 | 0.999 792 | 0.999 800 | 0.999 807 | 0.999 815 | 0.999 822 | 0.999 828 | 0.999 835 |
| 3.6 | 0.999 841 | 0.999 847 | 0.999 853 | 0.999 858 | 0.999 864 | 0.999 869 | 0.999 874 | 0.999 879 | 0.999 883 | 0.999 888 |
| 3.7 | 0.999 892 | 0.999 896 | 0.999 900 | 0.999 904 | 0.999 908 | 0.999 912 | 0.999 915 | 0.999 918 | 0.999 922 | 0.999 925 |
| 3.8 | 0.999 928 | 0.999 931 | 0.999 933 | 0.999 936 | 0.999 938 | 0.999 941 | 0.999 943 | 0.999 946 | 0.999 948 | 0.999 950 |
| 3.9 | 0.999 952 | 0.999 954 | 0.999 956 | 0.999 958 | 0.999 959 | 0.999 961 | 0.999 963 | 0.999 964 | 0.999 966 | 0.999 967 |
| 4.0 | 0.999 968 | 0.999 970 | 0.999 971 | 0.999 972 | 0.999 973 | 0.999 974 | 0.999 975 | 0.999 976 | 0.999 977 | 0.999 978 |
| 4.1 | 0.999 979 | 0.999 980 | 0.999 981 | 0.999 982 | 0.999 983 | 0.999 983 | 0.999 984 | 0.999 985 | 0.999 985 | 0.999 986 |
| 4.2 | 0.999 987 | 0.999 987 | 0.999 988 | 0.999 988 | 0.999 989 | 0.999 989 | 0.999 990 | 0.999 990 | 0.999 991 | 0.999 991 |
| 4.3 | 0.999 991 | 0.999 992 | 0.999 992 | 0.999 993 | 0.999 993 | 0.999 993 | 0.999 993 | 0.999 994 | 0.999 994 | 0.999 994 |
| 4.4 | 0.999 995 | 0.999 995 | 0.999 995 | 0.999 995 | 0.999 996 | 0.999 996 | 0.999 996 | 0.999 996 | 0.999 996 | 0.999 996 |
| 4.5 | 0.999 997 | 0.999 997 | 0.999 997 | 0.999 997 | 0.999 997 | 0.999 997 | 0.999 997 | 0.999 998 | 0.999 998 | 0.999 998 |
| 4.6 | 0.999 998 | 0.999 998 | 0.999 998 | 0.999 998 | 0.999 998 | 0.999 998 | 0.999 998 | 0.999 998 | 0.999 999 | 0.999 999 |
| 4.7 | 0.999 999 | 0.999 999 | 0.999 999 | 0.999 999 | 0.999 999 | 0.999 999 | 0.999 999 | 0.999 999 | 0.999 999 | 0.999 999 |
| 4.8 | 0.999 999 | 0.999 999 | 0.999 999 | 0.999 999 | 0.999 999 | 0.999 999 | 0.999 999 | 0.999 999 | 0.999 999 | 0.999 999 |
| 4.9 | 1.000 000 | 1.000 000 | 1.000 000 | 1.000 000 | 1.000 000 | 1.000 000 | 1.000 000 | 1.000 000 | 1.000 000 | 1.000 000 |

注:本表对于 $x$ 给出正态分布函数 $\Phi(x)$ 的数值。例如,对于 $x=2.35$, $\Phi(x)=0.990\,613$。

# 附表 4 标准正态分布的双侧临界值表

$$P(|u| > u_{\alpha/2}) = \alpha$$

| $\alpha$ | 0.00 | 0.01 | 0.02 | 0.03 | 0.04 | 0.05 | 0.06 | 0.07 | 0.08 | 0.09 |
|---|---|---|---|---|---|---|---|---|---|---|
| 0.0 | $\infty$ | 2.575 829 | 2.326 348 | 2.170 090 | 2.053 749 | 1.959 964 | 1.880 794 | 1.811 911 | 1.750 686 | 1.695 398 |
| 0.1 | 1.644 854 | 1.598 193 | 1.554 774 | 1.514 102 | 1.475 791 | 1.439 531 | 1.405 072 | 1.371 204 | 1.340 755 | 1.310 579 |
| 0.2 | 1.281 552 | 1.253 565 | 1.226 528 | 1.200 359 | 1.174 987 | 1.150 349 | 1.126 391 | 1.103 063 | 1.080 319 | 1.058 122 |
| 0.3 | 1.036 433 | 1.015 222 | 0.994 458 | 0.974 114 | 0.954 165 | 0.934 589 | 0.915 365 | 0.896 473 | 0.877 896 | 0.859 617 |
| 0.4 | 0.841 621 | 0.823 894 | 0.806 421 | 0.789 192 | 0.772 193 | 0.755 415 | 0.738 847 | 0.722 479 | 0.706 303 | 0.690 309 |
| 0.5 | 0.674 490 | 0.658 838 | 0.643 345 | 0.628 006 | 0.612 813 | 0.597 760 | 0.582 841 | 0.568 051 | 0.553 385 | 0.538 836 |
| 0.6 | 0.524 401 | 0.510 073 | 0.495 850 | 0.481 727 | 0.467 699 | 0.453 762 | 0.439 913 | 0.426 148 | 0.412 463 | 0.398 855 |
| 0.7 | 0.385 320 | 0.371 856 | 0.358 459 | 0.345 125 | 0.331 853 | 0.318 639 | 0.305 481 | 0.292 375 | 0.279 319 | 0.266 311 |
| 0.8 | 0.253 347 | 0.240 426 | 0.127 545 | 0.214 702 | 0.201 893 | 0.189 118 | 0.176 374 | 0.163 658 | 0.150 969 | 0.138 304 |
| 0.9 | 0.125 661 | 0.113 039 | 0.100 434 | 0.087 845 | 0.075 270 | 0.062 707 | 0.050 154 | 0.037 608 | 0.025 069 | 0.012 533 |

| $\alpha$ | 0.001 | 0.000 1 | 0.000 01 | 0.000 001 | 0.000 000 1 | 0.000 000 01 |
|---|---|---|---|---|---|---|
| $u_{\alpha/2}$ | 3.290 53 | 3.890 59 | 4.417 17 | 4.891 64 | 5.326 72 | 5.730 73 |

# 附表 5  $\chi^2$ 分 布 表

$$P(\chi^2 > \chi^2_\alpha(n)) = \alpha$$

| $\alpha$ / $n$ | 0.995 | 0.99 | 0.975 | 0.95 | 0.90 | 0.75 | 0.25 | 0.10 | 0.05 | 0.025 | 0.01 | 0.005 |
|---|---|---|---|---|---|---|---|---|---|---|---|---|
| 1 | – | – | 0.001 | 0.004 | 0.016 | 0.102 | 1.323 | 2.706 | 3.841 | 5.024 | 6.635 | 7.879 |
| 2 | 0.010 | 0.020 | 0.051 | 0.103 | 0.211 | 0.575 | 2.773 | 4.605 | 5.991 | 7.378 | 9.210 | 10.597 |
| 3 | 0.072 | 0.115 | 0.216 | 0.352 | 0.584 | 1.213 | 4.108 | 6.251 | 7.815 | 9.348 | 11.345 | 12.838 |
| 4 | 0.207 | 0.297 | 0.484 | 0.711 | 1.064 | 1.923 | 5.385 | 7.779 | 9.448 | 11.143 | 13.277 | 14.806 |
| 5 | 0.412 | 0.554 | 0.831 | 1.145 | 1.610 | 2.675 | 6.626 | 9.236 | 11.072 | 12.833 | 15.086 | 16.750 |
| 6 | 0.676 | 0.872 | 1.237 | 1.635 | 2.204 | 3.455 | 7.841 | 10.645 | 12.592 | 14.449 | 16.812 | 18.548 |
| 7 | 0.989 | 1.239 | 1.690 | 2.167 | 2.833 | 4.255 | 9.037 | 12.017 | 14.067 | 16.013 | 18.475 | 20.278 |
| 8 | 1.344 | 1.646 | 2.180 | 2.733 | 3.490 | 5.071 | 10.219 | 13.362 | 15.507 | 17.535 | 20.090 | 21.955 |
| 9 | 1.735 | 2.088 | 2.700 | 3.325 | 4.168 | 5.899 | 11.389 | 14.684 | 16.919 | 19.023 | 21.666 | 23.589 |
| 10 | 2.156 | 2.558 | 3.247 | 3.940 | 4.865 | 6.737 | 12.549 | 15.987 | 18.307 | 20.483 | 23.209 | 25.188 |
| 11 | 2.603 | 3.053 | 3.816 | 4.575 | 5.578 | 7.584 | 13.701 | 17.275 | 19.675 | 21.920 | 24.725 | 26.757 |
| 12 | 3.047 | 3.571 | 4.404 | 5.226 | 6.304 | 8.438 | 14.845 | 18.549 | 21.026 | 23.337 | 26.217 | 28.299 |
| 13 | 3.565 | 4.107 | 5.009 | 5.892 | 7.042 | 9.299 | 15.984 | 19.812 | 22.362 | 24.736 | 27.688 | 29.819 |
| 14 | 4.075 | 4.660 | 5.629 | 6.571 | 7.790 | 10.165 | 17.117 | 21.064 | 23.685 | 26.119 | 29.141 | 31.319 |
| 15 | 4.601 | 5.229 | 6.262 | 7.261 | 8.547 | 11.037 | 18.245 | 22.307 | 24.996 | 27.488 | 30.578 | 32.801 |
| 16 | 5.142 | 5.812 | 6.908 | 7.962 | 9.312 | 11.912 | 19.369 | 23.542 | 26.296 | 28.845 | 32.000 | 34.267 |
| 17 | 5.697 | 6.408 | 7.564 | 8.672 | 10.085 | 12.792 | 20.489 | 24.769 | 27.587 | 30.191 | 33.409 | 35.718 |
| 18 | 6.265 | 7.015 | 8.231 | 9.390 | 10.865 | 13.675 | 21.605 | 25.989 | 28.869 | 31.526 | 34.805 | 37.156 |
| 19 | 6.844 | 7.633 | 8.907 | 10.117 | 11.651 | 14.562 | 22.718 | 27.204 | 30.144 | 32.852 | 36.191 | 38.582 |
| 20 | 7.434 | 8.260 | 9.591 | 10.851 | 12.443 | 15.452 | 23.828 | 28.412 | 31.410 | 34.170 | 37.566 | 39.997 |
| 21 | 8.034 | 8.897 | 10.283 | 11.591 | 13.240 | 16.344 | 24.935 | 29.615 | 32.671 | 35.479 | 38.932 | 41.401 |
| 22 | 8.643 | 9.542 | 10.982 | 12.338 | 14.042 | 17.240 | 26.039 | 30.813 | 33.924 | 36.781 | 40.289 | 42.796 |
| 23 | 9.260 | 10.196 | 11.689 | 13.091 | 14.848 | 18.137 | 27.141 | 32.007 | 35.172 | 38.076 | 41.638 | 44.181 |
| 24 | 9.886 | 10.856 | 12.401 | 13.848 | 15.659 | 19.037 | 28.241 | 33.196 | 36.415 | 39.364 | 42.980 | 45.559 |
| 25 | 10.520 | 11.524 | 13.120 | 14.611 | 16.473 | 19.939 | 29.339 | 34.382 | 37.652 | 40.646 | 44.314 | 46.928 |
| 26 | 11.160 | 12.198 | 13.844 | 15.379 | 17.292 | 20.843 | 30.435 | 35.563 | 38.885 | 41.923 | 45.642 | 48.290 |
| 27 | 11.808 | 12.879 | 14.573 | 16.151 | 18.114 | 21.749 | 31.528 | 36.741 | 40.113 | 43.194 | 46.963 | 49.645 |
| 28 | 12.461 | 13.565 | 15.308 | 16.928 | 18.939 | 22.657 | 32.620 | 37.916 | 41.337 | 44.461 | 48.278 | 50.993 |
| 29 | 13.121 | 14.257 | 16.047 | 17.708 | 19.768 | 23.567 | 33.711 | 39.087 | 42.557 | 45.722 | 49.588 | 52.336 |
| 30 | 13.787 | 14.954 | 16.791 | 18.493 | 20.599 | 24.478 | 34.800 | 40.256 | 43.773 | 46.949 | 50.892 | 53.672 |
| 31 | 14.458 | 15.655 | 17.539 | 19.281 | 21.434 | 25.390 | 35.887 | 41.422 | 44.985 | 48.232 | 52.191 | 55.003 |
| 32 | 15.134 | 16.362 | 18.291 | 20.072 | 22.271 | 26.304 | 36.973 | 42.585 | 46.194 | 48.480 | 53.486 | 56.328 |
| 33 | 15.815 | 17.074 | 19.047 | 20.867 | 23.110 | 27.219 | 38.058 | 43.745 | 47.400 | 50.725 | 54.776 | 57.648 |
| 34 | 16.501 | 17.789 | 19.806 | 21.664 | 23.952 | 28.136 | 39.141 | 44.903 | 48.602 | 51.966 | 56.061 | 58.964 |
| 35 | 17.192 | 18.509 | 20.569 | 22.465 | 24.797 | 29.054 | 40.223 | 46.059 | 49.802 | 53.203 | 57.342 | 60.275 |
| 36 | 17.887 | 19.233 | 21.336 | 23.269 | 25.643 | 29.973 | 41.304 | 47.212 | 50.998 | 54.437 | 58.619 | 61.581 |
| 37 | 18.586 | 19.960 | 22.106 | 24.075 | 26.492 | 30.893 | 42.383 | 48.363 | 52.192 | 55.668 | 59.892 | 62.883 |
| 38 | 19.289 | 20.691 | 22.878 | 24.884 | 27.343 | 31.815 | 43.462 | 49.513 | 53.384 | 56.896 | 61.162 | 64.181 |
| 39 | 19.996 | 21.426 | 23.654 | 25.695 | 28.196 | 32.737 | 44.539 | 50.660 | 54.572 | 58.120 | 62.428 | 65.476 |
| 40 | 20.707 | 22.164 | 24.433 | 26.509 | 29.051 | 33.660 | 45.616 | 51.805 | 55.758 | 59.342 | 63.691 | 66.766 |
| 41 | 21.421 | 22.906 | 25.215 | 27.326 | 29.907 | 34.585 | 46.692 | 52.949 | 56.942 | 60.561 | 64.950 | 68.053 |
| 42 | 22.138 | 23.650 | 25.999 | 28.144 | 30.765 | 35.510 | 47.766 | 54.909 | 58.124 | 61.777 | 66.206 | 69.336 |
| 43 | 22.859 | 24.398 | 26.785 | 28.965 | 31.625 | 36.436 | 48.840 | 55.230 | 59.354 | 62.990 | 67.459 | 70.616 |
| 44 | 23.584 | 25.148 | 27.575 | 29.787 | 32.487 | 37.363 | 49.913 | 56.369 | 60.481 | 64.201 | 68.710 | 71.893 |
| 45 | 24.311 | 25.901 | 28.366 | 30.621 | 33.350 | 38.291 | 50.985 | 57.505 | 61.656 | 65.410 | 69.957 | 73.166 |

# 附表 6 $t$ 分 布 表

$$P(t>t_\alpha(n))=\alpha$$

| $n$ \ $\alpha$ | 0.25 | 0.10 | 0.05 | 0.025 | 0.01 | 0.005 |
|---|---|---|---|---|---|---|
| 1 | 1.000 0 | 3.077 7 | 6.313 8 | 12.706 2 | 31.820 7 | 63.657 4 |
| 2 | 0.816 5 | 1.885 6 | 2.920 0 | 4.302 7 | 6.964 6 | 9.924 8 |
| 3 | 0.764 9 | 1.637 7 | 2.353 4 | 3.182 4 | 4.540 7 | 5.840 9 |
| 4 | 0.740 7 | 1.533 2 | 2.131 8 | 2.776 4 | 3.746 9 | 4.604 1 |
| 5 | 0.726 7 | 1.475 9 | 2.015 0 | 2.570 6 | 3.364 9 | 4.032 2 |
| 6 | 0.717 6 | 1.439 8 | 1.943 2 | 2.446 9 | 3.142 7 | 3.707 4 |
| 7 | 0.711 1 | 1.414 9 | 1.894 6 | 2.364 6 | 2.998 0 | 3.499 5 |
| 8 | 0.706 4 | 1.396 8 | 1.859 5 | 2.306 0 | 2.896 5 | 3.355 4 |
| 9 | 0.702 7 | 1.383 0 | 1.833 1 | 2.262 2 | 2.821 4 | 3.249 8 |
| 10 | 0.699 8 | 1.372 2 | 1.812 5 | 2.228 1 | 2.763 8 | 3.169 3 |
| 11 | 0.697 4 | 1.363 4 | 1.795 9 | 2.201 0 | 2.718 1 | 3.105 8 |
| 12 | 0.695 5 | 1.356 2 | 1.782 3 | 2.178 8 | 2.681 0 | 3.054 5 |
| 13 | 0.693 8 | 1.350 2 | 1.770 9 | 2.160 4 | 2.650 3 | 3.012 3 |
| 14 | 0.692 4 | 1.345 0 | 1.761 3 | 2.144 8 | 2.624 5 | 2.976 8 |
| 15 | 0.691 2 | 1.340 6 | 1.753 1 | 2.131 5 | 2.602 5 | 2.946 7 |
| 16 | 0.690 1 | 1.338 8 | 1.745 9 | 2.119 9 | 2.583 5 | 2.920 8 |
| 17 | 0.689 2 | 1.333 4 | 1.739 6 | 2.109 8 | 2.566 9 | 2.898 2 |
| 18 | 0.688 4 | 1.330 4 | 1.734 1 | 2.100 9 | 2.552 4 | 2.878 4 |
| 19 | 0.687 6 | 1.327 7 | 1.729 1 | 2.093 0 | 2.539 5 | 2.860 9 |
| 20 | 0.687 0 | 1.325 3 | 1.724 7 | 2.086 0 | 2.528 0 | 2.845 3 |
| 21 | 0.686 4 | 1.323 2 | 1.720 7 | 2.079 6 | 2.517 7 | 2.831 4 |
| 22 | 0.685 8 | 1.321 2 | 1.717 1 | 2.073 9 | 2.508 3 | 2.818 8 |
| 23 | 0.685 3 | 1.319 5 | 1.713 9 | 2.068 7 | 2.499 9 | 2.807 3 |
| 24 | 0.684 8 | 1.317 8 | 1.710 9 | 2.063 9 | 2.492 2 | 2.796 9 |
| 25 | 0.684 4 | 1.316 3 | 1.708 1 | 2.059 5 | 2.485 1 | 2.787 4 |
| 26 | 0.684 0 | 1.315 0 | 1.705 6 | 2.055 5 | 2.478 6 | 2.778 7 |
| 27 | 0.683 7 | 1.313 7 | 1.703 3 | 2.051 8 | 2.472 7 | 2.770 7 |
| 28 | 0.683 4 | 1.312 5 | 1.701 1 | 2.048 4 | 2.467 1 | 2.763 3 |
| 29 | 0.683 0 | 1.311 4 | 1.699 1 | 2.045 2 | 2.462 0 | 2.756 4 |
| 30 | 0.682 8 | 1.310 4 | 1.697 3 | 2.042 3 | 2.457 3 | 2.750 0 |
| 31 | 0.682 5 | 1.309 5 | 1.695 5 | 2.039 5 | 2.452 8 | 2.744 0 |
| 32 | 0.682 2 | 1.308 6 | 1.693 9 | 2.036 9 | 2.448 7 | 2.738 5 |
| 33 | 0.682 0 | 1.307 7 | 1.692 4 | 2.034 5 | 2.444 8 | 2.733 3 |
| 34 | 0.681 8 | 1.307 0 | 1.690 9 | 2.032 2 | 2.441 1 | 2.728 4 |
| 35 | 0.681 6 | 1.306 2 | 1.689 6 | 2.030 1 | 2.437 7 | 2.723 8 |
| 36 | 0.681 4 | 1.305 5 | 1.688 3 | 2.028 1 | 2.4345 | 2.719 5 |
| 37 | 0.681 2 | 1.304 9 | 1.687 1 | 2.026 2 | 2.431 4 | 2.715 4 |
| 38 | 0.681 0 | 1.304 2 | 1.686 0 | 2.024 4 | 2.428 6 | 2.711 6 |
| 39 | 0.680 8 | 1.303 6 | 1.684 9 | 2.022 7 | 2.425 8 | 2.707 9 |
| 40 | 0.680 7 | 1.303 0 | 1.683 9 | 2.021 1 | 2.423 3 | 2.704 5 |
| 41 | 0.680 5 | 1.302 5 | 1.682 9 | 2.019 5 | 2.420 8 | 2.701 2 |
| 42 | 0.680 4 | 1.302 0 | 1.682 0 | 2.018 1 | 2.418 5 | 2.698 1 |
| 43 | 0.680 2 | 1.301 6 | 1.681 1 | 2.016 7 | 2.416 3 | 2.695 1 |
| 44 | 0.680 1 | 1.301 1 | 1.680 2 | 2.015 4 | 2.414 1 | 2.692 3 |
| 45 | 0.680 0 | 1.300 6 | 1.679 4 | 2.014 1 | 2.412 1 | 2.689 6 |

## 附表7　F 分布表

$$P(F > F_\alpha(n_1, n_2)) = \alpha$$

$$\alpha = 0.10$$

| $n_2$ \ $n_1$ | 1 | 2 | 3 | 4 | 5 | 6 | 7 | 8 | 9 | 10 | 12 | 15 | 20 | 24 | 30 | 40 | 60 | 120 | ∞ |
|---|---|---|---|---|---|---|---|---|---|---|---|---|---|---|---|---|---|---|---|
| 1 | 39.86 | 49.50 | 53.59 | 55.83 | 57.24 | 58.20 | 58.91 | 59.44 | 59.86 | 60.19 | 60.71 | 61.22 | 61.74 | 62.00 | 62.26 | 62.53 | 62.79 | 63.06 | 63.33 |
| 2 | 8.53 | 9.00 | 9.16 | 9.24 | 9.29 | 9.33 | 9.35 | 9.37 | 9.38 | 9.39 | 9.41 | 9.42 | 9.44 | 9.45 | 9.46 | 9.47 | 9.47 | 9.48 | 9.49 |
| 3 | 5.54 | 5.46 | 5.39 | 5.34 | 5.31 | 5.28 | 5.27 | 5.25 | 5.24 | 5.23 | 5.22 | 5.20 | 5.18 | 5.18 | 5.17 | 5.16 | 5.15 | 5.14 | 5.13 |
| 4 | 4.54 | 4.32 | 4.19 | 4.11 | 4.05 | 4.01 | 3.98 | 3.95 | 3.94 | 3.92 | 3.90 | 3.87 | 3.84 | 3.83 | 3.82 | 3.80 | 3.79 | 3.78 | 3.72 |
| 5 | 4.06 | 3.78 | 3.62 | 3.52 | 3.45 | 3.40 | 3.37 | 3.34 | 3.32 | 3.30 | 3.27 | 3.24 | 3.21 | 3.19 | 3.17 | 3.16 | 3.14 | 3.12 | 3.10 |
| 6 | 3.78 | 3.46 | 3.29 | 3.18 | 3.11 | 3.05 | 3.01 | 2.98 | 2.96 | 2.94 | 2.90 | 2.87 | 2.84 | 2.82 | 2.80 | 2.78 | 2.76 | 2.74 | 2.72 |
| 7 | 3.59 | 3.26 | 3.07 | 2.96 | 2.88 | 2.83 | 2.78 | 2.75 | 2.72 | 2.70 | 2.67 | 2.63 | 2.59 | 2.58 | 2.56 | 2.54 | 2.51 | 2.49 | 2.47 |
| 8 | 3.46 | 3.11 | 2.92 | 2.81 | 2.73 | 2.67 | 2.62 | 2.59 | 2.56 | 2.54 | 2.50 | 2.46 | 2.42 | 2.40 | 2.38 | 2.36 | 2.34 | 2.32 | 2.29 |
| 9 | 3.36 | 3.01 | 2.81 | 2.69 | 2.61 | 2.55 | 2.51 | 2.47 | 2.44 | 2.42 | 2.38 | 2.34 | 2.30 | 2.28 | 2.25 | 2.23 | 2.21 | 2.18 | 2.16 |
| 10 | 3.29 | 2.92 | 2.73 | 2.61 | 2.52 | 2.46 | 2.41 | 2.38 | 2.35 | 2.32 | 2.28 | 2.24 | 2.20 | 2.18 | 2.16 | 2.13 | 2.11 | 2.08 | 2.06 |
| 11 | 3.23 | 2.86 | 2.66 | 2.54 | 2.45 | 2.39 | 2.34 | 2.30 | 2.27 | 2.25 | 2.21 | 2.17 | 2.12 | 2.10 | 2.08 | 2.05 | 2.03 | 2.00 | 1.97 |
| 12 | 3.18 | 2.81 | 2.61 | 2.48 | 2.39 | 2.33 | 2.28 | 2.24 | 2.21 | 2.19 | 2.15 | 2.10 | 2.06 | 2.04 | 2.01 | 1.99 | 1.96 | 1.93 | 1.90 |
| 13 | 3.14 | 2.76 | 2.56 | 2.43 | 2.35 | 2.28 | 2.23 | 2.20 | 2.16 | 2.14 | 2.10 | 2.05 | 2.01 | 1.98 | 1.96 | 1.93 | 1.90 | 1.88 | 1.85 |
| 14 | 3.10 | 2.73 | 2.52 | 2.39 | 2.31 | 2.24 | 2.19 | 2.15 | 2.12 | 2.10 | 2.05 | 2.01 | 1.96 | 1.94 | 1.91 | 1.89 | 1.86 | 1.83 | 1.80 |
| 15 | 3.07 | 2.70 | 2.49 | 2.36 | 2.27 | 2.21 | 2.16 | 2.12 | 2.09 | 2.06 | 2.02 | 1.97 | 1.92 | 1.90 | 1.87 | 1.85 | 1.82 | 1.79 | 1.76 |
| 16 | 3.05 | 2.67 | 2.46 | 2.33 | 2.24 | 2.18 | 2.13 | 2.09 | 2.06 | 2.03 | 1.99 | 1.94 | 1.89 | 1.87 | 1.84 | 1.81 | 1.78 | 1.75 | 1.72 |
| 17 | 3.03 | 2.64 | 2.44 | 2.31 | 2.22 | 2.15 | 2.10 | 2.06 | 2.03 | 2.00 | 1.96 | 1.91 | 1.86 | 1.84 | 1.81 | 1.78 | 1.75 | 1.72 | 1.69 |
| 18 | 3.01 | 2.62 | 2.42 | 2.29 | 2.20 | 2.13 | 2.08 | 2.04 | 2.00 | 1.98 | 1.93 | 1.89 | 1.84 | 1.81 | 1.78 | 1.75 | 1.72 | 1.69 | 1.66 |
| 19 | 2.99 | 2.61 | 2.40 | 2.27 | 2.18 | 2.11 | 2.06 | 2.02 | 1.98 | 1.96 | 1.91 | 1.86 | 1.81 | 1.79 | 1.76 | 1.73 | 1.70 | 1.67 | 1.63 |
| 20 | 2.97 | 2.59 | 2.38 | 2.25 | 2.16 | 2.09 | 2.04 | 2.00 | 1.96 | 1.94 | 1.89 | 1.84 | 1.79 | 1.77 | 1.74 | 1.71 | 1.68 | 1.64 | 1.61 |
| 21 | 2.96 | 2.57 | 2.36 | 2.23 | 2.14 | 2.08 | 2.02 | 1.98 | 1.95 | 1.92 | 1.87 | 1.83 | 1.78 | 1.75 | 1.72 | 1.69 | 1.66 | 1.62 | 1.59 |
| 22 | 2.95 | 2.56 | 2.35 | 2.22 | 2.13 | 2.06 | 2.01 | 1.97 | 1.93 | 1.90 | 1.86 | 1.81 | 1.76 | 1.73 | 1.70 | 1.67 | 1.64 | 1.60 | 1.57 |
| 23 | 2.94 | 2.55 | 2.34 | 2.21 | 2.11 | 2.05 | 1.99 | 1.95 | 1.92 | 1.89 | 1.84 | 1.80 | 1.74 | 1.72 | 1.69 | 1.66 | 1.62 | 1.59 | 1.55 |
| 24 | 2.93 | 2.54 | 2.33 | 2.19 | 2.10 | 2.04 | 1.98 | 1.94 | 1.91 | 1.88 | 1.83 | 1.78 | 1.73 | 1.70 | 1.67 | 1.64 | 1.61 | 1.57 | 1.53 |
| 25 | 2.92 | 2.53 | 2.32 | 2.18 | 2.09 | 2.02 | 1.97 | 1.93 | 1.89 | 1.87 | 1.82 | 1.77 | 1.72 | 1.69 | 1.66 | 1.63 | 1.59 | 1.56 | 1.52 |
| 26 | 2.91 | 2.52 | 2.31 | 2.17 | 2.08 | 2.01 | 1.96 | 1.92 | 1.88 | 1.86 | 1.81 | 1.76 | 1.71 | 1.68 | 1.65 | 1.61 | 1.58 | 1.54 | 1.50 |
| 27 | 2.90 | 2.51 | 2.30 | 2.17 | 2.07 | 2.00 | 1.95 | 1.91 | 1.87 | 1.85 | 1.80 | 1.75 | 1.70 | 1.67 | 1.64 | 1.60 | 1.57 | 1.53 | 1.49 |
| 28 | 2.89 | 2.50 | 2.29 | 2.16 | 2.06 | 2.00 | 1.94 | 1.90 | 1.87 | 1.84 | 1.79 | 1.74 | 1.69 | 1.66 | 1.63 | 1.59 | 1.56 | 1.52 | 1.48 |
| 29 | 2.89 | 2.50 | 2.28 | 2.15 | 2.06 | 1.99 | 1.93 | 1.89 | 1.86 | 1.83 | 1.78 | 1.73 | 1.68 | 1.65 | 1.62 | 1.58 | 1.55 | 1.51 | 1.47 |
| 30 | 2.88 | 2.49 | 2.28 | 2.14 | 2.05 | 1.98 | 1.93 | 1.88 | 1.85 | 1.82 | 1.77 | 1.72 | 1.67 | 1.64 | 1.61 | 1.57 | 1.54 | 1.50 | 1.46 |
| 40 | 2.84 | 2.44 | 2.23 | 2.09 | 2.00 | 1.93 | 1.87 | 1.83 | 1.79 | 1.76 | 1.71 | 1.66 | 1.61 | 1.57 | 1.54 | 1.51 | 1.47 | 1.42 | 1.38 |
| 60 | 2.79 | 2.39 | 2.18 | 2.04 | 1.95 | 1.87 | 1.82 | 1.77 | 1.74 | 1.71 | 1.66 | 1.60 | 1.54 | 1.51 | 1.48 | 1.44 | 1.40 | 1.35 | 1.29 |
| 120 | 2.75 | 2.35 | 2.13 | 1.99 | 1.90 | 1.82 | 1.77 | 1.72 | 1.68 | 1.65 | 1.60 | 1.55 | 1.48 | 1.45 | 1.41 | 1.37 | 1.32 | 1.26 | 1.19 |
| ∞ | 2.71 | 2.30 | 2.08 | 1.94 | 1.85 | 1.77 | 1.72 | 1.67 | 1.63 | 1.60 | 1.55 | 1.49 | 1.42 | 1.38 | 1.34 | 1.30 | 1.24 | 1.17 | 1.00 |

续附表 7

$\alpha = 0.05$

| $n_1$ / $n_2$ | 1 | 2 | 3 | 4 | 5 | 6 | 7 | 8 | 9 | 10 | 12 | 15 | 20 | 24 | 30 | 40 | 60 | 120 | ∞ |
|---|---|---|---|---|---|---|---|---|---|---|---|---|---|---|---|---|---|---|---|
| 1 | 161.40 | 199.50 | 215.70 | 224.60 | 230.20 | 234.00 | 236.80 | 238.90 | 240.50 | 241.90 | 243.9 | 245.9 | 248.0 | 249.1 | 250.1 | 251.1 | 252.3 | 253.3 | 254.3 |
| 2 | 18.51 | 19.00 | 19.16 | 19.25 | 19.30 | 19.33 | 19.35 | 19.37 | 19.38 | 19.40 | 19.41 | 19.43 | 19.45 | 19.45 | 19.46 | 19.47 | 19.48 | 19.49 | 19.50 |
| 3 | 10.13 | 9.55 | 9.28 | 9.12 | 9.01 | 8.94 | 8.89 | 8.85 | 8.81 | 8.79 | 8.74 | 8.70 | 8.66 | 8.64 | 8.62 | 8.59 | 8.57 | 8.55 | 8.53 |
| 4 | 7.71 | 6.94 | 6.59 | 6.39 | 6.26 | 6.16 | 6.09 | 6.04 | 6.00 | 5.96 | 5.91 | 5.86 | 5.80 | 5.77 | 5.75 | 5.72 | 5.69 | 5.66 | 5.63 |
| 5 | 6.61 | 5.79 | 5.41 | 5.19 | 5.05 | 4.95 | 4.88 | 4.82 | 4.77 | 4.74 | 4.68 | 4.62 | 4.56 | 4.53 | 4.50 | 4.46 | 4.43 | 4.40 | 4.36 |
| 6 | 5.99 | 5.14 | 4.76 | 4.53 | 4.39 | 4.28 | 4.21 | 4.15 | 4.10 | 4.06 | 4.00 | 3.94 | 3.87 | 3.84 | 3.81 | 3.77 | 3.74 | 3.70 | 3.67 |
| 7 | 5.59 | 4.74 | 4.35 | 4.12 | 3.97 | 3.87 | 3.79 | 3.73 | 3.68 | 3.64 | 3.57 | 3.51 | 3.44 | 3.41 | 3.38 | 3.34 | 3.30 | 3.27 | 3.23 |
| 8 | 5.32 | 4.46 | 4.07 | 3.84 | 3.69 | 3.58 | 3.50 | 3.44 | 3.39 | 3.35 | 3.28 | 3.22 | 3.15 | 3.12 | 3.08 | 3.04 | 3.01 | 2.97 | 2.93 |
| 9 | 5.12 | 4.26 | 3.86 | 3.63 | 3.48 | 3.37 | 3.29 | 3.23 | 3.18 | 3.14 | 3.07 | 3.01 | 2.94 | 2.90 | 2.86 | 2.83 | 2.79 | 2.75 | 2.71 |
| 10 | 4.96 | 4.10 | 3.71 | 3.48 | 3.33 | 3.22 | 3.14 | 3.07 | 3.02 | 2.98 | 2.91 | 2.85 | 2.77 | 2.74 | 2.70 | 2.66 | 2.62 | 2.58 | 2.54 |
| 11 | 4.84 | 3.98 | 3.59 | 3.36 | 3.20 | 3.09 | 3.01 | 2.95 | 2.90 | 2.85 | 2.79 | 2.72 | 2.65 | 2.61 | 2.57 | 2.53 | 2.49 | 2.45 | 2.40 |
| 12 | 4.75 | 3.89 | 3.49 | 3.26 | 3.11 | 3.00 | 2.91 | 2.85 | 2.80 | 2.75 | 2.69 | 2.62 | 2.54 | 2.51 | 2.47 | 2.43 | 2.38 | 2.34 | 2.30 |
| 13 | 4.67 | 3.81 | 3.41 | 3.18 | 3.03 | 2.92 | 2.83 | 2.77 | 2.71 | 2.67 | 2.60 | 2.53 | 2.46 | 2.42 | 2.38 | 2.34 | 2.30 | 2.25 | 2.21 |
| 14 | 4.60 | 3.74 | 3.34 | 3.11 | 2.96 | 2.85 | 2.76 | 2.70 | 2.65 | 2.60 | 2.53 | 2.46 | 2.39 | 2.35 | 2.31 | 2.27 | 2.22 | 2.18 | 2.13 |
| 15 | 4.54 | 3.68 | 3.29 | 3.06 | 2.90 | 2.79 | 2.71 | 2.64 | 2.59 | 2.54 | 2.48 | 2.40 | 2.33 | 2.29 | 2.25 | 2.20 | 2.16 | 2.11 | 2.07 |
| 16 | 4.49 | 3.63 | 3.24 | 3.01 | 2.85 | 2.74 | 2.66 | 2.59 | 2.54 | 2.49 | 2.42 | 2.35 | 2.28 | 2.24 | 2.19 | 2.15 | 2.11 | 2.06 | 2.01 |
| 17 | 4.45 | 3.59 | 3.20 | 2.96 | 2.81 | 2.70 | 2.61 | 2.55 | 2.49 | 2.45 | 2.38 | 2.31 | 2.23 | 2.19 | 2.15 | 2.10 | 2.06 | 2.01 | 1.96 |
| 18 | 4.41 | 3.55 | 3.16 | 2.93 | 2.77 | 2.66 | 2.58 | 2.51 | 2.46 | 2.41 | 2.34 | 2.27 | 2.19 | 2.15 | 2.11 | 2.06 | 2.02 | 1.97 | 1.92 |
| 19 | 4.38 | 3.52 | 3.13 | 2.90 | 2.74 | 2.63 | 2.54 | 2.48 | 2.42 | 2.38 | 2.31 | 2.23 | 2.16 | 2.11 | 2.07 | 2.03 | 1.98 | 1.93 | 1.88 |
| 20 | 4.35 | 3.49 | 3.10 | 2.87 | 2.71 | 2.60 | 2.51 | 2.45 | 2.39 | 2.35 | 2.28 | 2.20 | 2.12 | 2.08 | 2.04 | 1.99 | 1.95 | 1.90 | 1.84 |
| 21 | 4.32 | 3.47 | 3.07 | 2.84 | 2.68 | 2.57 | 2.49 | 2.42 | 2.37 | 2.32 | 2.25 | 2.18 | 2.10 | 2.05 | 2.01 | 1.96 | 1.92 | 1.87 | 1.81 |
| 22 | 4.30 | 3.44 | 3.05 | 2.82 | 2.66 | 2.55 | 2.46 | 2.40 | 2.34 | 2.30 | 2.23 | 2.15 | 2.07 | 2.03 | 1.98 | 1.94 | 1.89 | 1.84 | 1.78 |
| 23 | 4.28 | 3.42 | 3.03 | 2.80 | 2.64 | 2.53 | 2.44 | 2.37 | 2.32 | 2.27 | 2.20 | 2.13 | 2.05 | 2.01 | 1.96 | 1.91 | 1.86 | 1.81 | 1.76 |
| 24 | 4.26 | 3.40 | 3.01 | 2.78 | 2.62 | 2.51 | 2.42 | 2.36 | 2.30 | 2.25 | 2.18 | 2.11 | 2.03 | 1.98 | 1.94 | 1.89 | 1.84 | 1.79 | 1.73 |
| 25 | 4.24 | 3.39 | 2.99 | 2.76 | 2.60 | 2.49 | 2.40 | 2.34 | 2.28 | 2.24 | 2.16 | 2.09 | 2.01 | 1.96 | 1.92 | 1.87 | 1.82 | 1.77 | 1.71 |
| 26 | 4.23 | 3.37 | 2.98 | 2.74 | 2.59 | 2.47 | 2.39 | 2.32 | 2.27 | 2.22 | 2.15 | 2.07 | 1.99 | 1.95 | 1.90 | 1.85 | 1.80 | 1.75 | 1.69 |
| 27 | 4.21 | 3.35 | 2.96 | 2.73 | 2.57 | 2.46 | 2.37 | 2.31 | 2.25 | 2.20 | 2.13 | 2.06 | 1.97 | 1.93 | 1.88 | 1.84 | 1.79 | 1.73 | 1.67 |
| 28 | 4.20 | 3.34 | 2.95 | 2.71 | 2.56 | 2.45 | 2.36 | 2.29 | 2.24 | 2.19 | 2.12 | 2.04 | 1.96 | 1.91 | 1.87 | 1.82 | 1.77 | 1.71 | 1.65 |
| 29 | 4.18 | 3.33 | 2.93 | 2.70 | 2.55 | 2.43 | 2.35 | 2.28 | 2.22 | 2.18 | 2.10 | 2.03 | 1.94 | 1.90 | 1.85 | 1.81 | 1.75 | 1.70 | 1.64 |
| 30 | 4.17 | 3.32 | 2.92 | 2.69 | 2.53 | 2.42 | 2.33 | 2.27 | 2.21 | 2.16 | 2.09 | 2.01 | 1.93 | 1.89 | 1.84 | 1.79 | 1.74 | 1.68 | 1.62 |
| 40 | 4.08 | 3.23 | 2.84 | 2.61 | 2.45 | 2.34 | 2.25 | 2.18 | 2.12 | 2.08 | 2.00 | 1.92 | 1.84 | 1.79 | 1.74 | 1.69 | 1.64 | 1.58 | 1.51 |
| 60 | 4.00 | 3.15 | 2.76 | 2.53 | 2.37 | 2.25 | 2.17 | 2.10 | 2.04 | 1.99 | 1.92 | 1.84 | 1.75 | 1.70 | 1.65 | 1.59 | 1.53 | 1.47 | 1.39 |
| 120 | 3.92 | 3.07 | 2.68 | 2.45 | 2.29 | 2.17 | 2.09 | 2.02 | 1.96 | 1.91 | 1.83 | 1.75 | 1.66 | 1.61 | 1.55 | 1.50 | 1.43 | 1.35 | 1.25 |
| ∞ | 3.84 | 3.00 | 2.60 | 2.37 | 2.21 | 2.10 | 2.01 | 1.94 | 1.88 | 1.83 | 1.75 | 1.67 | 1.57 | 1.52 | 1.46 | 1.39 | 1.32 | 1.22 | 1.00 |

续附表 7

$\alpha = 0.025$

| $n_1$ \ $n_2$ | 1 | 2 | 3 | 4 | 5 | 6 | 7 | 8 | 9 | 10 | 12 | 15 | 20 | 24 | 30 | 40 | 60 | 120 | $\infty$ |
|---|---|---|---|---|---|---|---|---|---|---|---|---|---|---|---|---|---|---|---|
| 1 | 647.8 | 799.5 | 864.2 | 899.6 | 921.8 | 937.1 | 948.2 | 956.7 | 963.3 | 968.6 | 976.7 | 984.9 | 993.1 | 997.2 | 1001 | 1006 | 1010 | 1014 | 1018 |
| 2 | 38.51 | 39.00 | 39.17 | 39.25 | 39.30 | 39.33 | 39.36 | 39.37 | 39.39 | 39.40 | 39.41 | 39.43 | 39.45 | 39.46 | 39.46 | 39.47 | 39.48 | 39.49 | 39.50 |
| 3 | 17.44 | 16.04 | 15.44 | 15.10 | 14.88 | 14.73 | 14.62 | 14.54 | 14.47 | 14.42 | 14.34 | 14.25 | 14.17 | 14.12 | 14.08 | 14.04 | 13.99 | 13.95 | 13.90 |
| 4 | 12.22 | 10.65 | 9.98 | 9.60 | 9.36 | 9.20 | 9.07 | 8.98 | 8.90 | 8.84 | 8.75 | 8.66 | 8.56 | 8.51 | 8.46 | 8.41 | 8.36 | 8.31 | 8.26 |
| 5 | 10.01 | 8.43 | 7.76 | 7.39 | 7.15 | 6.98 | 6.85 | 6.76 | 6.68 | 6.62 | 6.52 | 6.43 | 6.33 | 6.28 | 6.23 | 6.18 | 6.12 | 6.07 | 6.02 |
| 6 | 8.81 | 7.26 | 6.60 | 6.23 | 5.99 | 5.82 | 5.70 | 5.60 | 5.52 | 5.46 | 5.37 | 5.27 | 5.17 | 5.12 | 5.07 | 5.01 | 4.96 | 4.90 | 4.85 |
| 7 | 8.07 | 6.54 | 5.89 | 5.52 | 5.29 | 5.12 | 4.99 | 4.90 | 4.82 | 4.76 | 4.67 | 4.57 | 4.47 | 4.42 | 4.36 | 4.31 | 4.25 | 4.20 | 4.14 |
| 8 | 7.57 | 6.06 | 5.42 | 5.05 | 4.82 | 4.65 | 4.53 | 4.43 | 4.36 | 4.30 | 4.20 | 4.10 | 4.00 | 3.95 | 3.89 | 3.84 | 3.78 | 3.73 | 3.67 |
| 9 | 7.21 | 5.71 | 5.08 | 4.72 | 4.48 | 4.32 | 4.20 | 4.10 | 4.03 | 3.96 | 3.87 | 3.77 | 3.67 | 3.61 | 3.56 | 3.51 | 3.45 | 3.39 | 3.33 |
| 10 | 6.94 | 5.46 | 4.83 | 4.47 | 4.24 | 4.07 | 3.95 | 3.85 | 3.78 | 3.72 | 3.62 | 3.52 | 3.42 | 3.37 | 3.31 | 3.26 | 3.20 | 3.14 | 3.08 |
| 11 | 6.72 | 5.26 | 4.63 | 4.28 | 4.04 | 3.88 | 3.76 | 3.66 | 3.59 | 3.53 | 3.43 | 3.33 | 3.23 | 3.17 | 3.12 | 3.06 | 3.00 | 2.94 | 2.88 |
| 12 | 6.55 | 5.10 | 4.47 | 4.12 | 3.89 | 3.73 | 3.61 | 3.51 | 3.44 | 3.37 | 3.28 | 3.18 | 3.07 | 3.02 | 2.96 | 2.91 | 2.85 | 2.79 | 2.72 |
| 13 | 6.41 | 4.97 | 4.35 | 4.00 | 3.77 | 3.60 | 3.48 | 3.39 | 3.31 | 3.25 | 3.15 | 3.05 | 2.95 | 2.89 | 2.84 | 2.78 | 2.72 | 2.66 | 2.60 |
| 14 | 6.30 | 4.86 | 4.24 | 3.89 | 3.66 | 3.50 | 3.38 | 3.29 | 3.21 | 3.15 | 3.05 | 2.95 | 2.84 | 2.79 | 2.73 | 2.67 | 2.61 | 2.55 | 2.49 |
| 15 | 6.20 | 4.77 | 4.15 | 3.80 | 3.58 | 3.41 | 3.29 | 3.20 | 3.12 | 3.06 | 2.96 | 2.86 | 2.76 | 2.70 | 2.64 | 2.59 | 2.52 | 2.46 | 2.40 |
| 16 | 6.12 | 4.69 | 4.08 | 3.73 | 3.50 | 3.34 | 3.22 | 3.12 | 3.05 | 2.99 | 2.89 | 2.79 | 2.68 | 2.63 | 2.57 | 2.51 | 2.45 | 2.38 | 2.32 |
| 17 | 6.04 | 4.62 | 4.01 | 3.66 | 3.44 | 3.28 | 3.16 | 3.06 | 2.98 | 2.92 | 2.82 | 2.72 | 2.62 | 2.56 | 2.50 | 2.44 | 2.38 | 2.32 | 2.25 |
| 18 | 5.98 | 4.56 | 3.95 | 3.61 | 3.38 | 3.22 | 3.10 | 3.01 | 2.93 | 2.87 | 2.77 | 2.67 | 2.56 | 2.50 | 2.44 | 2.38 | 2.32 | 2.26 | 2.19 |
| 19 | 5.92 | 4.51 | 3.90 | 3.56 | 3.33 | 3.17 | 3.05 | 2.96 | 2.88 | 2.82 | 2.72 | 2.62 | 2.51 | 2.45 | 2.39 | 2.33 | 2.27 | 2.20 | 2.13 |
| 20 | 5.87 | 4.46 | 3.86 | 3.51 | 3.29 | 3.13 | 3.01 | 2.91 | 2.84 | 2.77 | 2.68 | 2.57 | 2.46 | 2.41 | 2.35 | 2.29 | 2.22 | 2.16 | 2.09 |
| 21 | 5.83 | 4.42 | 3.82 | 3.48 | 3.25 | 3.09 | 2.97 | 2.87 | 2.80 | 2.73 | 2.64 | 2.53 | 2.42 | 2.37 | 2.31 | 2.25 | 2.18 | 2.11 | 2.04 |
| 22 | 5.79 | 4.38 | 3.78 | 3.44 | 3.22 | 3.05 | 2.93 | 2.84 | 2.76 | 2.70 | 2.60 | 2.50 | 2.39 | 2.33 | 2.27 | 2.21 | 2.14 | 2.08 | 2.00 |
| 23 | 5.75 | 4.35 | 3.75 | 3.41 | 3.18 | 3.02 | 2.90 | 2.81 | 2.73 | 2.67 | 2.57 | 2.47 | 2.36 | 2.30 | 2.24 | 2.18 | 2.11 | 2.04 | 1.97 |
| 24 | 5.72 | 4.32 | 3.72 | 3.38 | 3.15 | 2.99 | 2.87 | 2.78 | 2.70 | 2.64 | 2.54 | 2.44 | 2.33 | 2.27 | 2.21 | 2.15 | 2.08 | 2.01 | 1.94 |
| 25 | 5.69 | 4.29 | 3.69 | 3.35 | 3.13 | 2.97 | 2.85 | 2.75 | 2.68 | 2.61 | 2.51 | 2.41 | 2.30 | 2.24 | 2.18 | 2.12 | 2.05 | 1.98 | 1.91 |
| 26 | 5.66 | 4.27 | 3.67 | 3.33 | 3.10 | 2.94 | 2.82 | 2.73 | 2.65 | 2.59 | 2.49 | 2.39 | 2.28 | 2.22 | 2.16 | 2.09 | 2.03 | 1.95 | 1.88 |
| 27 | 5.63 | 4.24 | 3.65 | 3.31 | 3.08 | 2.92 | 2.80 | 2.71 | 2.63 | 2.57 | 2.47 | 2.36 | 2.25 | 2.19 | 2.13 | 2.07 | 2.00 | 1.93 | 1.85 |
| 28 | 5.61 | 4.22 | 3.63 | 3.29 | 3.06 | 2.90 | 2.78 | 2.69 | 2.61 | 2.55 | 2.45 | 2.34 | 2.23 | 2.17 | 2.11 | 2.05 | 1.98 | 1.91 | 1.83 |
| 29 | 5.59 | 4.20 | 3.61 | 3.27 | 3.04 | 2.88 | 2.76 | 2.67 | 2.59 | 2.53 | 2.43 | 2.32 | 2.21 | 2.15 | 2.09 | 2.03 | 1.96 | 1.89 | 1.81 |
| 30 | 5.57 | 4.18 | 3.59 | 3.25 | 3.03 | 2.87 | 2.75 | 2.65 | 2.57 | 2.51 | 2.41 | 2.31 | 2.20 | 2.14 | 2.07 | 2.01 | 1.94 | 1.87 | 1.79 |
| 40 | 5.42 | 4.05 | 3.46 | 3.13 | 2.90 | 2.74 | 2.62 | 2.53 | 2.45 | 2.39 | 2.29 | 2.18 | 2.07 | 2.01 | 1.94 | 1.88 | 1.80 | 1.72 | 1.64 |
| 60 | 5.29 | 3.93 | 3.34 | 3.01 | 2.79 | 2.63 | 2.51 | 2.41 | 2.33 | 2.27 | 2.17 | 2.06 | 1.94 | 1.88 | 1.82 | 1.74 | 1.67 | 1.58 | 1.47 |
| 120 | 5.15 | 3.80 | 3.23 | 2.89 | 2.67 | 2.52 | 2.39 | 2.30 | 2.22 | 2.16 | 2.05 | 1.94 | 1.82 | 1.76 | 1.69 | 1.61 | 1.53 | 1.43 | 1.31 |
| $\infty$ | 5.02 | 3.69 | 3.12 | 2.79 | 2.57 | 2.41 | 2.29 | 2.19 | 2.11 | 2.05 | 1.94 | 1.83 | 1.71 | 1.64 | 1.57 | 1.48 | 1.39 | 1.27 | 1.00 |

续附表 7

$\alpha = 0.01$

| $n_2$ \ $n_1$ | 1 | 2 | 3 | 4 | 5 | 6 | 7 | 8 | 9 | 10 | 12 | 15 | 20 | 24 | 30 | 40 | 60 | 120 | ∞ |
|---|---|---|---|---|---|---|---|---|---|---|---|---|---|---|---|---|---|---|---|
| 1 | 4052 | 4995 | 5403 | 5625 | 5764 | 5859 | 5928 | 5982 | 6022 | 6056 | 6106 | 6157 | 6209 | 6235 | 6261 | 6287 | 6313 | 6339 | 6366 |
| 2 | 98.50 | 99.00 | 99.17 | 99.25 | 99.30 | 99.33 | 99.36 | 99.37 | 99.39 | 99.40 | 99.42 | 99.43 | 99.45 | 99.46 | 99.47 | 99.47 | 99.48 | 99.49 | 99.50 |
| 3 | 34.12 | 30.82 | 29.46 | 28.71 | 28.24 | 27.91 | 27.67 | 27.49 | 27.35 | 27.23 | 27.05 | 26.87 | 26.69 | 26.60 | 26.50 | 26.41 | 26.32 | 26.22 | 26.13 |
| 4 | 21.20 | 18.00 | 16.69 | 15.98 | 15.52 | 15.21 | 14.98 | 14.80 | 14.66 | 14.55 | 14.37 | 14.20 | 14.02 | 13.93 | 13.84 | 13.75 | 13.65 | 13.56 | 13.46 |
| 5 | 16.26 | 13.27 | 12.06 | 11.39 | 10.97 | 10.67 | 10.46 | 10.29 | 10.16 | 10.05 | 9.89 | 9.72 | 9.55 | 9.47 | 9.38 | 9.29 | 9.20 | 9.11 | 9.02 |
| 6 | 13.75 | 10.92 | 9.78 | 9.15 | 8.75 | 8.47 | 8.26 | 8.10 | 7.98 | 7.87 | 7.72 | 7.56 | 7.40 | 7.31 | 7.23 | 7.14 | 7.06 | 6.97 | 6.88 |
| 7 | 12.25 | 9.55 | 8.45 | 7.85 | 7.46 | 7.19 | 6.99 | 6.84 | 6.72 | 6.62 | 6.47 | 6.31 | 6.16 | 6.07 | 5.99 | 5.91 | 5.82 | 5.74 | 5.65 |
| 8 | 11.26 | 8.65 | 7.59 | 7.01 | 6.63 | 6.37 | 6.18 | 6.03 | 5.91 | 5.81 | 5.67 | 5.52 | 5.39 | 5.28 | 5.20 | 5.12 | 5.03 | 4.95 | 4.86 |
| 9 | 10.56 | 8.02 | 6.99 | 6.42 | 6.06 | 5.80 | 5.61 | 5.47 | 5.35 | 5.26 | 5.11 | 4.96 | 4.81 | 4.73 | 4.65 | 4.57 | 4.48 | 4.40 | 4.31 |
| 10 | 10.04 | 7.56 | 6.55 | 5.99 | 5.64 | 5.39 | 5.20 | 5.06 | 4.94 | 4.85 | 4.71 | 4.56 | 4.41 | 4.33 | 4.25 | 4.17 | 4.08 | 4.00 | 3.91 |
| 11 | 9.65 | 7.21 | 6.22 | 5.67 | 5.32 | 5.07 | 4.98 | 4.74 | 4.63 | 4.54 | 4.40 | 4.25 | 4.10 | 4.02 | 3.94 | 3.86 | 3.78 | 3.69 | 3.60 |
| 12 | 9.33 | 6.93 | 5.95 | 5.41 | 5.06 | 4.82 | 4.64 | 4.50 | 4.39 | 4.30 | 4.16 | 4.01 | 3.86 | 3.78 | 3.70 | 3.62 | 3.54 | 3.45 | 3.36 |
| 13 | 9.07 | 6.70 | 5.74 | 5.21 | 4.86 | 4.62 | 4.44 | 4.30 | 4.19 | 4.10 | 3.96 | 3.82 | 3.66 | 3.59 | 3.51 | 3.43 | 3.34 | 3.25 | 3.17 |
| 14 | 8.86 | 6.51 | 5.56 | 5.04 | 4.69 | 4.46 | 4.28 | 4.14 | 4.03 | 3.94 | 3.80 | 3.66 | 3.51 | 3.43 | 3.35 | 3.27 | 3.18 | 3.09 | 3.00 |
| 15 | 8.68 | 6.36 | 5.42 | 4.89 | 4.56 | 4.32 | 4.14 | 4.00 | 3.89 | 3.80 | 3.67 | 3.52 | 3.37 | 3.29 | 3.21 | 3.13 | 3.05 | 2.96 | 2.87 |
| 16 | 8.53 | 6.23 | 5.29 | 4.77 | 4.44 | 4.20 | 4.03 | 3.89 | 3.78 | 3.69 | 3.55 | 3.41 | 3.26 | 3.18 | 3.10 | 3.02 | 2.93 | 2.84 | 2.75 |
| 17 | 8.40 | 6.11 | 5.18 | 4.67 | 4.34 | 4.10 | 3.93 | 3.79 | 3.68 | 3.59 | 3.46 | 3.31 | 3.16 | 3.08 | 3.00 | 2.92 | 2.83 | 2.75 | 2.65 |
| 18 | 8.29 | 6.01 | 5.09 | 4.58 | 4.25 | 4.01 | 3.84 | 3.71 | 3.60 | 3.51 | 3.37 | 3.23 | 3.08 | 3.00 | 2.92 | 2.84 | 2.75 | 2.66 | 2.57 |
| 19 | 8.18 | 5.93 | 5.01 | 4.50 | 4.17 | 3.94 | 3.77 | 3.63 | 3.52 | 3.43 | 3.30 | 3.15 | 3.00 | 2.92 | 2.84 | 2.76 | 2.67 | 2.58 | 2.49 |
| 20 | 8.10 | 5.85 | 4.94 | 4.43 | 4.10 | 3.87 | 3.70 | 3.56 | 3.46 | 3.37 | 3.23 | 3.09 | 2.94 | 2.86 | 2.78 | 2.69 | 2.61 | 2.52 | 2.42 |
| 21 | 8.02 | 5.78 | 4.87 | 4.37 | 4.04 | 3.81 | 3.64 | 3.51 | 3.40 | 3.31 | 3.17 | 3.03 | 2.88 | 2.80 | 2.72 | 2.64 | 2.55 | 2.46 | 2.36 |
| 22 | 7.95 | 5.72 | 4.82 | 4.31 | 3.99 | 3.76 | 3.59 | 3.45 | 3.35 | 3.26 | 3.12 | 2.98 | 2.83 | 2.75 | 2.67 | 2.58 | 2.50 | 2.40 | 2.31 |
| 23 | 7.88 | 5.66 | 4.76 | 4.26 | 3.94 | 3.71 | 3.54 | 3.41 | 3.30 | 3.21 | 3.07 | 2.93 | 2.78 | 2.70 | 2.62 | 2.54 | 2.45 | 2.35 | 2.26 |
| 24 | 7.82 | 5.61 | 4.72 | 4.22 | 3.90 | 3.67 | 3.50 | 3.36 | 3.26 | 3.17 | 3.03 | 2.89 | 2.74 | 2.66 | 2.58 | 2.49 | 2.40 | 2.31 | 2.21 |
| 25 | 7.77 | 5.57 | 4.68 | 4.18 | 3.85 | 3.63 | 3.46 | 3.32 | 3.22 | 3.13 | 2.99 | 2.85 | 2.70 | 2.62 | 2.54 | 2.45 | 2.36 | 2.27 | 2.17 |
| 26 | 7.72 | 5.53 | 4.64 | 4.14 | 3.82 | 3.59 | 3.42 | 3.29 | 3.18 | 3.09 | 2.96 | 2.81 | 2.66 | 2.58 | 2.50 | 2.42 | 2.33 | 2.23 | 2.13 |
| 27 | 7.68 | 5.49 | 4.60 | 4.11 | 3.78 | 3.56 | 3.39 | 3.26 | 3.15 | 3.06 | 2.93 | 2.78 | 2.63 | 2.55 | 2.47 | 2.38 | 2.29 | 2.20 | 2.10 |
| 28 | 7.64 | 5.45 | 4.57 | 4.07 | 3.75 | 3.53 | 3.36 | 3.23 | 3.12 | 3.03 | 2.90 | 2.75 | 2.60 | 2.52 | 2.44 | 2.35 | 2.26 | 2.17 | 2.06 |
| 29 | 7.60 | 5.42 | 4.54 | 4.04 | 3.73 | 3.50 | 3.33 | 3.20 | 3.09 | 3.00 | 2.87 | 2.73 | 2.57 | 2.49 | 2.41 | 2.33 | 2.23 | 2.14 | 2.03 |
| 30 | 7.56 | 5.39 | 4.51 | 4.02 | 3.70 | 3.47 | 3.30 | 3.17 | 3.07 | 2.98 | 2.84 | 2.70 | 2.55 | 2.47 | 2.39 | 2.30 | 2.21 | 2.11 | 2.01 |
| 40 | 7.31 | 5.18 | 4.31 | 3.83 | 3.51 | 3.29 | 3.12 | 2.99 | 2.89 | 2.80 | 2.66 | 2.52 | 2.37 | 2.29 | 2.20 | 2.11 | 2.02 | 1.92 | 1.80 |
| 60 | 7.08 | 4.98 | 4.13 | 3.65 | 3.34 | 3.12 | 2.95 | 2.82 | 2.72 | 2.63 | 2.50 | 2.35 | 2.20 | 2.12 | 2.03 | 1.94 | 1.84 | 1.73 | 1.60 |
| 120 | 6.85 | 4.79 | 3.95 | 3.48 | 3.17 | 2.96 | 2.79 | 2.66 | 2.56 | 2.47 | 2.34 | 2.19 | 2.03 | 1.95 | 1.86 | 1.76 | 1.66 | 1.53 | 1.38 |
| ∞ | 6.63 | 4.61 | 3.78 | 3.32 | 3.02 | 2.80 | 2.64 | 2.51 | 2.41 | 2.32 | 2.18 | 2.04 | 1.88 | 1.79 | 1.70 | 1.59 | 1.47 | 1.32 | 1.00 |

# 附表 8　二项分布参数 $p$ 的置信区间表

$$1-\alpha = 0.95$$

| $m$ | $n-m$ | | | | | | | | | | | | |
|---|---|---|---|---|---|---|---|---|---|---|---|---|---|
| | 1 | 2 | 3 | 4 | 5 | 6 | 7 | 8 | 9 | 10 | 12 | 14 | 16 |
| 0 | 0.975 | 0.842 | 0.708 | 0.602 | 0.522 | 0.459 | 0.410 | 0.369 | 0.336 | 0.308 | 0.265 | 0.232 | 0.202 |
| | 0.000 | 0.000 | 0.000 | 0.000 | 0.000 | 0.000 | 0.000 | 0.000 | 0.000 | 0.000 | 0.000 | 0.000 | 0.000 |
| 1 | 0.987 | 0.906 | 0.806 | 0.716 | 0.641 | 0.579 | 0.527 | 0.483 | 0.445 | 0.413 | 0.360 | 0.319 | 0.287 |
| | 0.013 | 0.008 | 0.006 | 0.005 | 0.004 | 0.004 | 0.003 | 0.003 | 0.003 | 0.002 | 0.002 | 0.002 | 0.001 |
| 2 | 0.992 | 0.932 | 0.853 | 0.777 | 0.710 | 0.651 | 0.600 | 0.556 | 0.518 | 0.484 | 0.428 | 0.383 | 0.347 |
| | 0.094 | 0.088 | 0.053 | 0.043 | 0.037 | 0.032 | 0.028 | 0.025 | 0.023 | 0.021 | 0.018 | 0.016 | 0.014 |
| 3 | 0.994 | 0.947 | 0.882 | 0.816 | 0.756 | 0.701 | 0.652 | 0.610 | 0.572 | 0.538 | 0.481 | 0.434 | 0.396 |
| | 0.194 | 0.147 | 0.118 | 0.99 | 0.085 | 0.075 | 0.067 | 0.060 | 0.055 | 0.050 | 0.043 | 0.038 | 0.034 |
| 4 | 0.995 | 0.957 | 0.901 | 0.843 | 0.788 | 0.738 | 0.692 | 0.651 | 0.614 | 0.581 | 0.524 | 0.476 | 0.437 |
| | 0.284 | 0.233 | 0.184 | 0.157 | 0.137 | 0.122 | 0.109 | 0.099 | 0.019 | 0.084 | 0.073 | 0.064 | 0.057 |
| 5 | 0.996 | 0.963 | 0.915 | 0.863 | 0.813 | 0.766 | 0.723 | 0.684 | 0.649 | 0.616 | 0.560 | 0.512 | 0.417 |
| | 0.359 | 0.290 | 0.245 | 0.212 | 0.187 | 0.167 | 0.151 | 0.139 | 0.128 | 0.118 | 0.103 | 0.091 | 0.082 |
| 6 | 0.996 | 0.968 | 0.925 | 0.878 | 0.833 | 0.789 | 0.749 | 0.711 | 0.677 | 0.646 | 0.590 | 0.543 | 0.502 |
| | 0.421 | 0.349 | 0.299 | 0.262 | 0.234 | 0.211 | 0.192 | 0.177 | 0.163 | 0.152 | 0.133 | 0.119 | 0.107 |
| 7 | 0.997 | 0.972 | 0.933 | 0.891 | 0.849 | 0.808 | 0.770 | 0.734 | 0.701 | 0.671 | 0.616 | 0.570 | 0.529 |
| | 0.473 | 0.400 | 0.348 | 0.308 | 0.277 | 0.251 | 0.230 | 0.213 | 0.198 | 0.184 | 0.163 | 0.146 | 0.132 |
| 8 | 0.997 | 0.975 | 0.840 | 0.901 | 0.861 | 0.832 | 0.787 | 0.753 | 0.722 | 0.692 | 0.639 | 0.593 | 0.553 |
| | 0.517 | 0.444 | 0.380 | 0.349 | 0.316 | 0.289 | 0.266 | 0.247 | 0.230 | 0.215 | 0.191 | 0.172 | 0.156 |
| 9 | 0.997 | 0.977 | 0.945 | 0.909 | 0.872 | 0.837 | 0.802 | 0.770 | 0.740 | 0.711 | 0.660 | 0.615 | 0.575 |
| | 0.555 | 0.482 | 0.428 | 0.386 | 0.351 | 0.323 | 0.299 | 0.278 | 0.260 | 0.244 | 0.218 | 0.197 | 0.180 |
| 10 | 0.998 | 0.979 | 0.950 | 0.916 | 0.882 | 0.848 | 0.816 | 0.785 | 0.756 | 0.728 | 0.678 | 0.634 | 0.595 |
| | 0.587 | 0.516 | 0.462 | 0.419 | 0.384 | 0.354 | 0.329 | 0.308 | 0.289 | 0.272 | 0.224 | 0.221 | 0.292 |
| 12 | 0.998 | 0.982 | 0.957 | 0.927 | 0.897 | 0.867 | 0.837 | 0.809 | 0.782 | 0.756 | 0.709 | 0.666 | 0.628 |
| | 0.640 | 0.572 | 0.519 | 0.476 | 0.440 | 0.410 | 0.384 | 0.361 | 0.304 | 0.322 | 0.291 | 0.266 | 0.245 |
| 14 | 0.998 | 0.984 | 0.962 | 0.936 | 0.909 | 0.881 | 0.854 | 0.828 | 0.803 | 0.779 | 0.734 | 0.694 | 0.657 |
| | 0.681 | 0.617 | 0.566 | 0.524 | 0.488 | 0.457 | 0.430 | 0.407 | 0.385 | 0.336 | 0.334 | 0.396 | 0.283 |
| 16 | 0.999 | 0.986 | 0.966 | 0.943 | 0.918 | 0.893 | 0.868 | 0.844 | 0.820 | 0.798 | 0.755 | 0.717 | 0.681 |
| | 0.713 | 0.653 | 0.604 | 0.563 | 0.529 | 0.498 | 0.471 | 0.447 | 0.425 | 0.405 | 0.372 | 0.343 | 0.319 |
| 18 | 0.999 | 0.988 | 0.970 | 0.948 | 0.925 | 0.902 | 0.879 | 0.857 | 0.835 | 0.814 | 0.773 | 0.736 | 0.702 |
| | 0.740 | 0.683 | 0.637 | 0.597 | 0.564 | 0.533 | 0.506 | 0.482 | 0.460 | 0.440 | 0.406 | 0.376 | 0.351 |
| 20 | 0.999 | 0.989 | 0.972 | 0.953 | 0.932 | 0.910 | 0.889 | 0.868 | 0.847 | 0.827 | 0.789 | 0.753 | 0.720 |
| | 0.762 | 0.708 | 0.664 | 0.626 | 0.593 | 0.564 | 0.537 | 0.513 | 0.492 | 0.472 | 0.437 | 0.407 | 0.381 |
| 22 | 0.999 | 0.990 | 0.975 | 0.956 | 0.937 | 0.917 | 0.897 | 0.877 | 0.858 | 0.839 | 0.803 | 0.768 | 0.737 |
| | 0.781 | 0.730 | 0.688 | 0.651 | 0.619 | 0.590 | 0.565 | 0.541 | 0.519 | 0.500 | 0.465 | 0.434 | 0.408 |
| 24 | 0.999 | 0.991 | 0.976 | 0.960 | 0.942 | 0.923 | 0.904 | 0.885 | 0.867 | 0.849 | 0.814 | 0.782 | 0.751 |
| | 0.797 | 0.749 | 0.708 | 0.673 | 0.642 | 0.614 | 0.589 | 0.566 | 0.545 | 0.525 | 0.490 | 0.460 | 0.433 |

| m | n−m | | | | | | | | | | | | |
|---|---|---|---|---|---|---|---|---|---|---|---|---|---|
| | 1 | 2 | 3 | 4 | 5 | 6 | 7 | 8 | 9 | 10 | 12 | 14 | 16 |
| 26 | 0.999 | 0.991 | 0.978 | 0.962 | 0.945 | 0.928 | 0.910 | 0.893 | 0.875 | 0.658 | 0.825 | 0.794 | 0.764 |
| | 0.810 | 0.765 | 0.726 | 0.693 | 0.663 | 0.636 | 0.611 | 0.588 | 0.567 | 0.548 | 0.513 | 0.483 | 0.456 |
| 28 | 0.999 | 0.992 | 0.980 | 0.965 | 0.949 | 0.932 | 0.916 | 0.899 | 0.882 | 0.866 | 0.834 | 0.804 | 0.776 |
| | 0.822 | 0.779 | 0.743 | 0.710 | 0.681 | 0.655 | 0.631 | 0.609 | 0.588 | 0.569 | 0.535 | 0.504 | 0.478 |
| 30 | 0.999 | 0.992 | 0.981 | 0.967 | 0.952 | 0.936 | 0.920 | 0.904 | 0.889 | 0.873 | 0.843 | 0.814 | 0.786 |
| | 0.833 | 0.792 | 0.757 | 0.725 | 0.697 | 0.672 | 0.649 | 0.627 | 0.607 | 0.588 | 0.554 | 0.524 | 0.498 |
| 40 | 0.999 | 0.994 | 0.985 | 0.975 | 0.963 | 0.951 | 0.938 | 0.925 | 0.912 | 0.900 | 0.875 | 0.850 | 0.827 |
| | 0.871 | 0.838 | 0.809 | 0.783 | 0.759 | 0.737 | 0.717 | 0.689 | 0.679 | 0.662 | 0.631 | 0.602 | 0.578 |
| 60 | 1.000 | 0.996 | 0.990 | 0.983 | 0.975 | 0.966 | 0.957 | 0.948 | 0.939 | 0.929 | 0.911 | 0.893 | 0.874 |
| | 0.912 | 0.888 | 0.867 | 0.848 | 0.830 | 0.813 | 0.797 | 0.782 | 0.767 | 0.752 | 0.727 | 0.703 | 0.681 |
| 100 | 1.000 | 0.998 | 0.994 | 0.989 | 0.984 | 0.979 | 0.973 | 0.967 | 0.962 | 0.955 | 0.943 | 0.931 | 0.919 |
| | 0.946 | 0.931 | 0.917 | 0.904 | 0.892 | 0.881 | 0.870 | 0.859 | 0.849 | 0.838 | 0.820 | 0.802 | 0.786 |
| 200 | 1.000 | 0.999 | 0.997 | 0.995 | 0.992 | 0.989 | 0.986 | 0.983 | 0.980 | 0.977 | 0.970 | 0.964 | 0.957 |
| | 0.973 | 0.965 | 0.957 | 0.951 | 0.944 | 0.938 | 0.932 | 0.926 | 0.920 | 0.914 | 0.903 | 0.893 | 0.883 |
| 500 | 1.000 | 1.000 | 0.999 | 0.998 | 0.997 | 0.996 | 0.995 | 0.993 | 0.992 | 0.991 | 0.988 | 0.985 | 0.982 |
| | 0.989 | 0.986 | 0.983 | 0.980 | 0.977 | 0.974 | 0.972 | 0.969 | 0.967 | 0.964 | 0.960 | 0.955 | 0.950 |

| m | n−m | | | | | | | | | | | |
|---|---|---|---|---|---|---|---|---|---|---|---|---|
| | 18 | 20 | 22 | 24 | 26 | 28 | 30 | 40 | 60 | 100 | 200 | 500 |
| 0 | 0.185 | 0.168 | 0.154 | 0.142 | 0.132 | 0.123 | 0.116 | 0.088 | 0.060 | 0.036 | 0.018 | 0.007 |
| | 0.000 | 0.000 | 0.000 | 0.000 | 0.000 | 0.000 | 0.000 | 0.000 | 0.000 | 0.000 | 0.000 | 0.000 |
| 1 | 0.260 | 0.238 | 0.219 | 0.203 | 0.190 | 0.178 | 0.167 | 0.129 | 0.088 | 0.054 | 0.027 | 0.011 |
| | 0.001 | 0.001 | 0.001 | 0.001 | 0.001 | 0.001 | 0.001 | 0.001 | 0.000 | 0.000 | 0.000 | 0.000 |
| 2 | 0.317 | 0.292 | 0.270 | 0.251 | 0.235 | 0.221 | 0.208 | 0.162 | 0.112 | 0.069 | 0.035 | 0.014 |
| | 0.012 | 0.011 | 0.010 | 0.009 | 0.009 | 0.008 | 0.008 | 0.006 | 0.004 | 0.002 | 0.001 | 0.000 |
| 3 | 0.363 | 0.336 | 0.312 | 0.292 | 0.274 | 0.257 | 0.243 | 0.191 | 0.133 | 0.083 | 0.043 | 0.017 |
| | 0.030 | 0.028 | 0.025 | 0.024 | 0.022 | 0.020 | 0.019 | 0.015 | 0.010 | 0.006 | 0.003 | 0.001 |
| 4 | 0.403 | 0.374 | 0.349 | 0.327 | 0.307 | 0.290 | 0.275 | 0.217 | 0.152 | 0.096 | 0.049 | 0.020 |
| | 0.052 | 0.047 | 0.440 | 0.040 | 0.038 | 0.035 | 0.033 | 0.025 | 0.017 | 0.001 | 0.005 | 0.002 |
| 5 | 0.436 | 0.407 | 0.381 | 0.358 | 0.337 | 0.319 | 0.303 | 0.241 | 0.170 | 0.108 | 0.056 | 0.023 |
| | 0.075 | 0.068 | 0.063 | 0.058 | 0.055 | 0.051 | 0.048 | 0.037 | 0.025 | 0.016 | 0.008 | 0.003 |
| 6 | 0.467 | 0.436 | 0.410 | 0.386 | 0.364 | 0.345 | 0.328 | 0.263 | 0.187 | 0.119 | 0.062 | 0.026 |
| | 0.098 | 0.090 | 0.083 | 0.077 | 0.072 | 0.068 | 0.064 | 0.049 | 0.034 | 0.021 | 0.011 | 0.004 |
| 7 | 0.494 | 0.463 | 0.435 | 0.411 | 0.389 | 0.369 | 0.351 | 0.283 | 0.203 | 0.130 | 0.068 | 0.028 |
| | 0.121 | 0.111 | 0.103 | 0.096 | 0.090 | 0.084 | 0.080 | 0.062 | 0.043 | 0.027 | 0.014 | 0.005 |
| 8 | 0.518 | 0.487 | 0.459 | 0.434 | 0.412 | 0.391 | 0.373 | 0.302 | 0.218 | 0.141 | 0.074 | 0.031 |
| | 0.143 | 0.132 | 0.123 | 0.115 | 0.107 | 0.101 | 0.096 | 0.075 | 0.052 | 0.033 | 0.017 | 0.007 |
| 9 | 0.540 | 0.508 | 0.481 | 0.455 | 0.433 | 0.412 | 0.393 | 0.321 | 0.233 | 0.151 | 0.080 | 0.033 |
| | 0.165 | 0.153 | 0.142 | 0.133 | 0.125 | 0.118 | 0.111 | 0.088 | 0.061 | 0.038 | 0.020 | 0.008 |
| 10 | 0.560 | 0.528 | 0.500 | 0.475 | 0.452 | 0.431 | 0.412 | 0.338 | 0.248 | 0.162 | 0.086 | 0.036 |
| | 0.186 | 0.173 | 0.161 | 0.151 | 0.142 | 0.134 | 0.127 | 0.100 | 0.071 | 0.045 | 0.023 | 0.009 |

| $m$ | $n-m$ | | | | | | | | | | | |
|---|---|---|---|---|---|---|---|---|---|---|---|---|
| | 18 | 20 | 22 | 24 | 26 | 28 | 30 | 40 | 60 | 100 | 200 | 500 |
| 12 | 0.594 | 0.563 | 0.535 | 0.510 | 0.487 | 0.465 | 0.446 | 0.369 | 0.273 | 0.180 | 0.097 | 0.040 |
| | 0.227 | 0.211 | 0.197 | 0.186 | 0.175 | 0.166 | 0.157 | 0.125 | 0.089 | 0.057 | 0.030 | 0.012 |
| 14 | 0.624 | 0.593 | 0.566 | 0.540 | 0.517 | 0.496 | 0.476 | 0.398 | 0.297 | 0.198 | 0.107 | 0.045 |
| | 0.264 | 0.247 | 0.232 | 0.218 | 0.206 | 0.196 | 0.186 | 0.150 | 0.107 | 0.069 | 0.036 | 0.015 |
| 16 | 0.649 | 0.619 | 0.592 | 0.567 | 0.544 | 0.522 | 0.502 | 0.422 | 0.319 | 0.214 | 0.117 | 0.050 |
| | 0.298 | 0.280 | 0.263 | 0.249 | 0.236 | 0.224 | 0.214 | 0.173 | 0.126 | 0.081 | 0.043 | 0.018 |
| 18 | 0.671 | 0.642 | 0.615 | 0.590 | 0.568 | 0.547 | 0.527 | 0.445 | 0.340 | 0.230 | 0.127 | 0.054 |
| | 0.329 | 0.310 | 0.293 | 0.277 | 0.264 | 0.251 | 0.240 | 0.196 | 0.143 | 0.093 | 0.050 | 0.021 |
| 20 | 0.690 | 0.662 | 0.636 | 0.612 | 0.589 | 0.568 | 0.548 | 0.467 | 0.359 | 0.245 | 0.137 | 0.059 |
| | 0.358 | 0.338 | 0.320 | 0.304 | 0.289 | 0.276 | 0.264 | 0.217 | 0.160 | 0.105 | 0.057 | 0.024 |
| 22 | 0.707 | 0.680 | 0.654 | 0.631 | 0.608 | 0.588 | 0.568 | 0.487 | 0.378 | 0.260 | 0.146 | 0.062 |
| | 0.385 | 0.364 | 0.346 | 0.329 | 0.314 | 0.300 | 0.287 | 0.237 | 0.177 | 0.117 | 0.063 | 0.027 |
| 24 | 0.723 | 0.696 | 0.671 | 0.648 | 0.626 | 0.605 | 0.586 | 0.505 | 0.395 | 0.274 | 0.155 | 0.067 |
| | 0.410 | 0.388 | 0.369 | 0.352 | 0.337 | 0.322 | 0.309 | 0.257 | 0.193 | 0.128 | 0.070 | 0.030 |
| 26 | 0.736 | 0.711 | 0.686 | 0.663 | 0.642 | 0.622 | 0.603 | 0.522 | 0.411 | 0.287 | 0.164 | 0.072 |
| | 0.432 | 0.411 | 0.392 | 0.374 | 0.358 | 0.343 | 0.330 | 0.276 | 0.208 | 0.140 | 0.077 | 0.033 |
| 28 | 0.749 | 0.724 | 0.700 | 0.678 | 0.657 | 0.637 | 0.618 | 0.538 | 0.426 | 0.300 | 0.172 | 0.076 |
| | 0.453 | 0.432 | 0.412 | 0.395 | 0.378 | 0.363 | 0.349 | 0.294 | 0.223 | 0.153 | 0.083 | 0.036 |
| 30 | 0.760 | 0.736 | 0.713 | 0.691 | 0.670 | 0.651 | 0.632 | 0.552 | 0.441 | 0.313 | 0.181 | 0.080 |
| | 0.437 | 0.452 | 0.432 | 0.414 | 0.397 | 0.382 | 0.368 | 0.311 | 0.237 | 0.162 | 0.090 | 0.039 |
| 40 | 0.804 | 0.783 | 0.763 | 0.743 | 0.724 | 0.706 | 0.689 | 0.614 | 0.503 | 0.368 | 0.220 | 0.099 |
| | 0.555 | 0.533 | 0.513 | 0.495 | 0.478 | 0.462 | 0.448 | 0.386 | 0.303 | 0.231 | 0.122 | 0.053 |
| 60 | 0.857 | 0.840 | 0.823 | 0.807 | 0.792 | 0.777 | 0.763 | 0.697 | 0.593 | 0.455 | 0.287 | 0.136 |
| | 0.660 | 0.641 | 0.622 | 0.605 | 0.589 | 0.574 | 0.559 | 0.787 | 0.407 | 0.300 | 0.181 | 0.083 |
| 100 | 0.907 | 0.895 | 0.883 | 0.872 | 0.860 | 0.847 | 0.838 | 0.632 | 0.700 | 0.571 | 0.395 | 0.199 |
| | 0.770 | 0.755 | 0.740 | 0.726 | 0.713 | 0.700 | 0.687 | 0.878 | 0.545 | 0.429 | 0.280 | 0.138 |
| 200 | 0.950 | 0.943 | 0.937 | 0.930 | 0.923 | 0.917 | 0.910 | 0.780 | 0.819 | 0.720 | 0.550 | 0.319 |
| | 0.873 | 0.863 | 0.854 | 0.845 | 0.836 | 0.828 | 0.819 | 0.780 | 0.713 | 0.605 | 0.450 | 0.253 |
| 500 | 0.979 | 0.976 | 0.973 | 0.970 | 0.967 | 0.964 | 0.961 | 0.947 | 0.917 | 0.862 | 0.747 | 0.531 |
| | 0.946 | 0.941 | 0.937 | 0.933 | 0.928 | 0.924 | 0.920 | 0.901 | 0.864 | 0.801 | 0.681 | 0.469 |

$$1-\alpha=0.99$$

| $m$ | $n-m$ | | | | | | | | | | | | |
|---|---|---|---|---|---|---|---|---|---|---|---|---|---|
| | 1 | 2 | 3 | 4 | 5 | 6 | 7 | 8 | 9 | 10 | 12 | 14 | 16 |
| 0 | 0.995 | 0.929 | 0.829 | 0.734 | 0.653 | 0.586 | 0.531 | 0.484 | 0.445 | 0.411 | 0.357 | 0.315 | 0.282 |
| | 0.00 | 0.00 | 0.00 | 0.00 | 0.00 | 0.00 | 0.00 | 0.00 | 0.00 | 0.00 | 0.00 | 0.00 | 0.00 |
| 1 | 0.997 | 0.959 | 0.889 | 0.815 | 0.746 | 0.685 | 0.632 | 0.585 | 0.544 | 0.509 | 0.449 | 0.402 | 0.363 |
| | 0.003 | 0.002 | 0.001 | 0.001 | 0.001 | 0.001 | 0.001 | 0.001 | 0.001 | 0.000 | 0.000 | 0.000 | 0.000 |
| 2 | 0.998 | 0.971 | 0.917 | 0.856 | 0.797 | 0.742 | 0.693 | 0.648 | 0.608 | 0.573 | 0.512 | 0.463 | 0.422 |
| | 0.041 | 0.029 | 0.023 | 0.019 | 0.016 | 0.014 | 0.012 | 0.011 | 0.010 | 0.009 | 0.008 | 0.007 | 0.006 |

| m | n−m | | | | | | | | | | | | |
|---|---|---|---|---|---|---|---|---|---|---|---|---|---|
| | 1 | 2 | 3 | 4 | 5 | 6 | 7 | 8 | 9 | 10 | 12 | 14 | 16 |
| 3 | 0.999 | 0.977 | 0.934 | 0.882 | 0.830 | 0.781 | 0.735 | 0.693 | 0.655 | 0.621 | 0.561 | 0.510 | 0.468 |
| | 0.111 | 0.083 | 0.066 | 0.055 | 0.047 | 0.042 | 0.037 | 0.033 | 0.030 | 0.028 | 0.024 | 0.021 | 0.019 |
| 4 | 0.999 | 0.981 | 0.945 | 0.900 | 0.854 | 0.809 | 0.767 | 0.728 | 0.691 | 0.658 | 0.599 | 0.549 | 0.507 |
| | 0.185 | 0.144 | 0.118 | 0.100 | 0.087 | 0.077 | 0.069 | 0.062 | 0.057 | 0.053 | 0.045 | 0.040 | 0.036 |
| 5 | 0.999 | 0.984 | 0.953 | 0.913 | 0.872 | 0.831 | 0.791 | 0.755 | 0.720 | 0.688 | 0.631 | 0.582 | 0.539 |
| | 0.254 | 0.203 | 0.170 | 0.146 | 0.128 | 0.114 | 0.103 | 0.094 | 0.087 | 0.080 | 0.070 | 0.062 | 0.055 |
| 6 | 0.999 | 0.986 | 0.958 | 0.923 | 0.886 | 0.848 | 0.811 | 0.777 | 0.744 | 0.714 | 0.658 | 0.610 | 0.567 |
| | 0.315 | 0.258 | 0.219 | 0.191 | 0.169 | 0.152 | 0.138 | 0.127 | 0.117 | 0.109 | 0.095 | 0.085 | 0.076 |
| 7 | 0.999 | 0.988 | 0.963 | 0.931 | 0.897 | 0.962 | 0.928 | 0.795 | 0.764 | 0.735 | 0.681 | 0.634 | 0.592 |
| | 0.368 | 0.307 | 0.265 | 0.233 | 0.209 | 0.189 | 0.172 | 0.159 | 0.147 | 0.137 | 0.121 | 0.108 | 0.097 |
| 8 | 0.999 | 0.989 | 0.967 | 0.938 | 0.906 | 0.873 | 0.841 | 0.811 | 0.781 | 0.753 | 0.701 | 0.655 | 0.614 |
| | 0.415 | 0.352 | 0.307 | 0.272 | 0.245 | 0.223 | 0.205 | 0.189 | 0.176 | 0.165 | 0.146 | 0.131 | 0.119 |
| 9 | 0.999 | 0.990 | 0.970 | 0.943 | 0.913 | 0.883 | 0.853 | 0.824 | 0.795 | 0.768 | 0.718 | 0.674 | 0.634 |
| | 0.456 | 0.392 | 0.345 | 0.309 | 0.280 | 0.256 | 0.236 | 0.219 | 0.205 | 0.192 | 0.171 | 0.154 | 0.140 |
| 10 | 1.00 | 0.991 | 0.972 | 0.947 | 0.920 | 0.891 | 0.863 | 0.835 | 0.808 | 0.782 | 0.734 | 0.690 | 0.651 |
| | 0.491 | 0.427 | 0.379 | 0.342 | 0.312 | 0.286 | 0.265 | 0.247 | 0.232 | 0.218 | 0.195 | 0.176 | 0.161 |
| 12 | 1.00 | 0.992 | 0.976 | 0.955 | 0.930 | 0.905 | 0.879 | 0.854 | 0.829 | 0.805 | 0.760 | 0.719 | 0.682 |
| | 0.551 | 0.488 | 0.439 | 0.401 | 0.369 | 0.342 | 0.319 | 0.299 | 0.282 | 0.266 | 0.240 | 0.218 | 0.200 |
| 14 | 1.00 | 0.993 | 0.979 | 0.960 | 0.938 | 0.915 | 0.892 | 0.869 | 0.846 | 0.824 | 0.782 | 0.743 | 0.707 |
| | 0.598 | 0.537 | 0.490 | 0.451 | 0.418 | 0.390 | 0.366 | 0.345 | 0.326 | 0.310 | 0.281 | 0.257 | 0.237 |
| 16 | 1.00 | 0.994 | 0.981 | 0.964 | 0.945 | 0.924 | 0.903 | 0.881 | 0.860 | 0.839 | 0.800 | 0.763 | 0.728 |
| | 0.637 | 0.578 | 0.532 | 0.493 | 0.461 | 0.433 | 0.408 | 0.386 | 0.366 | 0.349 | 0.318 | 0.293 | 0.272 |
| 18 | 1.00 | 0.995 | 0.983 | 0.968 | 0.950 | 0.931 | 0.911 | 0.891 | 0.872 | 0.852 | 0.815 | 0.780 | 0.747 |
| | 0.669 | 0.613 | 0.568 | 0.530 | 0.498 | 0.469 | 0.445 | 0.422 | 0.402 | 0.384 | 0.353 | 0.326 | 0.304 |
| 20 | 1.00 | 0.995 | 0.985 | 0.971 | 0.954 | 0.936 | 0.918 | 0.900 | 0.881 | 0.863 | 0.828 | 0.794 | 0.763 |
| | 0.669 | 0.642 | 0.599 | 0.562 | 0.530 | 0.502 | 0.478 | 0.455 | 0.435 | 0.417 | 0.384 | 0.357 | 0.334 |
| 22 | 1.00 | 0.996 | 0.986 | 0.973 | 0.958 | 0.941 | 0.924 | 0.907 | 0.890 | 0.873 | 0.839 | 0.807 | 0.777 |
| | 0.696 | 0.668 | 0.626 | 0.530 | 0.559 | 0.531 | 0.507 | 0.484 | 0.464 | 0.445 | 0.413 | 0.385 | 0.361 |
| 24 | 1.00 | 0.996 | 0.987 | 0.975 | 0.961 | 0.946 | 0.930 | 0.913 | 0.897 | 0.881 | 0.849 | 0.819 | 0.789 |
| | 0.738 | 0.690 | 0.649 | 0.615 | 0.584 | 0.557 | 0.533 | 0.511 | 0.490 | 0.471 | 0.439 | 0.410 | 0.368 |
| 26 | 1.00 | 0.996 | 0.988 | 0.977 | 0.963 | 0.949 | 0.934 | 0.919 | 0.903 | 0.888 | 0.858 | 0.829 | 0.800 |
| | 0.755 | 0.709 | 0.670 | 0.637 | 0.607 | 0.580 | 0.557 | 0.535 | 0.515 | 0.496 | 0.463 | 0.434 | 0.410 |
| 28 | 1.00 | 0.996 | 0.989 | 0.978 | 0.966 | 0.952 | 0.938 | 0.924 | 0.909 | 0.494 | 0.866 | 0.838 | 0.811 |
| | 0.770 | 0.726 | 0.689 | 0.656 | 0.627 | 0.602 | 0.578 | 0.559 | 0.537 | 0.518 | 0.485 | 0.457 | 0.432 |
| 30 | 1.00 | 0.997 | 0.989 | 0.980 | 0.968 | 0.955 | 0.942 | 0.928 | 0.914 | 0.900 | 0.873 | 0.846 | 0.820 |
| | 0.784 | 0.741 | 0.705 | 0.674 | 0.646 | 0.621 | 0.598 | 0.577 | 0.557 | 0.539 | 0.506 | 0.478 | 0.452 |
| 40 | 1.00 | 0.998 | 0.992 | 0.984 | 0.975 | 0.965 | 0.955 | 0.944 | 0.933 | 0.921 | 0.899 | 0.876 | 0.854 |
| | 0.832 | 0.797 | 0.767 | 0.740 | 0.716 | 0.694 | 0.673 | 0.654 | 0.636 | 0.619 | 0.588 | 0.560 | 0.536 |
| 60 | 1.00 | 0.998 | 0.995 | 0.989 | 0.983 | 0.976 | 0.969 | 0.961 | 0.953 | 0.945 | 0.928 | 0.912 | 0.895 |
| | 0.884 | 0.859 | 0.836 | 0.816 | 0.797 | 0.780 | 0.763 | 0.748 | 0.733 | 0.719 | 0.693 | 0.668 | 0.646 |
| 100 | 1.00 | 0.999 | 0.997 | 0.993 | 0.990 | 0.985 | 0.981 | 0.976 | 0.971 | 0.965 | 0.955 | 0.943 | 0.932 |
| | 0.929 | 0.912 | 0.897 | 0.884 | 0.871 | 0.858 | 0.847 | 0.836 | 0.825 | 0.815 | 0.795 | 0.777 | 0.761 |
| 200 | 1.00 | 0.999 | 0.998 | 0.997 | 0.995 | 0.992 | 0.990 | 0.988 | 0.985 | 0.982 | 0.976 | 0.970 | 0.964 |
| | 0.964 | 0.955 | 0.947 | 0.939 | 0.932 | 0.925 | 0.919 | 0.913 | 0.807 | 0.901 | 0.890 | 0.878 | 0.868 |
| 500 | 1.00 | 1.00 | 0.999 | 0.999 | 0.998 | 0.997 | 0.996 | 0.995 | 0.994 | 0.993 | 0.990 | 0.988 | 0.985 |
| | 0.985 | 0.982 | 0.978 | 0.975 | 0.972 | 0.969 | 0.967 | 0.964 | 0.961 | 0.959 | 0.953 | 0.949 | 0.944 |

| $m$ | $n-m$ | | | | | | | | | | | |
|---|---|---|---|---|---|---|---|---|---|---|---|---|
| | 18 | 20 | 22 | 24 | 26 | 28 | 30 | 40 | 60 | 100 | 200 | 500 |
| 0 | 0.255 | 0.233 | 0.214 | 0.198 | 0.184 | 0.173 | 0.162 | 0.124 | 0.085 | 0.052 | 0.026 | 0.011 |
| | 0.000 | 0.000 | 0.000 | 0.000 | 0.000 | 0.000 | 0.000 | 0.000 | 0.000 | 0.000 | 0.000 | 0.000 |
| 1 | 0.331 | 0.304 | 0.281 | 0.262 | 0.245 | 0.230 | 0.216 | 0.168 | 0.116 | 0.071 | 0.036 | 0.015 |
| | 0.000 | 0.000 | 0.000 | 0.000 | 0.000 | 0.000 | 0.000 | 0.000 | 0.000 | 0.000 | 0.000 | 0.000 |
| 2 | 0.387 | 0.358 | 0.332 | 0.310 | 0.291 | 0.274 | 0.259 | 0.203 | 0.141 | 0.088 | 0.045 | 0.018 |
| | 0.005 | 0.005 | 0.004 | 0.004 | 0.004 | 0.004 | 0.003 | 0.002 | 0.002 | 0.001 | 0.001 | 0.000 |
| 3 | 0.432 | 0.401 | 0.374 | 0.351 | 0.330 | 0.311 | 0.295 | 0.233 | 0.164 | 0.103 | 0.053 | 0.022 |
| | 0.017 | 0.015 | 0.014 | 0.013 | 0.012 | 0.011 | 0.011 | 0.008 | 0.005 | 0.003 | 0.002 | 0.001 |
| 4 | 0.470 | 0.438 | 0.410 | 0.385 | 0.363 | 0.344 | 0.326 | 0.260 | 0.184 | 0.116 | 0.061 | 0.025 |
| | 0.032 | 0.029 | 0.027 | 0.025 | 0.023 | 0.022 | 0.020 | 0.016 | 0.011 | 0.007 | 0.003 | 0.001 |
| 5 | 0.502 | 0.470 | 0.441 | 0.416 | 0.393 | 0.373 | 0.354 | 0.284 | 0.203 | 0.129 | 0.068 | 0.028 |
| | 0.050 | 0.046 | 0.042 | 0.039 | 0.037 | 0.034 | 0.032 | 0.025 | 0.017 | 0.010 | 0.005 | 0.002 |
| 6 | 0.531 | 0.498 | 0.469 | 0.443 | 0.420 | 0.398 | 0.379 | 0.306 | 0.220 | 0.142 | 0.075 | 0.031 |
| | 0.069 | 0.064 | 0.059 | 0.054 | 0.051 | 0.048 | 0.045 | 0.035 | 0.024 | 0.015 | 0.008 | 0.003 |
| 7 | 0.555 | 0.522 | 0.493 | 0.467 | 0.443 | 0.422 | 0.402 | 0.327 | 0.237 | 0.153 | 0.081 | 0.033 |
| | 0.089 | 0.082 | 0.076 | 0.070 | 0.066 | 0.062 | 0.058 | 0.045 | 0.031 | 0.019 | 0.010 | 0.004 |
| 8 | 0.578 | 0.545 | 0.516 | 0.489 | 0.465 | 0.443 | 0.423 | 0.346 | 0.252 | 0.164 | 0.087 | 0.036 |
| | 0.109 | 0.100 | 0.093 | 0.087 | 0.031 | 0.076 | 0.072 | 0.056 | 0.039 | 0.024 | 0.012 | 0.005 |
| 9 | 0.598 | 0.565 | 0.536 | 0.510 | 0.485 | 0.463 | 0.443 | 0.364 | 0.267 | 0.175 | 0.093 | 0.039 |
| | 0.128 | 0.119 | 0.110 | 0.103 | 0.097 | 0.091 | 0.086 | 0.067 | 0.047 | 0.029 | 0.015 | 0.006 |
| 10 | 0.616 | 0.583 | 0.555 | 0.529 | 0.504 | 0.482 | 0.461 | 0.331 | 0.281 | 0.185 | 0.099 | 0.041 |
| | 0.148 | 0.137 | 0.127 | 0.119 | 0.112 | 0.106 | 0.100 | 0.079 | 0.055 | 0.035 | 0.018 | 0.007 |
| 12 | 0.647 | 0.616 | 0.587 | 0.561 | 0.537 | 0.515 | 0.494 | 0.412 | 0.307 | 0.205 | 0.110 | 0.047 |
| | 0.185 | 0.172 | 0.161 | 0.151 | 0.142 | 0.134 | 0.127 | 0.101 | 0.072 | 0.045 | 0.024 | 0.010 |
| 14 | 0.674 | 0.643 | 0.615 | 0.590 | 0.566 | 0.543 | 0.522 | 0.440 | 0.332 | 0.223 | 0.122 | 0.051 |
| | 0.220 | 0.206 | 0.193 | 0.181 | 0.171 | 0.162 | 0.154 | 0.124 | 0.088 | 0.057 | 0.030 | 0.012 |
| 16 | 0.696 | 0.666 | 0.639 | 0.614 | 0.590 | 0.568 | 0.548 | 0.464 | 0.354 | 0.239 | 0.132 | 0.056 |
| | 0.253 | 0.237 | 0.223 | 0.211 | 0.200 | 0.189 | 0.180 | 0.146 | 0.105 | 0.068 | 0.036 | 0.015 |
| 18 | 0.716 | 0.687 | 0.661 | 0.636 | 0.612 | 0.591 | 0.570 | 0.486 | 0.374 | 0.255 | 0.142 | 0.061 |
| | 0.284 | 0.267 | 0.252 | 0.238 | 0.226 | 0.215 | 0.205 | 0.167 | 0.122 | 0.079 | 042 | 0.018 |
| 20 | 0.733 | 0.405 | 0.679 | 0.655 | 0.632 | 0.611 | 0.591 | 0.507 | 0.394 | 0.271 | 0.152 | 0.066 |
| | 0.313 | 0.295 | 0.279 | 0.264 | 0.251 | 0.239 | 0.229 | 0.187 | 0.137 | 0.090 | 0.048 | 0.020 |
| 22 | 0.748 | 0.721 | 0.696 | 0.673 | 0.650 | 0.629 | 0.609 | 0.526 | 0.411 | 0.286 | 0.162 | 0.070 |
| | 0.339 | 0.321 | 0.304 | 0.289 | 0.274 | 0.263 | 0.251 | 0.207 | 0.153 | 0.101 | 0.054 | 0.023 |
| 24 | 0.762 | 0.736 | 0.711 | 0.688 | 0.666 | 0.646 | 0.626 | 0.543 | 0.428 | 0.300 | 0.171 | 0.075 |
| | 0.364 | 0.345 | 0.327 | 0.312 | 0.298 | 0.285 | 0.273 | 0.126 | 0.168 | 0.112 | 0.061 | 0.026 |
| 26 | 0.774 | 0.749 | 0.726 | 0.702 | 0.681 | 0.661 | 0.642 | 0.560 | 0.444 | 0.313 | 0.180 | 0.079 |
| | 0.388 | 0.368 | 0.350 | 0.334 | 0.319 | 0.306 | 0.293 | 0.244 | 0.183 | 0.122 | 0.067 | 0.029 |
| 28 | 0.785 | 0.761 | 0.737 | 0.715 | 0.694 | 0.675 | 0.656 | 0.575 | 0.459 | 0.326 | 0.186 | 0.083 |
| | 0.409 | 0.389 | 0.371 | 0.354 | 0.339 | 0.325 | 0.312 | 0.262 | 0.198 | 0.133 | 0.073 | 0.031 |
| 30 | 0.795 | 0.771 | 0.749 | 0.727 | 0.707 | 0.688 | 0.669 | 0.589 | 0.473 | 0.339 | 0.197 | 0.088 |
| | 0.430 | 0.409 | 0.391 | 0.374 | 0.358 | 0.344 | 0.331 | 0.278 | 0.212 | 0.143 | 0.079 | 0.034 |
| 40 | 0.833 | 0.813 | 0.793 | 0.774 | 0.756 | 0.738 | 0.722 | 0.646 | 0.534 | 0.394 | 0.237 | 0.108 |
| | 0.514 | 0.493 | 0.474 | 0.457 | 0.440 | 0.425 | 0.411 | 0.354 | 0.276 | 0.193 | 0.110 | 0.048 |
| 60 | 0.878 | 0.863 | 0.847 | 0.832 | 0.817 | 0.802 | 0.788 | 0.724 | 0.620 | 0.479 | 0.305 | 0.145 |
| | 0.625 | 0.606 | 0.589 | 0.572 | 0.556 | 0.541 | 0.527 | 0.466 | 0.380 | 0.278 | 0.167 | 0.076 |
| 100 | 0.921 | 0.910 | 0.899 | 0.888 | 0.876 | 0.867 | 0.857 | 0.807 | 0.722 | 0.593 | 0.407 | 0.209 |
| | 0.745 | 0.729 | 0.714 | 0.700 | 0.687 | 0.674 | 0.661 | 0.606 | 0.521 | 0.407 | 0.265 | 0.129 |
| 200 | 0.958 | 0.952 | 0.946 | 0.939 | 0.933 | 0.927 | 0.921 | 0.890 | 0.833 | 0.735 | 0.565 | 0.332 |
| | 0.858 | 0.848 | 0.838 | 0.829 | 0.820 | 0.811 | 0.803 | 0.763 | 0.695 | 0.593 | 0.475 | 0.243 |
| 500 | 0.982 | 0.980 | 0.977 | 0.974 | 0.971 | 0.969 | 0.966 | 0.952 | 0.924 | 0.871 | 0.757 | 0.541 |
| | 0.939 | 0.934 | 0.930 | 0.925 | 0.921 | 0.917 | 0.912 | 0.892 | 0.855 | 0.791 | 0.668 | 0.459 |

## 附表 9　多重比较中的 $q$ 表

$\alpha = 0.05$

| df | \(k\) | | | | | | | | | | | | | | | | | | |
|---|---|---|---|---|---|---|---|---|---|---|---|---|---|---|---|---|---|---|---|
| | 2 | 3 | 4 | 5 | 6 | 7 | 8 | 9 | 10 | 11 | 12 | 13 | 14 | 15 | 16 | 17 | 18 | 19 | 20 |
| 1 | 18.0 | 27.0 | 32.8 | 37.1 | 40.4 | 43.1 | 45.4 | 47.4 | 49.1 | 50.6 | 52.0 | 53.2 | 54.3 | 55.4 | 56.3 | 57.2 | 58.0 | 58.8 | 59.6 |
| 2 | 6.09 | 8.3 | 9.8 | 10.9 | 11.7 | 12.4 | 13.0 | 13.5 | 14.0 | 14.4 | 14.7 | 15.1 | 15.4 | 15.7 | 15.9 | 16.1 | 16.4 | 16.6 | 16.8 |
| 3 | 4.50 | 5.91 | 6.82 | 7.50 | 8.04 | 8.48 | 8.85 | 9.18 | 9.46 | 9.72 | 9.95 | 10.15 | 10.35 | 10.52 | 10.69 | 10.84 | 10.98 | 11.11 | 11.24 |
| 4 | 3.93 | 5.04 | 5.76 | 6.29 | 6.71 | 7.05 | 7.35 | 7.60 | 7.83 | 8.03 | 8.21 | 8.37 | 8.52 | 8.66 | 8.79 | 8.91 | 9.03 | 9.13 | 9.23 |
| 5 | 3.64 | 4.60 | 5.22 | 5.67 | 6.03 | 6.33 | 6.58 | 6.80 | 6.99 | 7.17 | 7.32 | 7.47 | 7.60 | 7.72 | 7.83 | 7.93 | 8.03 | 8.12 | 8.21 |
| 6 | 3.46 | 4.34 | 4.90 | 5.31 | 5.63 | 5.89 | 6.12 | 6.32 | 6.49 | 6.65 | 6.79 | 6.92 | 7.03 | 7.14 | 7.24 | 7.34 | 7.43 | 7.51 | 7.59 |
| 7 | 3.34 | 4.16 | 4.68 | 5.06 | 5.36 | 5.61 | 5.82 | 6.00 | 6.16 | 6.30 | 6.43 | 6.55 | 6.66 | 6.76 | 6.85 | 6.94 | 7.02 | 7.09 | 7.17 |
| 8 | 3.26 | 4.04 | 4.53 | 4.89 | 5.17 | 5.40 | 5.60 | 5.77 | 5.92 | 6.05 | 6.18 | 6.29 | 6.39 | 6.48 | 6.57 | 6.65 | 6.73 | 6.80 | 6.87 |
| 9 | 3.20 | 3.95 | 4.42 | 4.76 | 5.02 | 5.24 | 5.43 | 5.60 | 5.74 | 5.87 | 5.98 | 6.09 | 6.19 | 6.28 | 6.36 | 6.44 | 6.51 | 6.58 | 6.64 |
| 10 | 3.15 | 3.88 | 4.33 | 4.65 | 4.91 | 5.12 | 5.30 | 5.46 | 5.60 | 5.72 | 5.83 | 5.93 | 6.03 | 6.11 | 6.20 | 6.27 | 6.34 | 6.40 | 6.47 |
| 11 | 3.11 | 3.82 | 4.26 | 4.57 | 4.82 | 5.03 | 5.20 | 5.35 | 5.49 | 5.61 | 5.71 | 5.81 | 5.90 | 5.99 | 6.06 | 6.14 | 6.20 | 6.26 | 6.33 |
| 12 | 3.08 | 3.77 | 4.20 | 4.51 | 4.75 | 4.95 | 5.12 | 5.27 | 5.40 | 5.51 | 5.62 | 5.71 | 5.80 | 5.88 | 5.95 | 6.03 | 6.09 | 6.15 | 6.21 |
| 13 | 3.06 | 3.73 | 4.15 | 4.45 | 4.69 | 4.88 | 5.05 | 5.19 | 5.32 | 5.43 | 5.53 | 5.63 | 5.71 | 5.79 | 5.86 | 5.93 | 6.00 | 6.05 | 6.11 |
| 14 | 3.03 | 3.70 | 4.11 | 4.41 | 4.64 | 4.83 | 4.99 | 5.13 | 5.25 | 5.36 | 5.46 | 5.55 | 5.64 | 5.71 | 5.79 | 5.85 | 5.92 | 5.97 | 6.03 |
| 15 | 3.01 | 3.67 | 4.08 | 4.37 | 4.60 | 4.78 | 4.94 | 5.08 | 5.20 | 5.31 | 5.40 | 5.49 | 5.58 | 5.65 | 5.72 | 5.79 | 5.85 | 5.90 | 5.96 |
| 16 | 3.00 | 3.65 | 4.05 | 4.33 | 4.56 | 4.74 | 4.90 | 5.03 | 5.15 | 5.26 | 5.35 | 5.44 | 5.52 | 5.59 | 5.66 | 5.72 | 5.79 | 5.84 | 5.90 |
| 17 | 2.98 | 3.63 | 4.02 | 4.30 | 4.52 | 4.71 | 4.86 | 4.99 | 5.11 | 5.21 | 5.31 | 5.39 | 5.47 | 5.55 | 5.61 | 5.68 | 5.74 | 5.79 | 5.84 |
| 18 | 2.97 | 3.61 | 4.00 | 4.28 | 4.49 | 4.67 | 4.82 | 4.96 | 5.07 | 5.17 | 5.27 | 5.35 | 5.43 | 5.50 | 5.57 | 5.63 | 5.69 | 5.74 | 5.79 |
| 19 | 2.96 | 3.59 | 3.98 | 4.25 | 4.47 | 4.65 | 4.79 | 4.92 | 5.04 | 5.14 | 5.23 | 5.32 | 5.39 | 5.46 | 5.53 | 5.59 | 5.65 | 5.70 | 5.75 |
| 20 | 2.95 | 3.58 | 3.96 | 4.23 | 4.45 | 4.62 | 4.77 | 4.90 | 5.01 | 5.11 | 5.20 | 5.28 | 5.36 | 5.43 | 5.49 | 5.55 | 5.61 | 5.66 | 5.71 |
| 24 | 2.92 | 3.53 | 3.90 | 4.17 | 4.37 | 4.54 | 4.68 | 4.81 | 4.92 | 5.01 | 5.10 | 5.18 | 5.25 | 5.32 | 5.38 | 5.44 | 5.50 | 5.54 | 5.59 |
| 30 | 2.89 | 3.49 | 3.84 | 4.10 | 4.30 | 4.46 | 4.60 | 4.72 | 4.83 | 4.92 | 5.00 | 5.08 | 5.15 | 5.21 | 5.27 | 5.33 | 5.38 | 5.43 | 5.48 |
| 40 | 2.86 | 3.44 | 3.79 | 4.04 | 4.23 | 4.39 | 4.52 | 4.63 | 4.74 | 4.82 | 4.91 | 4.98 | 5.05 | 5.11 | 5.16 | 5.22 | 5.27 | 5.31 | 5.36 |
| 60 | 2.83 | 3.40 | 3.74 | 3.98 | 4.16 | 4.31 | 4.44 | 4.55 | 4.65 | 4.73 | 4.81 | 4.88 | 4.94 | 5.00 | 5.06 | 5.11 | 5.16 | 5.20 | 5.24 |
| 120 | 2.80 | 3.36 | 3.69 | 3.92 | 4.10 | 4.24 | 4.36 | 4.48 | 4.56 | 4.64 | 4.72 | 4.78 | 4.84 | 4.90 | 4.95 | 5.00 | 5.05 | 5.09 | 5.13 |
| $\infty$ | 2.77 | 3.31 | 3.63 | 3.86 | 4.03 | 4.17 | 4.29 | 4.39 | 4.47 | 4.55 | 4.62 | 4.68 | 4.74 | 4.80 | 4.85 | 4.89 | 4.93 | 4.97 | 5.01 |

续附表 9

$\alpha = 0.01$

| df | \( k \) | | | | | | | | | | | | | | | | | | |
|---|---|---|---|---|---|---|---|---|---|---|---|---|---|---|---|---|---|---|---|
| | 2 | 3 | 4 | 5 | 6 | 7 | 8 | 9 | 10 | 11 | 12 | 13 | 14 | 15 | 16 | 17 | 18 | 19 | 20 |
| 1 | 90.0 | 135 | 164 | 186 | 202 | 216 | 227 | 237 | 246 | 253 | 260 | 266 | 272 | 277 | 282 | 286 | 290 | 294 | 298 |
| 2 | 14.0 | 19.0 | 22.3 | 24.7 | 26.6 | 28.2 | 29.5 | 30.7 | 31.7 | 32.6 | 33.4 | 34.1 | 34.8 | 35.4 | 36.0 | 36.5 | 37.0 | 37.5 | 37.9 |
| 3 | 8.26 | 10.6 | 12.2 | 13.3 | 14.2 | 15.0 | 15.6 | 16.2 | 16.7 | 17.1 | 17.5 | 17.9 | 18.2 | 18.5 | 18.8 | 19.1 | 19.3 | 19.5 | 19.8 |
| 4 | 6.51 | 8.12 | 9.17 | 9.96 | 10.6 | 11.1 | 11.5 | 11.9 | 12.3 | 12.6 | 12.8 | 13.1 | 13.3 | 13.5 | 13.7 | 13.9 | 14.1 | 14.2 | 14.4 |
| 5 | 5.70 | 6.97 | 7.80 | 8.42 | 8.91 | 9.32 | 9.67 | 9.97 | 10.24 | 10.48 | 10.70 | 10.89 | 11.08 | 11.24 | 11.40 | 11.55 | 11.68 | 11.91 | 11.93 |
| 6 | 5.24 | 6.33 | 7.03 | 7.56 | 7.97 | 8.32 | 8.61 | 8.87 | 9.10 | 9.30 | 9.49 | 9.65 | 9.81 | 9.95 | 10.08 | 10.21 | 10.32 | 10.43 | 10.54 |
| 7 | 4.95 | 5.92 | 6.54 | 7.01 | 7.37 | 7.68 | 7.94 | 8.17 | 8.37 | 8.55 | 8.71 | 8.86 | 9.00 | 9.12 | 9.24 | 9.35 | 9.46 | 9.55 | 9.65 |
| 8 | 4.74 | 5.63 | 6.20 | 6.63 | 6.96 | 7.24 | 7.47 | 7.68 | 7.87 | 8.03 | 8.18 | 8.31 | 8.44 | 8.55 | 8.66 | 8.76 | 8.85 | 8.94 | 9.03 |
| 9 | 4.60 | 5.43 | 5.96 | 6.35 | 6.66 | 6.91 | 7.13 | 7.32 | 7.49 | 7.65 | 7.78 | 7.91 | 8.03 | 8.13 | 8.23 | 8.32 | 8.41 | 8.49 | 8.57 |
| 10 | 4.48 | 5.27 | 5.77 | 6.14 | 6.43 | 6.67 | 6.87 | 7.05 | 7.21 | 7.36 | 7.48 | 7.60 | 7.71 | 7.81 | 7.91 | 7.99 | 8.07 | 8.15 | 8.22 |
| 11 | 4.39 | 5.14 | 5.62 | 5.97 | 6.25 | 6.48 | 6.67 | 6.84 | 6.99 | 7.13 | 7.25 | 7.36 | 7.46 | 7.56 | 7.65 | 7.73 | 7.81 | 7.88 | 7.95 |
| 12 | 4.32 | 5.04 | 5.50 | 5.84 | 6.10 | 6.32 | 6.51 | 6.67 | 6.81 | 6.94 | 7.06 | 7.17 | 7.26 | 7.36 | 7.44 | 7.52 | 7.59 | 7.66 | 7.73 |
| 13 | 4.26 | 4.96 | 5.40 | 5.73 | 5.98 | 6.19 | 6.37 | 6.53 | 6.67 | 6.79 | 6.90 | 7.01 | 7.10 | 7.19 | 7.27 | 7.34 | 7.42 | 7.48 | 7.55 |
| 14 | 4.21 | 4.89 | 5.32 | 5.63 | 5.88 | 6.08 | 6.26 | 6.41 | 6.54 | 6.66 | 6.77 | 6.87 | 6.96 | 7.05 | 7.12 | 7.20 | 7.27 | 7.33 | 7.39 |
| 15 | 4.17 | 4.83 | 5.25 | 5.56 | 5.80 | 5.99 | 6.16 | 6.31 | 6.44 | 6.55 | 6.66 | 6.76 | 6.84 | 6.93 | 7.00 | 7.07 | 7.14 | 7.20 | 7.26 |
| 16 | 4.13 | 4.78 | 5.19 | 5.49 | 5.72 | 5.92 | 6.08 | 6.22 | 6.35 | 6.46 | 6.56 | 6.66 | 6.74 | 6.82 | 6.90 | 6.97 | 7.03 | 7.09 | 7.15 |
| 17 | 4.10 | 4.74 | 5.14 | 5.43 | 5.66 | 5.85 | 6.01 | 6.15 | 6.27 | 6.38 | 6.48 | 6.57 | 6.66 | 6.73 | 6.80 | 6.87 | 6.94 | 7.00 | 7.05 |
| 18 | 4.07 | 4.70 | 5.09 | 5.38 | 5.60 | 5.79 | 5.94 | 6.08 | 6.20 | 6.31 | 6.41 | 6.50 | 6.58 | 6.65 | 6.72 | 6.79 | 6.85 | 6.91 | 6.96 |
| 19 | 4.05 | 4.67 | 5.05 | 5.33 | 5.55 | 5.73 | 5.89 | 6.02 | 6.14 | 6.25 | 6.34 | 6.43 | 6.51 | 6.58 | 6.65 | 6.72 | 6.78 | 6.84 | 6.89 |
| 20 | 4.02 | 4.64 | 5.02 | 5.29 | 5.51 | 5.69 | 5.84 | 5.97 | 6.09 | 6.19 | 6.29 | 6.37 | 6.45 | 6.52 | 6.59 | 6.65 | 6.71 | 6.76 | 6.82 |
| 24 | 3.96 | 4.54 | 4.91 | 5.17 | 5.37 | 5.54 | 5.69 | 5.81 | 5.92 | 6.02 | 6.11 | 6.19 | 6.26 | 6.33 | 6.39 | 6.45 | 6.51 | 6.56 | 6.61 |
| 30 | 3.89 | 4.45 | 4.80 | 5.05 | 5.24 | 5.40 | 5.54 | 5.65 | 5.76 | 5.85 | 5.93 | 6.01 | 6.08 | 6.14 | 6.20 | 6.26 | 6.31 | 6.36 | 6.41 |
| 40 | 3.82 | 4.37 | 4.70 | 4.93 | 5.11 | 5.27 | 5.39 | 5.50 | 5.60 | 5.69 | 5.77 | 5.84 | 5.90 | 5.96 | 6.02 | 6.07 | 6.12 | 6.17 | 6.21 |
| 60 | 3.76 | 4.28 | 4.60 | 4.82 | 4.99 | 5.13 | 5.25 | 5.36 | 5.45 | 5.53 | 5.60 | 5.67 | 5.73 | 5.79 | 5.84 | 5.89 | 5.93 | 5.98 | 6.02 |
| 120 | 3.70 | 4.20 | 4.50 | 4.71 | 4.87 | 5.01 | 5.12 | 5.21 | 5.30 | 5.38 | 5.44 | 5.51 | 5.56 | 5.61 | 5.66 | 5.71 | 5.75 | 5.79 | 5.83 |
| $\infty$ | 3.64 | 4.12 | 4.40 | 4.60 | 4.76 | 4.88 | 4.99 | 5.08 | 5.16 | 5.23 | 5.29 | 5.35 | 5.40 | 5.45 | 5.49 | 5.54 | 5.57 | 5.61 | 5.65 |

## 附表 10　检验相关显著性的临界值表

$$P(|r|>r_{\alpha/2})=\alpha$$

| df | $\alpha$ | | | | |
| --- | --- | --- | --- | --- | --- |
| | 0.10 | 0.05 | 0.02 | 0.01 | 0.001 |
| 1 | 0.98769 | 0.99692 | 0.999507 | 0.999877 | 0.9999988 |
| 2 | 0.90000 | 0.95000 | 0.98000 | 0.99000 | 0.99900 |
| 3 | 0.8054 | 0.8783 | 0.93433 | 0.95873 | 0.99116 |
| 4 | 0.7293 | 0.8114 | 0.8822 | 0.91720 | 0.97406 |
| 5 | 0.6694 | 0.7545 | 0.8329 | 0.8745 | 0.95074 |
| 6 | 0.6215 | 0.7067 | 0.7887 | 0.8343 | 0.92493 |
| 7 | 0.5822 | 0.6664 | 0.7498 | 0.7977 | 0.8982 |
| 8 | 0.5404 | 0.6319 | 0.7155 | 0.7646 | 0.8721 |
| 9 | 0.5214 | 0.6021 | 0.6851 | 0.7348 | 0.8471 |
| 10 | 0.4973 | 0.5760 | 0.6581 | 0.7079 | 0.8233 |
| 11 | 0.4762 | 0.5529 | 0.6339 | 0.6835 | 0.8010 |
| 12 | 0.4575 | 0.5324 | 0.6120 | 0.6614 | 0.7800 |
| 13 | 0.4409 | 0.5139 | 0.5923 | 0.6411 | 0.7603 |
| 14 | 0.4259 | 0.4973 | 0.5742 | 0.6226 | 0.7420 |
| 15 | 0.4124 | 0.4821 | 0.5577 | 0.6055 | 0.7246 |
| 16 | 0.4000 | 0.4683 | 0.5425 | 0.5897 | 0.7084 |
| 17 | 0.3887 | 0.4555 | 0.5285 | 0.5751 | 0.6932 |
| 18 | 0.3783 | 0.4438 | 0.5155 | 0.5614 | 0.6787 |
| 19 | 0.3687 | 0.4329 | 0.5004 | 0.5487 | 0.6652 |
| 20 | 0.3598 | 0.4227 | 0.4921 | 0.5368 | 0.6524 |
| 25 | 0.3233 | 0.3809 | 0.4451 | 0.4869 | 0.5974 |
| 30 | 0.2960 | 0.3494 | 0.4093 | 0.4487 | 0.5541 |
| 35 | 0.2746 | 0.3246 | 0.3810 | 0.4182 | 0.5189 |
| 40 | 0.2573 | 0.3044 | 0.3578 | 0.3932 | 0.4898 |
| 45 | 0.2428 | 0.2975 | 0.3384 | 0.3721 | 0.4648 |
| 50 | 0.2306 | 0.2732 | 0.3218 | 0.3541 | 0.4433 |
| 60 | 0.2108 | 0.2500 | 0.2948 | 0.3248 | 0.4078 |
| 70 | 0.1954 | 0.2319 | 0.2737 | 0.3017 | 0.3799 |
| 80 | 0.1829 | 0.2172 | 0.2565 | 0.2830 | 0.3568 |
| 90 | 0.1726 | 0.2050 | 0.2422 | 0.2673 | 0.3375 |
| 100 | 0.1638 | 0.1946 | 0.2301 | 0.2540 | 0.3211 |

$df = n-2$

# 附表 11　正　交　表

（1）$m=2$ 的情形

$$L_4(2^3)$$

| 试验号 | 列号 | | |
|---|---|---|---|
| | 1 | 2 | 3 |
| 1 | 1 | 1 | 1 |
| 2 | 1 | 2 | 2 |
| 3 | 2 | 1 | 2 |
| 4 | 2 | 2 | 1 |

$$L_8(2^7)$$

| 试验号 | 列号 | | | | | | |
|---|---|---|---|---|---|---|---|
| | 1 | 2 | 3 | 4 | 5 | 6 | 7 |
| 1 | 1 | 1 | 1 | 1 | 1 | 1 | 1 |
| 2 | 1 | 1 | 1 | 2 | 2 | 2 | 2 |
| 3 | 1 | 2 | 2 | 1 | 1 | 2 | 2 |
| 4 | 1 | 2 | 2 | 2 | 2 | 1 | 1 |
| 5 | 2 | 1 | 2 | 1 | 2 | 1 | 2 |
| 6 | 2 | 1 | 2 | 2 | 1 | 2 | 1 |
| 7 | 2 | 2 | 1 | 1 | 2 | 2 | 1 |
| 8 | 2 | 2 | 1 | 2 | 1 | 1 | 2 |

$$L_8(2^7)：二列间的交互作用表$$

| 列号 \ 列号 | 1 | 2 | 3 | 4 | 5 | 6 | 7 |
|---|---|---|---|---|---|---|---|
| | (1) | 3 | 2 | 5 | 4 | 7 | 6 |
| | | (2) | 1 | 6 | 7 | 4 | 5 |
| | | | (2) | 7 | 6 | 5 | 4 |
| | | | | (4) | 1 | 2 | 3 |
| | | | | | (5) | 3 | 2 |
| | | | | | | (6) | 1 |

$$L_{12}(2^{11})$$

| 试验号 | 列号 | | | | | | | | | | |
|---|---|---|---|---|---|---|---|---|---|---|---|
| | 1 | 2 | 3 | 4 | 5 | 6 | 7 | 8 | 9 | 10 | 11 |
| 1 | 1 | 1 | 1 | 1 | 1 | 1 | 1 | 1 | 1 | 1 | 1 |
| 2 | 1 | 1 | 1 | 1 | 1 | 2 | 2 | 2 | 2 | 2 | 2 |
| 3 | 1 | 1 | 2 | 2 | 2 | 1 | 1 | 1 | 2 | 2 | 2 |
| 4 | 1 | 2 | 1 | 2 | 2 | 1 | 2 | 2 | 1 | 1 | 2 |
| 5 | 1 | 2 | 2 | 1 | 2 | 2 | 1 | 2 | 1 | 2 | 1 |
| 6 | 1 | 2 | 2 | 2 | 1 | 2 | 2 | 1 | 2 | 1 | 1 |
| 7 | 2 | 1 | 2 | 2 | 1 | 1 | 2 | 2 | 1 | 2 | 1 |

| 试验号 | 列号 | | | | | | | | | | |
|---|---|---|---|---|---|---|---|---|---|---|---|
| | 1 | 2 | 3 | 4 | 5 | 6 | 7 | 8 | 9 | 10 | 11 |
| 8 | 2 | 1 | 2 | 1 | 2 | 2 | 2 | 1 | 1 | 1 | 2 |
| 9 | 2 | 1 | 1 | 2 | 2 | 2 | 1 | 2 | 2 | 1 | 1 |
| 10 | 2 | 2 | 2 | 1 | 1 | 1 | 1 | 2 | 2 | 1 | 2 |
| 11 | 2 | 2 | 1 | 2 | 1 | 2 | 1 | 1 | 1 | 2 | 2 |
| 12 | 2 | 2 | 1 | 1 | 2 | 1 | 2 | 1 | 2 | 2 | 1 |

$$L_{16}(2^{15})$$

| 试验号 | 列号 | | | | | | | | | | | | | | |
|---|---|---|---|---|---|---|---|---|---|---|---|---|---|---|---|
| | 1 | 2 | 3 | 4 | 5 | 6 | 7 | 8 | 9 | 10 | 11 | 12 | 13 | 14 | 15 |
| 1 | 1 | 1 | 1 | 1 | 1 | 1 | 1 | 1 | 1 | 1 | 1 | 1 | 1 | 1 | 1 |
| 2 | 1 | 1 | 1 | 1 | 1 | 1 | 1 | 2 | 2 | 2 | 2 | 2 | 2 | 2 | 2 |
| 3 | 1 | 1 | 1 | 2 | 2 | 2 | 2 | 1 | 1 | 1 | 1 | 2 | 2 | 2 | 2 |
| 4 | 1 | 1 | 1 | 2 | 2 | 2 | 2 | 2 | 2 | 2 | 2 | 1 | 1 | 1 | 1 |
| 5 | 1 | 2 | 2 | 1 | 1 | 2 | 2 | 1 | 1 | 2 | 2 | 1 | 1 | 2 | 2 |
| 6 | 1 | 2 | 2 | 1 | 1 | 2 | 2 | 2 | 2 | 1 | 1 | 2 | 2 | 1 | 1 |
| 7 | 1 | 2 | 2 | 2 | 2 | 1 | 1 | 1 | 1 | 2 | 2 | 2 | 2 | 1 | 1 |
| 8 | 1 | 2 | 2 | 2 | 2 | 1 | 1 | 2 | 2 | 1 | 1 | 1 | 1 | 2 | 2 |
| 9 | 2 | 1 | 2 | 1 | 2 | 1 | 2 | 1 | 2 | 1 | 2 | 1 | 2 | 1 | 2 |
| 10 | 2 | 1 | 2 | 1 | 2 | 1 | 2 | 2 | 1 | 2 | 1 | 2 | 1 | 2 | 1 |
| 11 | 2 | 1 | 2 | 2 | 1 | 2 | 1 | 1 | 2 | 1 | 2 | 2 | 1 | 2 | 1 |
| 12 | 2 | 1 | 2 | 2 | 1 | 2 | 1 | 2 | 1 | 2 | 1 | 1 | 2 | 1 | 2 |
| 13 | 2 | 2 | 1 | 1 | 2 | 2 | 1 | 1 | 2 | 2 | 1 | 1 | 2 | 2 | 1 |
| 14 | 2 | 2 | 1 | 1 | 2 | 2 | 1 | 2 | 1 | 1 | 2 | 2 | 1 | 1 | 2 |
| 15 | 2 | 2 | 1 | 2 | 1 | 1 | 2 | 1 | 2 | 2 | 1 | 2 | 1 | 1 | 2 |
| 16 | 2 | 2 | 1 | 2 | 1 | 1 | 2 | 2 | 1 | 1 | 2 | 1 | 2 | 2 | 1 |

$$L_{16}(2^{15}):二列间的交互作用表$$

| 列号＼列号 | 1 | 2 | 3 | 4 | 5 | 6 | 7 | 8 | 9 | 10 | 11 | 12 | 13 | 14 | 15 |
|---|---|---|---|---|---|---|---|---|---|---|---|---|---|---|---|
| | (1) | 3 | 2 | 5 | 4 | 7 | 6 | 9 | 8 | 11 | 10 | 13 | 12 | 15 | 14 |
| | | (2) | 1 | 6 | 7 | 4 | 5 | 10 | 11 | 8 | 9 | 14 | 15 | 12 | 13 |
| | | | (3) | 7 | 6 | 5 | 4 | 11 | 10 | 9 | 8 | 15 | 14 | 13 | 12 |
| | | | | (4) | 1 | 2 | 3 | 12 | 13 | 14 | 15 | 8 | 9 | 10 | 11 |
| | | | | | (5) | 3 | 2 | 13 | 12 | 15 | 14 | 9 | 8 | 11 | 10 |
| | | | | | | (6) | 1 | 14 | 15 | 12 | 13 | 10 | 11 | 8 | 9 |
| | | | | | | | (7) | 15 | 14 | 13 | 12 | 11 | 10 | 9 | 8 |
| | | | | | | | | (8) | 1 | 2 | 3 | 4 | 5 | 6 | 7 |
| | | | | | | | | | (9) | 3 | 2 | 5 | 4 | 7 | 6 |
| | | | | | | | | | | (10) | 1 | 6 | 7 | 4 | 5 |
| | | | | | | | | | | | (11) | 7 | 6 | 5 | 4 |
| | | | | | | | | | | | | (12) | 1 | 2 | 3 |
| | | | | | | | | | | | | | (13) | 3 | 2 |
| | | | | | | | | | | | | | | (14) | 1 |

（2）$m=3$ 的情形

## $L_9(3^4)$

| 试验号 | 列号 | | | |
|---|---|---|---|---|
| | 1 | 2 | 3 | 4 |
| 1 | 1 | 1 | 1 | 1 |
| 2 | 1 | 2 | 2 | 2 |
| 3 | 1 | 3 | 3 | 3 |
| 4 | 2 | 1 | 2 | 3 |
| 5 | 2 | 2 | 3 | 1 |
| 6 | 2 | 3 | 1 | 2 |
| 7 | 3 | 1 | 3 | 2 |
| 8 | 3 | 2 | 1 | 3 |
| 9 | 3 | 3 | 2 | 1 |

## $L_{18}(3^7)$

| 试验号 | 列号 | | | | | | |
|---|---|---|---|---|---|---|---|
| | 1 | 2 | 3 | 4 | 5 | 6 | 7 |
| 1 | 1 | 1 | 1 | 1 | 1 | 1 | 1 |
| 2 | 1 | 2 | 2 | 2 | 2 | 2 | 2 |
| 3 | 1 | 3 | 3 | 3 | 3 | 3 | 3 |
| 4 | 2 | 1 | 1 | 2 | 2 | 3 | 3 |
| 5 | 2 | 2 | 2 | 3 | 3 | 1 | 1 |
| 6 | 2 | 3 | 3 | 1 | 1 | 2 | 2 |
| 7 | 3 | 1 | 2 | 1 | 3 | 2 | 3 |
| 8 | 3 | 2 | 3 | 2 | 1 | 3 | 1 |
| 9 | 3 | 3 | 1 | 3 | 2 | 1 | 2 |
| 10 | 1 | 1 | 3 | 3 | 2 | 2 | 1 |
| 11 | 1 | 2 | 1 | 1 | 3 | 3 | 2 |
| 12 | 1 | 3 | 2 | 2 | 1 | 1 | 3 |
| 13 | 2 | 1 | 2 | 3 | 1 | 3 | 2 |
| 14 | 2 | 2 | 3 | 1 | 2 | 1 | 3 |
| 15 | 2 | 3 | 1 | 2 | 3 | 2 | 1 |
| 16 | 3 | 1 | 3 | 2 | 3 | 1 | 2 |
| 17 | 3 | 2 | 1 | 3 | 1 | 2 | 3 |
| 18 | 3 | 3 | 2 | 1 | 2 | 3 | 1 |

## $L_{27}(3^{13})$

| 试验号 | 列号 | | | | | | | | | | | | |
|---|---|---|---|---|---|---|---|---|---|---|---|---|---|
| | 1 | 2 | 3 | 4 | 5 | 6 | 7 | 8 | 9 | 10 | 11 | 12 | 13 |
| 1 | 1 | 1 | 1 | 1 | 1 | 1 | 1 | 1 | 1 | 1 | 1 | 1 | 1 |
| 2 | 1 | 1 | 1 | 1 | 2 | 2 | 2 | 2 | 2 | 2 | 2 | 2 | 2 |
| 3 | 1 | 1 | 1 | 1 | 3 | 3 | 3 | 3 | 3 | 3 | 3 | 3 | 3 |
| 4 | 1 | 2 | 2 | 2 | 1 | 1 | 1 | 2 | 2 | 2 | 3 | 3 | 3 |

| 试验号 | 列号 | | | | | | | | | | | | |
|---|---|---|---|---|---|---|---|---|---|---|---|---|---|
| | 1 | 2 | 3 | 4 | 5 | 6 | 7 | 8 | 9 | 10 | 11 | 12 | 13 |
| 5 | 1 | 2 | 2 | 2 | 2 | 2 | 2 | 3 | 3 | 3 | 1 | 1 | 1 |
| 6 | 1 | 2 | 2 | 2 | 3 | 3 | 3 | 1 | 1 | 1 | 2 | 2 | 2 |
| 7 | 1 | 3 | 3 | 3 | 1 | 1 | 1 | 3 | 3 | 3 | 2 | 2 | 2 |
| 8 | 1 | 3 | 3 | 3 | 2 | 2 | 2 | 1 | 1 | 1 | 3 | 3 | 3 |
| 9 | 1 | 3 | 3 | 3 | 3 | 3 | 3 | 2 | 2 | 2 | 1 | 1 | 1 |
| 10 | 2 | 1 | 2 | 3 | 1 | 2 | 3 | 1 | 2 | 3 | 1 | 2 | 3 |
| 11 | 2 | 1 | 2 | 3 | 2 | 3 | 1 | 2 | 3 | 1 | 2 | 3 | 1 |
| 12 | 2 | 1 | 2 | 3 | 3 | 1 | 2 | 3 | 1 | 2 | 3 | 1 | 2 |
| 13 | 2 | 2 | 3 | 1 | 1 | 2 | 3 | 2 | 3 | 1 | 3 | 1 | 2 |
| 14 | 2 | 2 | 3 | 1 | 2 | 3 | 1 | 3 | 1 | 2 | 1 | 2 | 3 |
| 15 | 2 | 2 | 3 | 1 | 3 | 1 | 2 | 1 | 2 | 3 | 2 | 3 | 1 |
| 16 | 2 | 3 | 1 | 2 | 1 | 2 | 3 | 3 | 1 | 2 | 2 | 3 | 1 |
| 17 | 2 | 3 | 1 | 2 | 2 | 3 | 1 | 1 | 2 | 3 | 3 | 1 | 2 |
| 18 | 2 | 3 | 1 | 2 | 3 | 1 | 2 | 2 | 3 | 1 | 1 | 2 | 3 |
| 19 | 3 | 1 | 3 | 2 | 1 | 3 | 2 | 1 | 3 | 2 | 1 | 3 | 2 |
| 20 | 3 | 1 | 3 | 2 | 2 | 1 | 3 | 2 | 1 | 3 | 2 | 1 | 3 |
| 21 | 3 | 1 | 3 | 2 | 3 | 2 | 1 | 3 | 2 | 1 | 3 | 2 | 1 |
| 22 | 3 | 2 | 1 | 3 | 1 | 3 | 2 | 2 | 1 | 3 | 3 | 2 | 1 |
| 23 | 3 | 2 | 1 | 3 | 2 | 1 | 3 | 3 | 2 | 1 | 1 | 3 | 2 |
| 24 | 3 | 2 | 1 | 3 | 3 | 2 | 1 | 1 | 3 | 2 | 2 | 1 | 3 |
| 25 | 3 | 3 | 2 | 1 | 1 | 3 | 2 | 3 | 2 | 1 | 2 | 1 | 3 |
| 26 | 3 | 3 | 2 | 1 | 2 | 1 | 3 | 1 | 3 | 2 | 3 | 2 | 1 |
| 27 | 3 | 3 | 2 | 1 | 3 | 2 | 1 | 2 | 1 | 3 | 1 | 3 | 2 |

$$L_{27}(3^{13}):二列间的交互作用表$$

| 列号\列号 | 1 | 2 | 3 | 4 | 5 | 6 | 7 | 8 | 9 | 10 | 11 | 12 | 13 |
|---|---|---|---|---|---|---|---|---|---|---|---|---|---|
| (1) | | $\begin{cases}3\\4\end{cases}$ | $\begin{cases}2\\4\end{cases}$ | $\begin{cases}2\\3\end{cases}$ | $\begin{cases}6\\7\end{cases}$ | $\begin{cases}5\\7\end{cases}$ | $\begin{cases}5\\6\end{cases}$ | $\begin{cases}9\\10\end{cases}$ | $\begin{cases}8\\10\end{cases}$ | $\begin{cases}8\\9\end{cases}$ | $\begin{cases}12\\13\end{cases}$ | $\begin{cases}11\\13\end{cases}$ | $\begin{cases}11\\12\end{cases}$ |
| (2) | | | | $\begin{cases}1\\4\end{cases}$ | $\begin{cases}1\\3\end{cases}$ | $\begin{cases}8\\11\end{cases}$ | $\begin{cases}9\\12\end{cases}$ | $\begin{cases}10\\13\end{cases}$ | $\begin{cases}5\\11\end{cases}$ | $\begin{cases}6\\12\end{cases}$ | $\begin{cases}7\\13\end{cases}$ | $\begin{cases}5\\8\end{cases}$ | $\begin{cases}6\\9\end{cases}$ | $\begin{cases}7\\10\end{cases}$ |
| (3) | | | | | $\begin{cases}1\\2\end{cases}$ | $\begin{cases}9\\13\end{cases}$ | $\begin{cases}10\\11\end{cases}$ | $\begin{cases}8\\12\end{cases}$ | $\begin{cases}7\\12\end{cases}$ | $\begin{cases}5\\13\end{cases}$ | $\begin{cases}6\\11\end{cases}$ | $\begin{cases}6\\10\end{cases}$ | $\begin{cases}7\\8\end{cases}$ | $\begin{cases}5\\9\end{cases}$ |
| (4) | | | | | | $\begin{cases}10\\12\end{cases}$ | $\begin{cases}8\\13\end{cases}$ | $\begin{cases}9\\11\end{cases}$ | $\begin{cases}6\\13\end{cases}$ | $\begin{cases}7\\11\end{cases}$ | $\begin{cases}5\\12\end{cases}$ | $\begin{cases}7\\9\end{cases}$ | $\begin{cases}5\\10\end{cases}$ | $\begin{cases}6\\8\end{cases}$ |
| (5) | | | | | | | $\begin{cases}1\\7\end{cases}$ | $\begin{cases}1\\6\end{cases}$ | $\begin{cases}2\\11\end{cases}$ | $\begin{cases}3\\13\end{cases}$ | $\begin{cases}4\\12\end{cases}$ | $\begin{cases}2\\8\end{cases}$ | $\begin{cases}4\\10\end{cases}$ | $\begin{cases}3\\9\end{cases}$ |
| (6) | | | | | | | | $\begin{cases}1\\5\end{cases}$ | $\begin{cases}4\\13\end{cases}$ | $\begin{cases}2\\12\end{cases}$ | $\begin{cases}3\\11\end{cases}$ | $\begin{cases}3\\10\end{cases}$ | $\begin{cases}2\\9\end{cases}$ | $\begin{cases}4\\8\end{cases}$ |

| 列号<br>列号 | 1 | 2 | 3 | 4 | 5 | 6 | 7 | 8 | 9 | 10 | 11 | 12 | 13 |
|---|---|---|---|---|---|---|---|---|---|---|---|---|---|
| | | | | | | | | (7) $\begin{cases} 3 \\ 12 \end{cases}$ | 4<br>11 | 2<br>13 | 4<br>9 | 3<br>8 | 2<br>10 |
| | | | | | | | | | (8) $\begin{cases} 1 \\ 10 \end{cases}$ | 1<br>9 | 2<br>5 | 3<br>7 | 4<br>6 |
| | | | | | | | | | | (9) $\begin{cases} 1 \\ 8 \end{cases}$ | 4<br>7 | 2<br>6 | 3<br>5 |
| | | | | | | | | | | | (10) $\begin{cases} 3 \\ 6 \end{cases}$ | 4<br>5 | 2<br>7 |
| | | | | | | | | | | | | (11) $\begin{cases} 1 \\ 13 \end{cases}$ | 1<br>12 |
| | | | | | | | | | | | | | (12) $\begin{cases} 1 \\ 11 \end{cases}$ |

（3）$m=4$ 的情形

$$L_{18}(4^5)$$

| 试验号 | 列号 | | | | |
|---|---|---|---|---|---|
| | 1 | 2 | 3 | 4 | 5 |
| 1 | 1 | 1 | 1 | 1 | 1 |
| 2 | 1 | 2 | 2 | 2 | 2 |
| 3 | 1 | 3 | 3 | 3 | 3 |
| 4 | 1 | 4 | 4 | 4 | 4 |
| 5 | 2 | 1 | 2 | 3 | 4 |
| 6 | 2 | 2 | 1 | 4 | 3 |
| 7 | 2 | 3 | 4 | 1 | 2 |
| 8 | 2 | 4 | 3 | 2 | 1 |
| 9 | 3 | 1 | 3 | 4 | 2 |
| 10 | 3 | 2 | 4 | 3 | 1 |
| 11 | 3 | 3 | 1 | 2 | 4 |
| 12 | 3 | 4 | 2 | 1 | 3 |
| 13 | 4 | 1 | 4 | 2 | 3 |
| 14 | 4 | 2 | 3 | 1 | 4 |
| 15 | 4 | 3 | 2 | 4 | 1 |
| 16 | 4 | 4 | 1 | 3 | 2 |

$$L_{32}(4^9)$$

| 试验号 | 列号 | | | | | | | | |
|---|---|---|---|---|---|---|---|---|---|
| | 1 | 2 | 3 | 4 | 5 | 6 | 7 | 8 | 9 |
| 1 | 1 | 1 | 1 | 1 | 1 | 1 | 1 | 1 | 1 |
| 2 | 1 | 2 | 2 | 2 | 2 | 2 | 2 | 2 | 2 |
| 3 | 1 | 3 | 3 | 3 | 3 | 3 | 3 | 3 | 3 |
| 4 | 1 | 4 | 4 | 4 | 4 | 4 | 4 | 4 | 4 |
| 5 | 2 | 1 | 1 | 2 | 2 | 3 | 3 | 4 | 4 |
| 6 | 2 | 2 | 2 | 1 | 1 | 4 | 4 | 3 | 3 |
| 7 | 2 | 3 | 3 | 4 | 4 | 1 | 1 | 2 | 2 |
| 8 | 2 | 4 | 4 | 3 | 3 | 2 | 2 | 1 | 1 |
| 9 | 3 | 1 | 2 | 3 | 4 | 1 | 2 | 3 | 4 |
| 10 | 3 | 2 | 1 | 4 | 3 | 2 | 1 | 4 | 3 |
| 11 | 3 | 3 | 4 | 1 | 2 | 3 | 4 | 1 | 2 |
| 12 | 3 | 4 | 3 | 2 | 1 | 4 | 3 | 2 | 1 |
| 13 | 4 | 1 | 2 | 4 | 3 | 3 | 4 | 2 | 1 |
| 14 | 4 | 2 | 1 | 3 | 4 | 4 | 3 | 1 | 2 |
| 15 | 4 | 3 | 4 | 2 | 1 | 1 | 2 | 4 | 3 |
| 16 | 4 | 4 | 3 | 1 | 2 | 2 | 1 | 3 | 4 |
| 17 | 1 | 1 | 4 | 1 | 4 | 2 | 3 | 2 | 3 |
| 18 | 1 | 2 | 3 | 2 | 3 | 1 | 4 | 1 | 4 |
| 19 | 1 | 3 | 2 | 3 | 2 | 4 | 1 | 4 | 1 |
| 20 | 1 | 4 | 1 | 4 | 1 | 3 | 2 | 3 | 2 |
| 21 | 2 | 1 | 4 | 2 | 3 | 4 | 1 | 3 | 2 |
| 22 | 2 | 2 | 3 | 1 | 4 | 3 | 2 | 4 | 1 |
| 23 | 2 | 3 | 2 | 4 | 1 | 2 | 3 | 1 | 4 |
| 24 | 2 | 4 | 1 | 3 | 2 | 1 | 4 | 2 | 3 |
| 25 | 3 | 1 | 3 | 3 | 1 | 2 | 4 | 4 | 2 |
| 26 | 3 | 2 | 4 | 4 | 2 | 1 | 3 | 3 | 1 |
| 27 | 3 | 3 | 1 | 1 | 3 | 4 | 2 | 2 | 4 |
| 28 | 3 | 4 | 2 | 2 | 4 | 3 | 1 | 1 | 3 |
| 29 | 4 | 1 | 3 | 4 | 2 | 4 | 2 | 1 | 3 |
| 30 | 4 | 2 | 4 | 3 | 1 | 3 | 1 | 2 | 4 |
| 31 | 4 | 3 | 1 | 2 | 4 | 2 | 4 | 3 | 1 |
| 32 | 4 | 4 | 2 | 1 | 3 | 1 | 3 | 4 | 2 |

（4）混合型情形

$$L_6(4 \times 2^4)$$

| 试验号 | 列号 | | | | |
|---|---|---|---|---|---|
| | 1 | 2 | 3 | 4 | 5 |
| 1 | 1 | 1 | 1 | 1 | 1 |
| 2 | 1 | 2 | 2 | 2 | 2 |
| 3 | 2 | 1 | 1 | 2 | 2 |
| 4 | 2 | 2 | 2 | 1 | 1 |
| 5 | 3 | 1 | 2 | 1 | 2 |

| 试验号 | 列号 | | | | |
|---|---|---|---|---|---|
| | 1 | 2 | 3 | 4 | 5 |
| 6 | 3 | 2 | 1 | 2 | 1 |
| 7 | 4 | 1 | 2 | 2 | 1 |
| 8 | 4 | 2 | 1 | 1 | 2 |

$$L_{12}(3 \times 2^3)$$

| 试验号 | 列号 | | | |
|---|---|---|---|---|
| | 1 | 2 | 3 | 4 |
| 1 | 1 | 1 | 1 | 1 |
| 2 | 1 | 2 | 1 | 2 |
| 3 | 1 | 1 | 2 | 2 |
| 4 | 1 | 2 | 2 | 1 |
| 5 | 2 | 1 | 1 | 2 |
| 6 | 2 | 2 | 1 | 1 |
| 7 | 2 | 1 | 2 | 1 |
| 8 | 2 | 2 | 2 | 2 |
| 9 | 3 | 1 | 1 | 1 |
| 10 | 3 | 2 | 1 | 2 |
| 11 | 3 | 1 | 2 | 2 |
| 12 | 3 | 2 | 2 | 1 |

$$L_{18}(2 \times 3^7)$$

| 试验号 | 列号 | | | | | | | |
|---|---|---|---|---|---|---|---|---|
| | 1 | 2 | 3 | 4 | 5 | 6 | 7 | 8 |
| 1 | 1 | 1 | 1 | 1 | 1 | 1 | 1 | 1 |
| 2 | 1 | 1 | 2 | 2 | 2 | 2 | 2 | 2 |
| 3 | 1 | 1 | 3 | 3 | 3 | 3 | 3 | 3 |
| 4 | 1 | 2 | 1 | 1 | 2 | 2 | 3 | 3 |
| 5 | 1 | 2 | 2 | 2 | 3 | 3 | 1 | 1 |
| 6 | 1 | 2 | 3 | 3 | 1 | 1 | 2 | 2 |
| 7 | 1 | 3 | 1 | 2 | 1 | 3 | 2 | 3 |
| 8 | 1 | 3 | 2 | 3 | 2 | 1 | 3 | 1 |
| 9 | 1 | 3 | 3 | 1 | 3 | 2 | 1 | 2 |
| 10 | 2 | 1 | 1 | 3 | 3 | 2 | 2 | 1 |
| 11 | 2 | 1 | 2 | 1 | 1 | 3 | 3 | 2 |
| 12 | 2 | 1 | 3 | 2 | 2 | 1 | 1 | 3 |
| 13 | 2 | 2 | 1 | 2 | 3 | 1 | 3 | 2 |
| 14 | 2 | 2 | 2 | 3 | 1 | 2 | 1 | 3 |
| 15 | 2 | 2 | 3 | 1 | 2 | 3 | 2 | 1 |
| 16 | 2 | 3 | 1 | 3 | 2 | 3 | 1 | 2 |
| 17 | 2 | 3 | 2 | 1 | 3 | 1 | 2 | 3 |
| 18 | 2 | 3 | 3 | 2 | 1 | 2 | 3 | 1 |

# 附录二　中英文索引

# 《医药数理统计》教学基本要求

## 前　言

《医药数理统计》(或《医药应用统计》)的教学课时共计 36 学时或 54 学时(包括上机实训课时),各章的学时分配仅供参考,各专业也可根据不同专业的不同要求,随教学内容取舍作适当调整。

## 课程教学目标

《医药数理统计》(或《医药应用统计》)是医药各专业教学中的主要基础课之一。根据高职、高专教育课程改革需要,本着"必须""够用"的原则,培养药学类高级应用型技能性人才的目标,《医药数理统计》的教学目标是要求学生系统掌握本课程的基础理论、基本知识和基本技能,具备较熟练的数据处理和统计分析的能力。

具体培养目标包括如下几个方面。

(一) 掌握随机事件和概率、随机变量及其分布等概率基础知识;

(二) 了解数据整理与概括的步骤和统计图示;

(三) 掌握均值、方差等常用统计量;

(四) 理解总体、样本和统计量等统计基本概念;

(五) 理解常用抽样分布的作用及其查表应用;

(六) 掌握正态总体的参数估计和假设检验等统计推断方法;

(七) 掌握方差分析、相关与回归分析等统计分析方法;

(八) 理解正交试验设计的原理并能应用直观分析法进行正交设计分析;

(九) 掌握如何运用 Excel 软件进行上述数据整理与统计分析等的统计操作技能。

## 教学内容和要求

| 教学内容 | 了解 | 理解 | 掌握 | 教学内容 | 了解 | 理解 | 掌握 |
|---|---|---|---|---|---|---|---|
| 绪论 | √ | | | 第3节　常用随机变量的分布 | | | √ |
| 第1章　数据的描述和统计概括 | | | | 第4节　用 Excel 进行常用分布的概率计算 | | √ | |
| 　第1节　数据的类型和整理 | | √ | | | | | |
| 　第2节　数据分布特征的统计概括 | | | √ | 第3章　抽样分布 | | | |
| 　第3节　统计图和统计表 | √ | | | 　第1节　总体、样本和统计量 | | √ | |
| 　第4节　用 Excel 进行数据整理与统计作图 | | | √ | 　第2节　抽样分布 | | √ | |
| | | | | 　第3节　用 Excel 进行 $\chi^2$、$t$、$F$ 分布的计算 | | √ | |
| 第2章　概率论基础 | | | | 第4章　参数估计 | | | |
| 　第1节　随机事件和概率 | | √ | | 　第1节　点估计 | | √ | |
| 　第2节　随机变量及其分布 | | √ | | 　第2节　区间估计 | | | √ |

| 教学内容 | 教学要求 | | | 教学内容 | 教学要求 | | |
|---|---|---|---|---|---|---|---|
| | 了解 | 理解 | 掌握 | | 了解 | 理解 | 掌握 |
| 第3节 用Excel求参数的置信区间 | | | √ | 第4节 用Excel进行方差分析 | | | √ |
| 第5章 假设检验 | | | | 第7章 相关与回归分析 | | | |
| 第1节 假设检验的基本概念 | | √ | | 第1节 相关分析 | | | √ |
| 第2节 单个正态总体参数的假设检验 | | | √ | 第2节 回归分析 | | | √ |
| 第3节 两个正态总体参数的假设检验 | | | √ | 第3节 用Excel进行相关与回归分析 | | | √ |
| 第4节 总体率的假设检验 | | √ | | 第8章 正交试验设计 | | | |
| 第5节 用Excel进行参数的假设检验 | | | √ | 第1节 试验设计概论 | √ | | |
| 第6章 方差分析 | | | | 第2节 正交设计与正交表 | | √ | |
| 第1节 单因素方差分析 | | | √ | 第3节 正交试验的直观分析 | | | √ |
| 第2节 多个均值间的两两比较 | √ | | | 第4节 考虑交互作用的正交设计 | | √ | |
| 第3节 双因素方差分析 | √ | | | | | | |

## 学时分配建议

| 章节 | 教学内容 | 36学时数建议分配方案 | 54学时数建议分配方案 |
|---|---|---|---|
| 绪论 | 绪论 | 1 | 1 |
| 第1章 | 数据的描述和统计概括 | 3 | 4 |
| 第2章 | 概率论基础 | 8 | 9 |
| 第3章 | 抽样分布 | 4 | 4 |
| 第4章 | 参数估计 | 5 | 5 |
| 第5章 | 假设检验 | 7 | 8 |
| 第6章 | 方差分析 | 2 | 4 |
| 第7章 | 相关与回归分析 | 4 | 5 |
| 第8章 | 正交试验设计 | | 4 |
| 各章最后一节 | 用Excel进行数据处理与统计分析(上机实训) | 2 | 10 |
| 总计 | — | 36 | 54 |

# 目标检测参考答案

## 第 1 章

一、名词解释

略。

二、填空题

1. 定类,定序,定量(数值),定类,定序。
2. 条形图、圆形图;直方图、频数折线图、线图。
3. 均值、众数、中位数,均值、极差、方差、标准差、变异系数,方差、标准差。

三、单选题

1. B;2. D;3. A。

四、应用分析题

1. (1)频数分布表

| 身高分组 | 频数 | 频率 |
|---|---|---|
| 155~ | 2 | 0.050 |
| 160~ | 5 | 0.125 |
| 165~ | 7 | 0.175 |
| 170~ | 13 | 0.325 |
| 175~ | 10 | 0.250 |
| 180~185 | 3 | 0.075 |
| 合计 | 40 | 1.000 |

(2)直方图(Excel 制作)

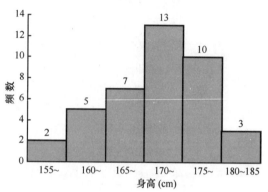

(3)均值 = 171.625,方差 = 42.163
标准差 = 6.490。

2. 均值 98.54、方差 132.27、标准差 11.501、标准误 3.637、变异系数 11.67%。

3. (1)$\overline{X} = 687.3$(元),$S = 227.91$(元)(提示:1000 以上组的组中值是 1100);

(2)均为 500~组;

(3)条形图(Excel 制作)。

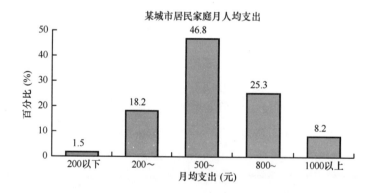

某城市居民家庭月人均支出

五、上机实训题

略。

## 第 2 章

一、名词解释

略。

二、填空题

1. (1)0.72,0.42;(2)0.9,0.6;(3)0.6,0.3。
2. 20,0.3。

3. $\int_a^b f(x)\,dx, 1$。

4. 27。

5. $a\mu + b$, $a^2\sigma^2$。

三、单选题

1. C;2. C;3. C;4. D;5. D。

四、应用分析题

1. (1)$\overline{AB} = \{1, 6, 7\}$;(2)$\overline{A} + B = \{1, 3, 4, 5, 6, 7\}$。
2. $P = 55/A_{26}^2 = 11/130 = 0.0846$。

3. $P=2/A_5^5=1/60=0.0167$。

4. $P(A+B+C)=1-P(\overline{ABC})=1-P(\overline{A})P(\overline{B})P(\overline{C})$
$=1-(1-1/5)\times(1-2/3)\times(1-1/4)=0.8$

5. $1-P(A(B+C))=1-P(A)P(B+C)$
$=1-P(A)[P(B)+P(C)-P(BC)]$
$=1-0.7[0.8+0.8-0.8\times0.8]=0.328$

6. $P(A_1)=0.65$，　$P(A_2)=0.35$，　$P(B|A_1)=$
$0.90$，　$P(B|A_2)=0.80$，　$P(A_1B)=0.585$。

7. （1）$C=0.1$；（2）$P(X\leqslant2)=0.7$；（3）$E(X)=1.4$。

8. （1）$C=2$；（2）$P(0.3<X<1.5)=0.91$；
（3）$E(X)=2/3$。
（注意：$P(0.3<X<1.5)=\int_{0.3}^{1.5}f(x)\mathrm{d}x=\int_{0.3}^{1}2x\mathrm{d}x+$
$\int_{1}^{1.5}0\mathrm{d}x=1-0.09=0.91$）

9. （1）$P=1-P(X=20)=1-0.8^{20}=0.9885$；
（2）$P(X=18)=C_{20}^{18}0.8^{18}0.2^2=0.1369$；
（3）$P(X=k)=C_{20}^k0.8^k0.2^{20-k}$，$k=0,1,\cdots,20$；
（4）$E(X)=np=20\times0.8=16$。

10. （1）$0.0928$；（2）$0.9599$；（3）$0.3174$；（4）$1.5$；
（5）$D(3X+6)=3^2D(X)=36$。

11. （1）$0.567$；（2）$0.0359$；（3）$173$（cm）。

五、上机实训题
略。

## 第3章

一、名词解释
略。

二、填空题
1. （1）（3）（4）（6）。

2. $N\left(\mu,\dfrac{\sigma^2}{n}\right)$，$N(0,1),t(n-1)\ \chi^2(n-1)$。

3. $N\left(10,\dfrac{1}{20}\right)$，$10$，$1/20=0.05$；$0.5$。

三、单选题
1. A；2. B；3. B。

四、应用分析题
1. （1）$2.558,6.304,26.296$；
（2）$-1.5332,2.7638,1.96$（近似值$Z_{0.025}$）；
（3）$5.26,0.4,0.3256$。

2. （1）$\lambda=\chi_{0.025}^2(21)=35.479$；
（2）$\lambda=\chi_{0.975}^2(21)=10.283$,；
（3）$\lambda=t_{0.99}(4)=-t_{0.01}(4)=-3.7469$；
（4）$\lambda=t_{0.005}(4)=4.6041$；
（5）$\lambda=t_{0.9}(4)=-t_{0.1}(4)=-1.5332$；
（6）$\lambda=\chi_{0.05}^2(15)=24.996$。

3. $0.8293$。

五、上机实训题
略。

## 第4章

一、名词解释
略。

二、填空题
1. 无偏，有效。

2. 样本均值，样本方差。

3. $\overline{X},S^2$。

4. （1）$\left(\overline{X}-Z_{\alpha/2}\dfrac{\sigma}{\sqrt{n}},\overline{X}+Z_{\alpha/2}\dfrac{\sigma}{\sqrt{n}}\right)$；

（2）$\left(\overline{X}-t_{\alpha/2}\dfrac{S}{\sqrt{n}},\overline{X}+t_{\alpha/2}\dfrac{S}{\sqrt{n}}\right)$。

三、单选题
1. D；2. B。

四、应用分析题
1. $4.667,21.467$；

2. $(1.57,2.43)$。

3. $(101.41,104.59)$。

4. （1）$(6.797,8.563)$；（2）$(6.67,8.69)$。

5. $(-2.3,6.3)$。

6. $n\geqslant15.3664\dfrac{\sigma^2}{L^2}$。

7. $(1.803,18.087)$。

8. $(166.38,157.82)$。

9. $(0.552,0.662)$。

10. $(0.099,0.651)$。

五、上机实训题
略。

## 第5章

一、名词解释
略。

二、填空题

$t,\ T=\dfrac{\overline{X}-\mu_0}{S/\sqrt{n}}$，$t_{0.05}(n-1)$，$t>t_{0.05}(n-1)$。

三、单选题
1. B；2. A。

四、应用分析题
1. $|Z|=3.75>2.58$,拒绝$H_0$,有极显著性差异。

2. $|t|=0.504<t_{0.025}(4)=2.776$,接受$H_0$,认为正确。

3. （1）$|t|=4.102>2.262$,拒绝$H_0$；
（2）$3.325<\chi^2=7.701<16.919$,接受$H_0$。

4. $0.297<\chi^2=13.507<15.086$,接受$H_0$,认为含量波动正常。

5. $|t|=3.034>t_{0.025}(18)=2.101$,拒绝$H_0$,认为有显著影响。

6. 先检验$H_0:\sigma_x^2=\sigma_y^2$,$H_1:\sigma_x^2\neq\sigma_y^2$。
$F=0.51<3.30$,接受$H_0$,即认为两总体方差

相等。

再检验 $H_0 : \mu_x = \mu_y ; H_1 : \mu_x \neq \mu_y$。

$|t| = 1.38 < t_{0.025}(27) = 2.052$, 接受 $H_0$, 认为 $\mu_x$ 与 $\mu_y$ 没有显著差异。

7. 单侧检验 $H_0 : P = 0.10 ; H_1 : P > 0.10$。

$Z = 4.33 > Z_{0.05} = 1.64$, 拒绝 $H_0$, 接受 $H_1$; 认为高于全国平均水平。

三、单选题

1. B; 2. A; 3. C。

四、应用分析题

1. $F = 12.842 > F_{0.01}(3,16) = 5.29$, 拒绝 $H_0$, 认为平均释放度有显著差异。

2. $F = 99.13 > F_{0.05}(3,12) = 3.49$, 拒绝 $H_0$, 认为四种方法测量结果有显著性差异; $T = 0.197$, 方法除 B 与 D 外, 其他方法的均值两两间多重比较的差异都显著。

3. $F = 10.34 > F_{0.05}(4,15) = 3.06$, 拒绝 $H_0$, 认为不同季节氯化物含量有显著差别。

4. $F = 9.22 > F_{0.05}(3,28) = 2.95$, 拒绝 $H_0$, 认为显著影响该药的得率。

五、上机实训题

略。

## 第 7 章

一、名词解释

略。

二、填空题

1. $-6$。

2. $6/7 ; \hat{y} = a + bx = -20 + 3x$。

三、单选题

1. D; 2. A; 3. C; 4. B; 5. A。

四、应用分析题

1. (1) 相关系数 $r = 0.6756$;

　(2) $|r| = 0.6756 < 0.7067$, 接受 $H_0$, 即认为相关不显著。

2. (1) 相关系数 $r = 0.9809$;

　(2) $|r| = 0.9809 > 0.6319$, 拒绝 $H_0$, 即认为相关性显著。

3. (1) 相关系数 $r = 0.9815$;

　(2) 回归方程为 $\hat{y} = 91.153 + 0.4658x$;

五、上机实训题

略。

## 第 6 章

一、名词解释

略。

二、填空题

方差分析表

| 方差来源 | 离差平方和 | 自由度 | 均方 | $F$ 值 | 显著性 |
|---|---|---|---|---|---|
| 组间 | 138.18 | 3 | 46.06 | 10.12 | 显著 |
| 组内 | 104.59 | 23 | 4.55 | | |
| 总变差 | 242.77 | 26 | $F_{0.05}(3,23) = 3.03$, | $F_{0.05}(3,26) = 2.98$ | |

　(3) 因 $F = 210.13 > F_{0.05}(1,8) = 5.32$, 故拒绝 $H_0$, 认为回归方程是显著的。

4. (1) 回归方程 $\hat{y} = 262.63 - 91.23x$;

　(2)（相关系数法）$|r| = 0.9809 > 0.8114$, 拒绝 $H_0$, 即认为回归方程显著,（$F$ 检验法）$F = 101.65 > 7.71$, 故拒绝 $H_0$, 认为回归方程是显著的;

　(3) $Y$ 的预测值为 $\hat{y}_0 = 153.15$, 预测区间为 $(130.37, 175.93)$。

5. $\hat{y} = 15 + 8x$。

6. (1) 回归方程为 $\hat{y} = 14.697 + 0.5606x$;

　(2) 因 $F = 113.85 > F_{\alpha}(1,8) = 5.32$, 故拒绝 $H_0$, 认为回归方程显著。

五、上机实训题

略。

## 第 8 章

一、名词解释

略。

二、填空题

1. 27, 13, 3。

2. 11。

三、单选题

C。

四、应用分析题

1. $L_{18}(2 \times 3^7)$。

2. $L_{16}(2^{15})$。

3. 因素的主次顺序是 $A \rightarrow C \rightarrow B \rightarrow D$, 最优方案为 $A_3 B_2 C_2 D_2$。

4. 因素的主次顺序是 $C \rightarrow B \rightarrow A$, 最优方案为 $A_1 B_2 C_3$。

5. 因素的主次顺序为 $B \rightarrow A \rightarrow A \times B \rightarrow B \times C \rightarrow C \rightarrow A \times C$; 最优试验条件为 $A_1 B_2 C_1$。